国家卫生健康委员会"十四五"规划教材

全 国 高 等 学 校 教 材

供基础、临床、预防、口腔医学类专业用

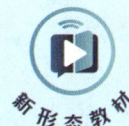

新形态教材

临床流行病学
与循证医学

Clinical Epidemiology
and Evidence Based Medicine

第 6 版

主　　编 | 刘续宝　王小钦

副 主 编 | 李晓枫　王　军　舒晓刚

数 字 主 编 | 康德英

数字副主编 | 李晓枫　费宇彤

U0658847

人民卫生出版社

·北 京·

图书在版编目（CIP）数据

临床流行病学与循证医学 / 刘续宝，王小钦主编.
6 版. -- 北京：人民卫生出版社，2024. 7. --（全国
高等学校五年制本科临床医学专业第十轮规划教材）.
ISBN 978-7-117-36583-3

Ⅰ. R181. 3；R499

中国国家版本馆 CIP 数据核字第 2024U7V500 号

人卫智网	www.ipmph.com	医学教育、学术、考试、健康， 购书智慧智能综合服务平台
人卫官网	www.pmph.com	人卫官方资讯发布平台

临床流行病学与循证医学
Linchuang Liuxingbingxue yu Xunzheng Yixue
第 6 版

主　　编：刘续宝　王小钦
出版发行：人民卫生出版社（中继线 010-59780011）
地　　址：北京市朝阳区潘家园南里 19 号
邮　　编：100021
E - mail：pmph @ pmph.com
购书热线：010-59787592　010-59787584　010-65264830
印　　刷：北京华联印刷有限公司
经　　销：新华书店
开　　本：850×1168　1/16　印张：16
字　　数：473 千字
版　　次：2002 年 8 月第 1 版　　2024 年 7 月第 6 版
印　　次：2024 年 8 月第 1 次印刷
标准书号：ISBN 978-7-117-36583-3
定　　价：59.00 元

打击盗版举报电话：010-59787491　E-mail：WQ @ pmph.com
质量问题联系电话：010-59787234　E-mail：zhiliang @ pmph.com
数字融合服务电话：4001118166　E-mail：zengzhi @ pmph.com

新形态教材使用说明

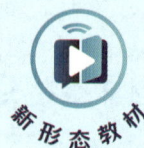

新形态教材是充分利用多种形式的数字资源及现代信息技术,通过二维码将纸书内容与数字资源进行深度融合的教材。本套教材全部以新形态教材形式出版,每本教材均配有特色的数字资源和电子教材,读者阅读纸书时可以扫描二维码,获取数字资源、电子教材。

电子教材是纸质教材的电子阅读版本,其内容及排版与纸质教材保持一致,支持手机、平板及电脑等多终端浏览,具有目录导航、全文检索功能,方便与纸质教材配合使用,进行随时随地阅读。

获取数字资源与电子教材的步骤

❶ 扫描封底红标二维码,获取图书"使用说明"。

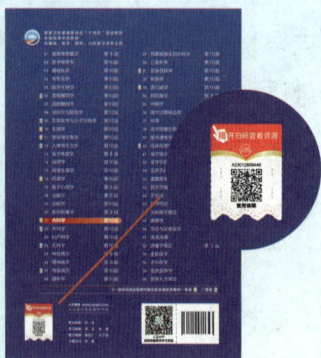

❷ 揭开红标,扫描绿标激活码,注册/登录人卫账号获取数字资源与电子教材。

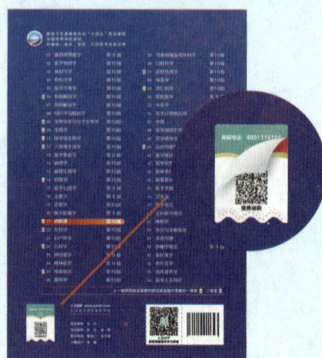

❸ 扫描书内二维码或封底绿标激活码,随时查看数字资源和电子教材。

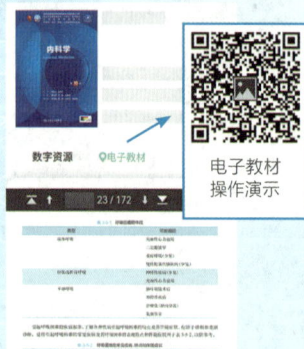

电子教材操作演示

数字资源 ❾电子教材

23/172

❹ 登录 zengzhi.ipmph.com 或下载应用体验更多功能和服务。

扫描下载应用

客户服务热线 400-111-8166

读者信息反馈方式

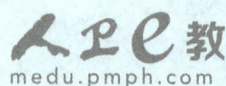

欢迎登录"人卫e教"平台官网"medu.pmph.com",在首页注册登录后,即可通过输入书名、书号或主编姓名等关键字,查询我社已出版教材,并可对该教材进行读者反馈、图书纠错、撰写书评以及分享资源等。

序言

百年大计,教育为本。教育立德树人,教材培根铸魂。

过去几年,面对突如其来的新冠疫情,以习近平同志为核心的党中央坚持人民至上、生命至上,团结带领全党全国各族人民同心抗疫,取得疫情防控重大决定性胜利。在这场抗疫战中,我国广大医务工作者为最大限度保护人民生命安全和身体健康发挥了至关重要的作用。事实证明,我国的医学教育培养出了一代代优秀的医务工作者,我国的医学教材体系发挥了重要的支撑作用。

党的二十大报告提出到 2035 年建成教育强国、健康中国的奋斗目标。我们必须深刻领会党的二十大精神,深刻理解新时代、新征程赋予医学教育的重大使命,立足基本国情,尊重医学教育规律,不断改革创新,加快建设更高质量的医学教育体系,全面提高医学人才培养质量。

尺寸教材,国家事权,国之大者。面对新时代对医学教育改革和医学人才培养的新要求,第十轮教材的修订工作落实习近平总书记的重要指示精神,用心打造培根铸魂、启智增慧、适应时代需求的精品教材,主要体现了以下特点。

1. 进一步落实立德树人根本任务。遵循《习近平新时代中国特色社会主义思想进课程教材指南》要求,努力发掘专业课程蕴含的思想政治教育资源,将课程思政贯穿于医学人才培养过程之中。注重加强医学人文精神培养,在医学院校普遍开设医学伦理学、卫生法以及医患沟通课程基础上,新增蕴含医学温度的《医学人文导论》,培养情系人民、服务人民、医德高尚、医术精湛的仁心医者。

2. 落实"大健康"理念。将保障人民全生命周期健康体现在医学教材中,聚焦人民健康服务需求,努力实现"以治病为中心"转向"以健康为中心",推动医学教育创新发展。为弥合临床与预防的裂痕作出积极探索,梳理临床医学教材体系中公共卫生与预防医学相关课程,建立更为系统的预防医学知识结构。进一步优化重组《流行病学》《预防医学》等教材内容,撤销内容重复的《卫生学》,推进医防协同、医防融合。

3. 守正创新。传承我国几代医学教育家探索形成的具有中国特色的高等医学教育教材体系和人才培养模式,准确反映学科新进展,把握跟进医学教育改革新趋势新要求,推进医科与理科、工科、文科等学科交叉融合,有机衔接毕业后教育和继续教育,着力提升医学生实践能力和创新能力。

4. 坚持新形态教材的纸数一体化设计。数字内容建设与教材知识内容契合，有效服务于教学应用，拓展教学内容和学习过程；充分体现"人工智能+"在我国医学教育数字化转型升级、融合发展中的促进和引领作用。打造融合新技术、新形式和优质资源的新形态教材，推动重塑医学教育教学新生态。

5. 积极适应社会发展，增设一批新教材。包括：聚焦老年医疗、健康服务需求，新增《老年医学》，维护老年健康和生命尊严，与原有的《妇产科学》《儿科学》等形成较为完整的重点人群医学教材体系；重视营养的基础与一线治疗作用，新增《临床营养学》，更新营养治疗理念，规范营养治疗路径，提升营养治疗技能和全民营养素养；以满足重大疾病临床需求为导向，新增《重症医学》，强化重症医学人才的规范化培养，推进实现重症管理关口前移，提升应对突发重大公共卫生事件的能力。

我相信，第十轮教材的修订，能够传承老一辈医学教育家、医学科学家胸怀祖国、服务人民的爱国精神，勇攀高峰、敢为人先的创新精神，追求真理、严谨治学的求实精神，淡泊名利、潜心研究的奉献精神，集智攻关、团结协作的协同精神。在人民卫生出版社与全体编者的共同努力下，新修订教材将全面体现教材的思想性、科学性、先进性、启发性和适用性，以全套新形态教材的崭新面貌，以数字赋能医学教育现代化、培养医学领域时代新人的强劲动力，为推动健康中国建设作出积极贡献。

教育部医学教育专家委员会主任委员
教育部原副部长

林蕙青

2024 年 5 月

全国高等学校五年制本科临床医学专业
第十轮　规划教材修订说明

　　全国高等学校五年制本科临床医学专业国家卫生健康委员会规划教材自 1978 年第一轮出版至今已有 46 年的历史。近半个世纪以来，在教育部、国家卫生健康委员会的领导和支持下，以吴阶平、裘法祖、吴孟超、陈灏珠等院士为代表的几代德高望重、有丰富的临床和教学经验、有高度责任感和敬业精神的国内外著名院士、专家、医学家、教育家参与了本套教材的创建和每一轮教材的修订工作，使我国的五年制本科临床医学教材从无到有、从少到多、从多到精，不断丰富、完善与创新，形成了课程门类齐全、学科系统优化、内容衔接合理、结构体系科学的由纸质教材与数字教材、在线课程、专业题库、虚拟仿真和人工智能等深度融合的立体化教材格局。这套教材为我国千百万医学生的培养和成才提供了根本保障，为我国培养了一代又一代高水平、高素质的合格医学人才，为推动我国医疗卫生事业的改革和发展作出了历史性巨大贡献，并通过教材的创新建设和高质量发展，推动了我国高等医学本科教育的改革和发展，促进了我国医药学相关学科或领域的教材建设和教育发展，走出了一条适合中国医药学教育和卫生事业发展实际的具有中国特色医药学教材建设和发展的道路，创建了中国特色医药学教育教材建设模式。老一辈医学教育家和科学家们亲切地称这套教材是中国医学教育的"干细胞"教材。

　　本套第十轮教材修订启动之时，正是全党上下深入学习贯彻党的二十大精神之际。党的二十大报告首次提出要"加强教材建设和管理"，表明了教材建设是国家事权的重要属性，体现了以习近平同志为核心的党中央对教材工作的高度重视和对"尺寸课本、国之大者"的殷切期望。第十轮教材的修订始终坚持将贯彻落实习近平新时代中国特色社会主义思想和党的二十大精神进教材作为首要任务。同时以高度的政治责任感、使命感和紧迫感，与全体教材编者共同把打造精品落实到每一本教材、每一幅插图、每一个知识点，与全国院校共同将教材审核把关贯穿到编、审、出、修、选、用的每一个环节。

　　本轮教材修订全面贯彻党的教育方针，全面贯彻落实全国高校思想政治工作会议精神、全国医学教育改革发展工作会议精神、首届全国教材工作会议精神，以及《国务院办公厅关于深化医教协同进一步推进医学教育改革与发展的意见》(国办发〔2017〕63 号)与《国务院办公厅关于加快医学教育创新发展的指导意见》(国办发〔2020〕34 号)对深化医学教育机制体制改革的要求。认真贯彻执行《普通高等学校教材管理办法》，加强教材建设和管理，推进教育数字化，通过第十轮规划教材的全面修订，打造新一轮高质量新形态教材，不断拓展新领域、建设新赛道、激发新动能、形成新优势。

其修订和编写特点如下：

1. 坚持教材立德树人课程思政　认真贯彻落实教育部《高等学校课程思政建设指导纲要》，以教材思政明确培养什么人、怎样培养人、为谁培养人的根本问题，落实立德树人的根本任务，积极推进习近平新时代中国特色社会主义思想进教材进课堂进头脑，坚持不懈用习近平新时代中国特色社会主义思想铸魂育人。在医学教材中注重加强医德医风教育，着力培养学生"敬佑生命、救死扶伤、甘于奉献、大爱无疆"的医者精神，注重加强医者仁心教育，在培养精湛医术的同时，教育引导学生始终把人民群众生命安全和身体健康放在首位，提升综合素养和人文修养，做党和人民信赖的好医生。

2. 坚持教材守正创新提质增效　为了更好地适应新时代卫生健康改革及人才培养需求，进一步优化、完善教材品种。新增《重症医学》《老年医学》《临床营养学》《医学人文导论》，以顺应人民健康迫切需求，提高医学生积极应对突发重大公共卫生事件及人口老龄化的能力，提升医学生营养治疗技能，培养医学生传承中华优秀传统文化、厚植大医精诚医者仁心的人文素养。同时，不再修订第9版《卫生学》，将其内容有机融入《预防医学》《医学统计学》等教材，减轻学生课程负担。教材品种的调整，凸显了教材建设顺应新时代自我革新精神的要求。

3. 坚持教材精品质量铸就经典　教材编写修订工作是在教育部、国家卫生健康委员会的领导和支持下，由全国高等医药教材建设学组规划，临床医学专业教材评审委员会审定，院士专家把关，全国各医学院校知名专家教授编写，人民卫生出版社高质量出版。在首届全国教材建设奖评选过程中，五年制本科临床医学专业第九轮规划教材共有13种教材获奖，其中一等奖5种、二等奖8种，先进个人7人，并助力人卫社荣获先进集体。在全国医学教材中获奖数量与比例之高，独树一帜，足以证明本套教材的精品质量，再造了本套教材经典传承的又一重要里程碑。

4. 坚持教材"三基""五性"编写原则　教材编写立足临床医学专业五年制本科教育，牢牢坚持教材"三基"（基础理论、基本知识、基本技能）和"五性"（思想性、科学性、先进性、启发性、适用性）编写原则。严格控制纸质教材编写字数，主动响应广大师生坚决反对教材"越编越厚"的强烈呼声；提升全套教材印刷质量，在双色印制基础上，全彩教材调整纸张类型，便于书写、不反光。努力为院校提供最优质的内容、最准确的知识、最生动的载体、最满意的体验。

5. 坚持教材数字赋能开辟新赛道　为了进一步满足教育数字化需求，实现教材系统化、立体化建设，同步建设了与纸质教材配套的电子教材、数字资源及在线课程。数字资源在延续第九轮教材的教学课件、案例、视频、动画、英文索引词读音、AR互动等内容基础上，创新提供基于虚拟现实和人工智能等技术打造的数字人案例和三维模型，并在教材中融入思维导图、目标测试、思考题解题思路，拓展数字切片、DICOM等图像内容。力争以教材的数字化开发与使用，全方位服务院校教学，持续推动教育数字化转型。

第十轮教材共有56种，均为国家卫生健康委员会"十四五"规划教材。全套教材将于2024年秋季出版发行，数字内容和电子教材也将同步上线。希望全国广大院校在使用过程中能够多提供宝贵意见，反馈使用信息，以逐步修改和完善教材内容，提高教材质量，为第十一轮教材的修订工作建言献策。

主编简介

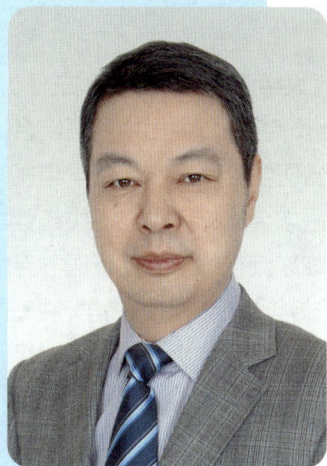

刘续宝

　　四川大学华西医院胰腺外科学科主任,教授,主任医师,博士研究生导师。华西医科大学(现合并于四川大学)临床医学学士、硕士、博士。菲律宾大学医学院临床流行病学理学硕士及美国印第安纳大学医学院博士后。四川省学术和技术带头人,四川省首届外科领军人才,同时兼任中国医师协会外科医师分会第一届、第二届常务委员,中华医学会临床流行病学与循证医学分会第五届、第六届副主任委员,中国抗癌学会胰腺癌专业委员会候任主任委员,中国医疗保健国际交流促进会胰腺疾病专业委员会副主任委员,中华医学会外科学分会胰腺学组委员,中国胰腺病学学会理事,四川抗癌协会胰腺癌和胃癌专业委员会主任委员和四川省医学会临床流行病学专业委员会主任委员等。(曾)担任 *Journal of Pancreatology*, *Cancer Screening and Prevention* 及《中华外科杂志》《美国外科学年鉴》(中文版)等杂志编委。

　　从事临床和教学工作 40 余年,主编专著《急性胰腺炎》和《腹部外科手术要点及围手术期处理》,参编专著《胰腺病学》等 8 部,主编全国高等学校临床医学专业五年制规划教材《临床流行病学与循证医学》第 4 版和第 5 版。参与国际胰腺病协会(IAP)《重症急性胰腺炎诊治指南》及中华外科学会、中国抗癌协会等多部指南制定。获省部级科技进步奖一等奖 2 项、二等奖 2 项、三等奖 1 项。发表论文 200 余篇,其中 SCI 论文近百篇。

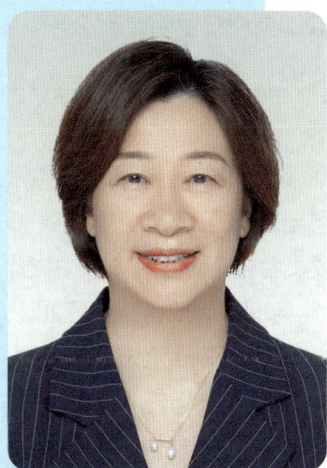

王小钦

　　复旦大学附属华山医院主任医师,教授,博士研究生导师。1992 年毕业于上海医科大学临床医学专业,获医学学士学位,1999 年获得医学博士学位。现担任血液科副主任、健康管理中心学术主任、复旦大学循证医学中心副主任、中华医学会临床流行病学和循证医学分会第九届委员会主任委员、上海医学会临床流行病学与循证医学分会前任主任委员、中华医学会健康管理分会慢性疾病管理学组委员、中国老年医学学会血液学分会红细胞疾病学术工作委员会委员、中国临床肿瘤学会(CSCO)生物统计学专家委员会委员。

　　从事临床和教学工作 30 余年,研究方向为血液学、临床流行病学和循证医学。负责多项大型国际合作课题、国家级和省部级课题。发表论文 200 余篇,其中 SCI 论文 60 余篇。主编和参加编写医学专著 10 余部。主编的教材《现代临床流行病学》获得上海市普通高校优秀教材奖,教学成果获得上海市教委教学一等奖。科研成果获得上海市科技进步奖和上海市医学奖。

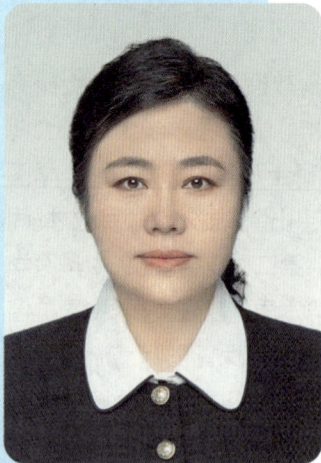

李晓枫

　　教授，硕士研究生导师。现任大连医科大学流行病学教研室主任。现任中华预防医学会循证预防医学专业委员会委员，中国中西医结合学会循证医学专业委员会常务委员，辽宁省医学会临床流行病学与循证医学专业委员会常务委员、辽宁省预防医学会流行病学与卫生统计学专业委员会副主任委员，大连市医学会临床流行病学与循证医学专业委员会主任委员等职。长期从事慢性非传染性疾病流行病学、肿瘤流行病学、循证医学等方面研究，主持参与了多项国家级、省部级、市级课题。近年来在国内外学术期刊发表数十篇学术论文，主编、参编多部规划教材及专著。曾获大连医科大学教学名师、辽宁省优秀中青年骨干教师和辽宁省优秀教师称号。

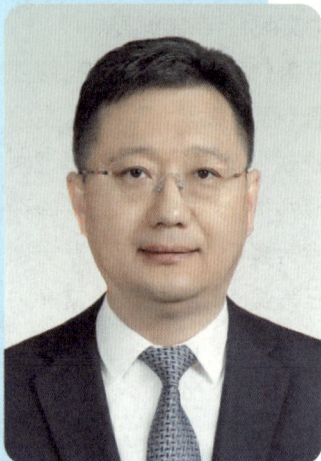

王 军

　　教授，博士研究生导师。现任山西医科大学党委书记，政协第十三届山西省委员会委员。兼任山西省高等学校思想政治理论课教学指导委员会主任委员、"形势与政策"和"当代世界经济与政治"教学指导组组长，中华医学会医史学分会常务委员，山西省医学会医史学专业委员会主任委员，中国高等教育学会科技管理研究分会常务理事。曾任全国医学高职高专教育研究会护理教育分会副主任委员，全国卫生职业教育教学指导委员会护理专业分委会委员、教学指导委员会委员。长期从事高等教育教学、临床流行病学科研与管理工作，主持参与多项教育部高校管理、科技发展战略研究项目。发表科研论文 40 篇，其中以第一作者或通信作者收录论文 28 篇。获国家授权发明专利 2 项。

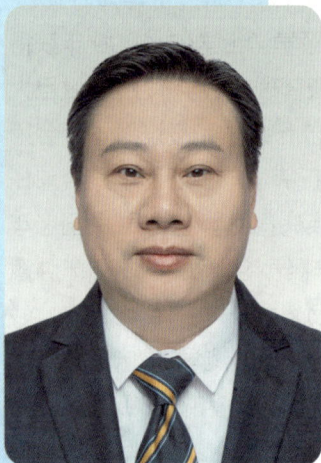

舒晓刚

　　教授，主任医师，博士研究生导师。现任华中科技大学同济医学院副院长。中华医学会外科学分会实验外科与转化医学学组委员兼秘书、中国成人教育协会医学继续教育专业委员会理事兼副秘书长、中国高等教育学会医学教育专业委员会理事会常务理事。政协第十四届全国委员会委员，民盟中央委员、湖北省委副主任委员、武汉市委主任委员，武汉市政协常务委员。长期从事临床教学工作。担任人民卫生出版社出版的八年制及"5+3"一体化临床医学专业规划教材《外科学》编委、《临床技能培训与实践》副主编、《全国县级医院系列实用手册：外科医生手册》副主编。主持和参与国家自然科学基金面上项目和重点项目多项，于 *Gastroenterology*、*Neuron* 等权威期刊发表论文 50 余篇；获湖北省科技进步奖一等奖、科技成果推广奖一等奖，湖北省高等学校教学成果奖一等奖。

前言

临床流行病学与循证医学是一门新兴的、前沿性的、多学科交叉融合的临床基础学科，旨在传授医学生以群体观点对疾病发生、发展、诊断、防治及预后等进行临床研究和开展循证临床实践的基础理论、基本知识和基本方法，使临床医学生从个体患者特征的把握，扩大到患者群体共性规律的认识。临床流行病学以科学设计（design）、准确测量（measurement）、严格评价（evaluation）三大原则为主线，以病因、诊断、治疗、预后等四大临床问题为抓手，围绕临床科研设计的基础理论、基本方法，培养医学生批判性思维和自主学习能力，掌握开展临床研究的基本技能。循证医学则是在临床实践中，针对患者具体的临床问题，结合患者个体化特征，查证、评证、用证，共同决策并转化为循证个体化实践。学好这门学科，应立足于临床实践，做到早临床、多临床、反复临床。

本教材第 5 版出版后，全面接受了高等医学教育和医学继续教育实践的考验，是一本深受欢迎的优秀教材，成为全国影响力最大、发行量最多、使用最广的五年制本科临床医学专业规划"干细胞"教材之一。以全新的交互学习方式，系统教授临床研究方法学，加强学生创新和批判性思维培养，有效提升研究能力和终身自主学习能力。

这次第 6 版修订，再次扩增了有关高等医学院校并诚邀了学术造诣高的教授参与了编写，我们结合本学科的最新进展以及我国高等医学教育的实际和医学人才培养的总体目标，充分发挥编委会的集体智慧，对第 6 版的内容作了一些创意性修订。

1. 临床特色鲜明、强基础、补短板。传授医学生以群体观点对疾病发生、发展、诊断、防治及预后等方面进行临床研究的基础理论、基本知识和基本方法，着重提高医学生自主学习能力。

2. 与时俱进、开拓创新。临床流行病学与循证医学是处于促进临床研究前沿性、多学科交叉的新兴学科。根据国际最新进展和国内教学和研究经验，进一步地创新与发展新知识，充实了真实世界研究与循证实践相关内容。

3. 教材主线清晰、结构合理、交叉融合。教材编写坚持"三基、五性、三特定"的原则要求。所组织的内容遵循五年制临床医学专业培养目标，体现以"5+3"为主体的临床医学教育综合改革精神，突出创新能力与实践能力的培养，为学生临床技能、科研素质协调发展创造条件。

我们共同的愿望是在全国一流教材的基础上，不断汲取最新最佳证据，丰富发展本教材的科学内涵，使之永葆一流水平，从而更好地服务于我国高等医学教育和人才培养。本轮修订，尽管全体编委尽心尽力，难以避免会有不足，敬希应用本教材的师生同道，给予批评和指正。

　　本轮修订一直得到了四川大学华西临床医学院领导的大力支持，并得到人民卫生出版社的悉心指导和帮助，特致以衷心的谢意！

　　本教材文字整理、编排以及部分内容的编写和图表绘制等，由康德英、熊俊杰两位老师负责完成，对他们辛勤的付出和奉献，致以诚挚的感谢。

刘续宝　王小钦

2024 年 5 月

目录

第十章 临床医学论文的撰写原则和报告规范   123

第十一章 病因危险因素研究与循证实践   131

第十六章　循证医学的个体化实践　　200

第十七章　临床决策分析　　205

第一章 | 绪 论

本章要点

1. 临床流行病学与循证医学是一门临床医学的基础学科。学好这门学科,应立足于临床实践,做到早临床、多临床、反复临床。

2. 临床流行病学以科学设计(design)、准确测量(measurement)、严格评价(evaluation)三大原则为主线,以病因、诊断、治疗、预后等四大临床问题为抓手,围绕临床科研设计的基础理论、基本方法,培养医学生批判性思维以及评阅医学文献和自主学习能力,掌握开展临床研究的基本技能。

3. 循证医学则是在临床实践中,针对患者具体的临床问题,结合患者个体化特征,查证、评证、用证,共同决策并转化为循证个体化实践。

临床流行病学(clinical epidemiology)与循证医学(evidence-based medicine)作为 20 世纪兴起的一门临床医学的前沿基础科学(a basic science for clinical medicine),是临床医生开展临床研究、进行循证实践十分有用的理论与方法学,对全面促进临床医学进步和学科发展有着重要的价值。两者一脉相承,前者定位于临床研究的方法学,旨在提高临床研究质量,生产出更多、更好的临床研究证据;后者则是指导临床实践、进行科学诊治决策的方法学,即任何针对患者具体临床问题所作出的有关诊治决策,均应建立在最新、最佳的科学证据基础之上,这是与传统经验医学的最大区别所在。

第一节 | 临床流行病学与循证医学的发展史

20 世纪现代医学的快速发展促使人们需要采用从定性走向定量、个体研究转向群体研究的科学方法,去认识、解决临床面临的各种复杂医学问题,以便从宏观角度科学指导临床研究和规范临床实践。

一、临床流行病学的发展史

在 20 世纪 30 年代 John R. Paul 首先提出了临床流行病学的概念,后经几十年的探索和实践,特别是进入 20 世纪 60 年代以后,由 David Sackett、Alvan Feinstein 等创造性地将流行病学和医学统计学原理及其方法有机地与临床医学的研究和实践结合起来,并进一步拓展到与临床医学相关领域,如卫生经济学和社会医学等,极大丰富和发展了临床研究的方法学。在临床研究实践中,提高了对疾病的发生、发展和转归整体规律的宏观认识,深化了对疾病诊断、治疗和防治方法的科学观,有效提升了临床医学研究及其实践的水平,为现代临床流行病学打下了坚实的学科基础。

从临床流行病学的提出、发展到普及推广,那些致力于从事临床流行病学研究和工作的临床医生、医学统计学家、方法学家等功不可没,同时也与国际上致力于医学发展的基金会和医学专业学会/协会等的鼎力支持密不可分。如在美国洛克菲勒基金会(Rockefeller foundation)的大力支持下,1982 年成立了国际临床流行病学网(International Clinical Epidemiology Network,INCLEN)。其宗旨是:"在最可靠的临床证据和最有效地利用卫生资源的基础上,促进临床医学实践,从而致力于改善人类健康。为实现这一目标,本工作网内的各国临床医生、统计学家及社会学家要共同奋斗,以建立和维持最佳的医学研究和医学教育的能力和水平,这些是致力于改善人民健康的最重要的条件"。INCLEN 率先在加拿大、美国和澳大利亚等发达国家建立了七个一级国际临床流行病学资源和培训中心(the International Clinical Epidemiology Resource and Training Center,CERTC),为全球范围内的著名大学医学院,特别是发展中国家培训了大量临床流行病学专业人才。随后又相继在亚洲、非洲、拉丁美洲等地建立了多个二级区域性临床流行病学资源和培训中心(Regional Clinical Epidemiology Resource and Training Center,R-CERTC),这些资源和培训中心承担了全球、地区或所在国的人员培训和临床研究的指导工作。

　　我国临床流行病学的起步,始于改革开放初期,在国际相关基金会的资助下,我国选派了一批优秀临床医生和流行病学家分赴美国、加拿大、澳大利亚等一些临床流行病学发展较为成熟的国家学习和进修,学成归来后为我国临床流行病学学科的建立、发展和普及做了大量辛勤的工作。如以原华西医科大学(现四川大学华西医学中心)王家良教授等为代表的一批临床流行病学开拓者,在学科发展初期,先是在本单位组织、参与和推动临床流行病学的研究和教学工作,继而在国家卫生健康委(原国家卫生部)的大力支持下,于 1983 年获准在原华西医科大学(现四川大学华西医学中心)、原上海医科大学(现复旦大学上海医学院)和原广州中医学院(现广州中医药大学)建立了三个“设计、测量、评价”(design,measurement and evaluation,DME)国家级培训中心(the Centre of DME on the Medical Research),简称 DME 中心,针对临床医学研究生和本科生陆续开设了临床流行病学课程(临床科研设计、临床研究方法学等),同时又帮助其他医学院校建立临床流行病学教研室(或教研组)并开展相应的教学和研究工作。进而于 1989 年成立了 INCLEN 指导下的中国临床流行病学网(China Clinical Epidemiology Network,ChinaCLEN),鉴于临床流行病学在中国的成功,在 INCLEN 支持下,又分别在当时的华西医科大学和上海医科大学成立了两个二级区域性的临床流行病学资源和培训中心(Regional Clinical Epidemiology Resource and Training Center,R-CERTC),随后又在中国协和医科大学(北京协和医学院)以及中国中医科学院等多所院校建立临床流行病学组(Clinical Epidemiology Unit,CEU),为国内培养了一大批临床流行病学的专业骨干,进一步促进了我国临床流行病学的普及和发展。在学科普及的基础上,1993 年正式成立了中华医学会临床流行病学分会(现更名为中华医学会临床流行病学和循证医学分会),这为临床流行病学的进一步发展奠定了组织基础。临床流行病学近数十年来的蓬勃发展直接推动了各临床学科的全面进步,尤其是在加强国际卫生研究能力、开展重大国际卫生问题的合作研究、促进发展中国家人民的健康水平和卫生资源的合理利用,以及为世界卫生组织(WHO)和各国政府的卫生政策决策等,均作出了非凡贡献或发挥了重要影响。WHO 曾在其 2004 年年度报告中,对临床流行病学的贡献给予了高度评价,指出“临床流行病学这一学科的建立,对在群体层面上的疾病研究和临床干预作出了巨大贡献。其进展从根本上升华了测量疾病的定量方法,使之在各种群体层面上能够可信地评价干预治疗的结果”。

　　临床流行病学的蓬勃发展,直接促进了大量高水平临床研究成果的产生,人们认识到这些新的研究成果或称最佳证据(best evidence)应及时加以转化,指导临床实践,服务于社会,助力于临床医学的整体发展和临床医学水平的全面提升。正是在此背景下,于 20 世纪 90 年代初,在临床流行病学的基础上,循证医学(evidence-based medicine,EBM)应运而生。

二、循证医学的发展史

　　循证医学的起源,从哲理上可以追溯到 19 世纪中叶甚至更早,进入到 20 世纪 80 年代初,在国际临床流行病学发源地之一的加拿大 McMaster 大学,以临床流行病学创始人之一、国际著名的内科学专家 David Sackett 为首的一批临床流行病学家,依托所在的临床流行病学系和内科系率先对年轻住院医生开设“如何阅读医学文献的学习班”,在讲授临床流行病学原理与方法的同时,进一步指导他(她)们结合患者的实际临床问题,检索与评价医学文献,并将所获得的新近成果(证据)应用于自己的临床实践。后又经过反复实践,不断完善这种基于证据的医学培训模式,取得了很好的效果。为此,同样来自加拿大 McMaster 大学的 Gordon Guyatt 等自 1992 年起相继在 *JAMA* 等杂志上发表了系列总结性文献,将这种对临床医生的新型培训模式和方法,正式冠以“循证医学”(evidence based medicine,EBM),自提出之日起就引起临床各界的广泛关注。另外,在 Brian Haynes 和 David Sackett 等倡议下,美国内科医生学院(American College of Physicians)成立了一个杂志俱乐部(journal club),即 ACPJC。从 1991 年起,由临床流行病学、临床有关学科及方法学专家组成的评审小组,对 30 多种全球顶级医学杂志发表的论著,进行系统分析与评价,并将最佳的研究论文,以精练摘要加专家述评的形式发表在 *Annals of Internal Medicine* 副刊。1995 年 David Sackett 又受聘于英国牛津大学,筹建全球首个循证医学中心(evidence-based medicine center),开展循证医学教学和床旁循证实践,提出了循证医学作为临床实践的新模式,于 1996 年在英国医学杂志(*BMJ*)发表系列文章,并相继出版了循证医学专著。随后由英国医学杂志和美国内科医生学院联合主办的循证医学杂志(*Journal of Evidence-based Medicine*),同时为全方位推荐经过严格评价的最佳研究证据,自 1999 年起,他们还整理编辑并出版了 *Clinical Evidence* 专集,每年公开发行两期,将这些经过专家筛选、严格评价及评论后的最佳研究成果,推荐给临床医生,以指导临床医疗实践。

1993 年成立的 Cochrane 协作网(Cochrane Collaboration),又为循证医学的腾飞提供了一大助力和组织保证。Cochrane 协作网的宗旨是在广泛地收集随机对照试验(RCT)的研究结果、严格评价其质量的基础上,进行系统综述(systematic review)以及 meta 分析(meta-analysis),并将这些有价值的研究结果推荐给临床医生以及相关专业人员,以帮助其实践循证医学。Cochrane 系统综述现已被公认为最佳的高质量证据之一,为各大临床实践指南所引用。

循证医学在中国的发展历程基本与国际同步。我国最早于 1996 年在国家卫生健康委(原国家卫生部)的领导与支持下,在原华西医科大学附属第一医院(现四川大学华西医院)正式成立了中国 Cochrane 中心及循证医学中心,相继开展了循证医学国际协作研究与普训工作,陆续创刊了两种全国性的《循证医学》杂志(中文版、英文版),并率先面向医学本科生、研究生开设循证医学课程,同时编写出版了系列循证医学专著以及 5 年制、8 年制《循证医学》规划教材,对推动临床医学实践、提高医学水平产生了良好效果。该学科得以在全国迅速普及和健康发展,无疑会助力临床医学各个学科的共同繁荣与全面进步。

总之,临床流行病学与循证医学的发展方兴未艾,随着时代的前进步伐,它将日臻完善,为临床决策的科学化和临床医学的现代化作出更大贡献。

第二节 | 临床流行病学与循证医学概述

一、临床流行病学与循证医学的概念

临床流行病学是将现代流行病学及统计学等原理和理论引入临床医学的研究和实践的一门方法学,它采用宏观的群体观点和相关的定量化指标,将科学严谨的设计(design)、准确无偏的测量(measurement)和严格客观的评价(evaluation)贯穿于临床研究全程,系统探索疾病的病因、诊断、防治和预后的共性规律,力求避免各种偏倚因素的干扰,确保研究结果的真实性,并对临床医学实践产生重要的循证价值,因此,重在产生最佳的研究成果(证据),促进临床医学的整体发展和临床医学水平的全面提升。

而循证医学作为一门临床实践的科学,指导临床医生在自己的临床实践中,针对患者的具体临床问题(难点),谨慎、确切和明智地采用目前最佳的证据对患者的诊治作出科学的决策,从而取得最有效的治疗结果。既能有效地解决患者的临床问题,促进患者康复,同时也会推动临床医疗水平的提高。因此,重在应用最佳研究成果(证据),以解决个体患者的具体临床实践问题。

可见,临床流行病学与循证医学一脉相承,前者创证、后者用证,是理论联系实际、高度统一的一项系统工程,对推动临床医学进步、更好服务人民健康事业等均具有重要意义。临床流行病学与循证医学的历史贡献有目共睹,其在医学实践中对医学学科发展的重要性足以和抗生素、麻醉相提并论。

二、临床流行病学与循证医学的关注对象

众所周知,流行病学是研究特定人群中的健康相关状况或疾病事件的分布规律及其决定因素,同时要应用这种研究的结果去解决健康问题,重在疾病预防与控制(Epidemiology:The study of the distribution and determinants of health-related states or events in specified populations,and application of this study to control of health problems. IEA,4th edition. A dictionary of Epidemiology,P62,2001)。例如:通过对某些急性传染病(天花、霍乱、伤寒、病毒性肝炎、SARS、新冠感染等)在人群中的发生与流行规律的探寻,可以指导特异性疫苗研发并在敏感人群接种,预防和控制这些急性传染病的传播流行。可见,该学科旨在研究特定人群的健康相关状况和疾病事件的分布规律及其发生发展的相关因素,进而应用研究结果去有效地预防、控制相关疾病发生发展,防患于未然。

临床流行病学与循证医学从临床中来、到临床中去,其关注对象则是以医院为基础的患者及其相应的患病群体,这种特定疾病的群体性(specified population of disease)乃为本学科的"流行病学"特征。这种群体性的特征与传统的局限于医院的个体经验积累有很大的不同,是从医院的患病个体拓展至社会层面的特定患者群体,将医院内特定疾病的患者个体诊治同其患者群体诊治研究相结合,这种群体观无疑对疾病的早诊早治、对疾病发生发展和转归规律的认识更加全面、系统和深入,这对临床医学的整体发展有重要价值和意义。鉴于其临床基础和基于医院的患者人群特征,临床流行病学与循证医学立足于临床、服务于临床,其理论体系、研究范畴、防治实践等诸多方面又有别于流行病学。

临床医生结合临床实际,通过学习与应用流行病学的原理与方法,研究特定疾病的"群体"分布及其临床特征,包括病因及危险因素、诊断、防治以及预后等等,以期获得最佳研究结果,进而应用这些具有群体特征的研究结果(证据),结合个体患者的具体情况,预测性作出科学防治决策,以解决具体患者的健康问题。由此可见,临床流行病学与循证医学所涉及的是具体的疾病及其诊治等临床问题,这与流行病学有所不同。当然,两者在解决人类健康或疾病防治等问题虽各有侧重,但在学科理论架构和方法学上却联系紧密。正如临床流行病学的提出者 John R. Paul 早年将"临床流行病学"定义为:将流行病学家在人群中用于研究疾病的定量化理念和临床医学(生)日常用于对个体患者诊治决策之间的紧密融合。"a marriage between quantitative concepts used by epidemiologists to study disease in populations and decision-making in the individual case which is the daily fare of clinical medicine"(JR Paul. Clinical epidemiology. J Clin Invest. 1938;17:539-541)。RH Fletcher 等在论证临床流行病学与流行病学两者关系时,颇为精辟地指出:临床流行病学与循证医学本身源于临床医学、流行病学两大学科,说它是"临床"是因为要回答的是临床问题(clinical questions),并用最佳证据指导临床决策;说它是"流行病学"则用以回答临床问题的方法,很多是由流行病学家所创用的,同时对个体患者医疗决策的最佳证据往往源于患病群体的较大样本研究成果。

当前,我国从事临床流行病学的专业队伍中,一部分为临床医生经过正规的临床流行病学专业培训而成为临床"流行病学家";另一部分为流行病学家面向临床医学的临床研究与教学实践而"过渡"成为临床流行病学家。正如前述,这种学科间彼此交叉和融合,必将有利于学科本身的发展、实现共同繁荣。

三、临床流行病学与循证医学的学科特点

临床流行病学与循证医学立足于临床,旨在解决临床科研与临床实践问题。早期临床研究关注对象是个体患者,由于缺乏群体观,临床研究常常成了个体案例的累加与总结分析,这些经验性的临床研究往往蕴藏了大量的偏倚、混杂和机遇因素,所得出的研究结果或结论往往是偏离于客观的真实性。现在的临床研究,则以临床为基础,同时借鉴和采用了大量有关流行病学、卫生统计学、卫生经济学及其他基础医学的原理和方法,将视角注重于群体观和定量化,创新和发展了前沿、科学而又实用的临床研究方法(临床流行病学),应用这些原理和方法,既有利于创新临床研究,又有助于临床实践,促进临床研究成果转化(循证医学),更好地服务于临床诊治实践。因此,与诊断学一样,临床流行病

学与循证医学也是基于临床医学并交叉融入流行病学、卫生统计学、卫生经济学、社会医学等多学科的一门临床医学基础学科。其学科特点具体如下。

(一) 力求临床研究结果的真实性与可靠性

临床流行病学的精髓还是在于强调临床研究结果(证据)的真实性(validity)与可靠性(reliability)。借助科学的方法学,强化研究的严谨设计和规范实施,力求消除各种偏倚及混杂因素对研究结果的影响,确保研究结果为真实情况的无偏呈现,即研究结果真实反映了疾病的发生、发展和转归规律。同时这些真实可靠的研究结果和结论(证据),对指导临床的循证诊治决策应有重要价值。

(二) 立足于临床又服务于临床

循证医学本质上属于临床实践活动,当然其临床基础包括实践活动主体(临床医生)、服务主体(患者)、最佳证据获取和使用的理论与方法以及实践活动的医疗平台和外部环境。

1. **医生** 高素质的临床医生是临床研究与临床实践的主体。良好素质表现在诊治患者时,既善于利用个人临床技能和丰富的专业知识,发现临床问题,同时也善于使用最佳证据解决问题。倘若缺乏精湛的临床技能,再好的证据也难用于患者的诊治;倘若缺乏识别最新最佳证据的能力,再好的诊治技术和手段,也不会被采纳,难以与时俱进,因而必然落伍于时代。

2. **患者** 患者是临床实践的服务主体。接受医生的治疗既是患者出于对自己健康的渴望,同时也是出于对医生的信任。任何循证临床实践均需要患者的合作与配合,倘若患者缺乏对诊治医生的信任,则依从性就难以保证。因此,尊重患者并以患者为中心,构建良好医患关系、取得患者合作是循证临床实践的关键。

3. **最佳证据** 最佳证据乃是来源于现代临床医学的研究成果,这些成果经过严格评价而确认是真实可靠、有重要临床意义且又有实用价值,方为最佳证据(best evidence)。最佳证据乃为循证临床实践的"武器",是解决患者临床问题的最新和最佳手段。而这种证据的获取,乃是围绕临床面临的具体问题,应用科学的方法去检索、分析与评价全球范围内所有相关研究成果,进而遴选出最新、最佳证据,并最终用于解决具体临床问题。

所获取的诸多研究成果(证据)往往因研究设计、方法缺陷和不足以及研究条件的限制等,质量参差不齐、结果相互矛盾,需要去伪存真、从中甄别出最佳的证据。而分析和评价最佳证据的方法与标准,都源于临床流行病学的基础理论以及临床研究质量评价的基本原则。因此,循证临床实践中应用"最佳证据"时,一定要结合临床实际、加以批判性采信。当对某种(些)证据存疑时,应追溯来源研究并用临床流行病学有关理论与方法进行分析和评价,这样方可避免因误导或误用,给患者带来伤害。

4. **医疗平台和外部环境** 开展临床研究和循证临床实践都要依托具体医疗平台加以实施。地区经济的差异、医院级别的不同,设备条件和人员技术水平的非均质化等,均会影响研究结果和实践效果。如某些治疗措施和方法的疗效很好,但需要借助一定的设备或掌握了相当难度技术的医生方能实施,若技术条件或人员缺乏,则难以进行。因此,开展临床研究和进行循证实践应依托具体的医疗平台和环境,具体情况具体分析,不宜盲从或教条化。

综上所述,临床研究与循证临床实践首先必须准确地发现并提出待解决(回答)的临床问题;根据临床问题去检索相关资料及文献;对收集到的文献(证据)进行严格评价,以找出"最新最佳证据";再针对患者的具体情况,权衡利弊,将最佳证据用于循证医疗决策并付诸实践;最后分析与评价最终结果,及时总结成功经验和失败教训。这就是实践循证医学的"五步曲"(图 1-1)。

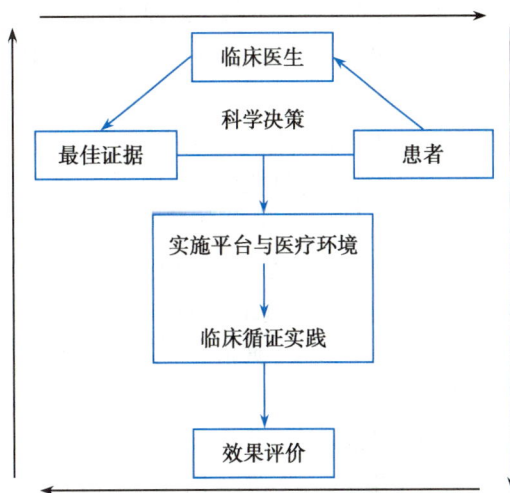

图 1-1 循证临床实践示意图

第三节 ｜ 临床流行病学与循证医学的共同方法学基础

临床研究的复杂性源于患者相关的临床特征,即疾病病程、心理状态和社会经济状况等异质性,同时机体不同系统、器官病变间又相互影响,导致罹患同一疾病的不同患者,其临床表现大相径庭。加之临床研究资料来源于患者症状及相关病史的采集、阳性及重要阴性体征的体检发现、实验室及某些特殊检查等,收集这些资料需要多部门、不同专业人员的协作,鉴于参与人员的临床专业素质、业务水平并非整齐划一,即使研究者之间也存在认知上的分歧。因此,病史的收集整理是否符合实际、体征采集是否准确、实验检查结果是否真实可靠,这些显性因素和隐匿因素(偏倚或/和混杂因素)的存在,都有可能影响结果的真实性,进而拉低临床研究的整体质量。因此,面对患者复杂多样的临床状况以及临床资料采集的多源性,倘若缺乏科学的方法保障,则难以识别及防止各种已知和未知偏倚因素的干扰,临床研究结果以及疾病诊治的科学性和可靠性也就难以保证。倘若采信这些研究结果指导临床实践,将会导致决策失误,错失最佳诊治良机。

特别是当前进入医疗大数据时代,基于回顾性医疗数据库的真实世界研究,异军突起,由于这些医疗数据库并非为临床研究而专门建立的,在设计上存在先天缺陷,同时现有资料的收集,必然存在一些偏倚和混杂因素,因此,结果的真实性备受质疑。即使进行前瞻性研究,倘若存在严重的设计缺陷,偏倚和混杂将难以避免,使得真实世界研究结果并不一定是真实的。因此,针对临床医学研究中的复杂情况,临床流行病学家创造性地将临床研究资料的特殊性与流行病学和统计学的方法学结合,建立了以设计(design)、测量(measurement)、评价(evaluation)为三大核心(DME)的临床科研方法学,成为临床流行病学与循证医学的共同方法学基础。

一、设计

临床研究设计主要围绕以下 PICOST 要素进行:①疾病患者/人群(patients/population,P):即研究的目标疾病及其患者人群,来自何处、采用何种诊断标准及有无明确的纳入/排除标准、需多大的样本量、受试者是否愿意参与研究、依从性又如何等都要明确说明。②干预措施(intervention,I):设置是否有科学依据,特别是有效性和安全性的前期试验依据,具体的应用方法、时机、疗程如何,是否同时联用其他辅助疗法等。③对照(control,C):对照组受试对象的入选标准和方法是否与试验组可比,同期或非同期对照,对照组接受的干预措施是安慰剂或其他有效干预措施,依据如何等。④结局(outcome,O):反映有益(有效)及不良反应(有害)结果的指标依据,判断方法以及校正与否等。⑤研究设计方案(study design,S):是何种方案,该设计方案的科学性与可行性如何。⑥时间因素(time,T):干预措施的疗程需要多长时间,是否能满足药效或不良反应显效的时间窗要求,即达到组间最小效应差异(minimally important difference,MID)所用的时间。对于某些疾病设定的追踪观察时间,应结合疾病自然病史的时间规律。"PICOST"是上述要素英文第一字母缩写。牢记"PICOST",对开展临床研究及循证评价将大有裨益。

(一)优选的设计方案

一个研究成功与否以及研究水平的高低,取决于设计方案的优劣。根据不同类型的临床研究及其研究条件优选设计方案,不仅要注重方案的科学性,同时也要考虑方案的可行性。原则上应在可行基础上优选论证强度最高的设计方案,避免因片面追求论证强度而忽视方案实施的条件,导致研究难以为继的局面。表 1-1 列出了不同类型研究的常用设计方案。表内"+"号数目表示论证强度高低及可行性大小,(+)数目越多则表示论证强度越高或可行性越好。

(二)合理纳入的研究对象

需要采用临床公认的诊断标准对研究对象作出正确的诊断,确保研究疾病分类的准确性。同时按研究设计的具体要求,设置合理明确的纳入标准及排除标准,保证研究对象的基线一致性和减少非研究因素对结果的影响。由于临床研究的场所多选在医院,研究对象也主要是医院就诊的患者,应根据研究设计要求,连续性纳入研究对象,对于患病率高的慢性疾病(如高血压、糖尿病等),研究对象也可从患病群体中随机抽样产生。

表 1-1 不同类型研究的备选方案

研究类型	备选方案	论证强度	可行性
病因/危险因素研究 (aetiology/risk factor study)	随机对照试验(randomized controlled trial, RCT) 队列研究(cohort study) 病例对照研究(case-control study) 描述性研究(descriptive study)*	++++ +++ ++ ±	- ++ +++ ++++
诊断性研究 (diagnostic study)	单入口诊断队列研究 双入口病例对照研究	++++ ++	++ +++
干预性研究 (intervention study)	随机对照试验(RCT) 交叉试验(cross-over study) 前-后对照试验(before-after study) 描述性研究(descriptive study)	++++ +++ ++ ±	++ +++ +++ ++++
预后研究 (prognosis study)	队列研究(cohort study) 病例对照研究(case-control study) 描述性研究(descriptive study)*	+++ ++ ±	++ +++ ++++

注:* 含横断面调查(cross-sectional study)。

样本量是临床研究所需的、基本的研究对象(患者)例数。基于该样本量的研究结果基本可以代表研究对象总体的客观规律和效应特征,又不会出现研究结果与总体实际情况出入过大的风险。样本量过小,研究结果可能出现假阴性,样本量过大,不仅延长了研究周期,还可造成人力资源浪费和成本增高,研究难度加大,甚至意想不到的干扰。样本量通常根据有临床价值的效应值假设,容许的两类错误水平(包括 I 型错误 α 和 II 型错误 β),以及研究设计方案的性质,选择相应的样本含量估算公式。

(三)具有创新性的试验措施

有创新性的试验干预措施才具有推动相关医学进步的意义和价值;否则,低水平的重复性研究不仅价值有限,并可造成人力、物力、财力等资源的巨大浪费。同时,试验干预措施还应具备有效性的科学依据,安全性也是需要考虑的重要方面,接受试验措施的对象应有安全保障。

(四)确定恰当的试验观察期

临床试验观察期的时间长度要根据试验终点指标而定。终点指标可以是痊愈、死亡、有效、无效等,大多数研究对象达到预期终点所需时间即为试验观察期,应结合疾病自然病程及其他药物治疗反应的临床过程等而定。对于药物临床试验观察期,应基于生物学及前期临床试验依据,采用 MID 原则确定。观察期过短易致假阴性结论,过长则导致资源浪费。

(五)贯穿全程的质量控制措施

由于临床研究的复杂性,各种已知和未知的偏倚因素不可避免地存在于研究的各个环节,偏倚不仅扭曲研究的结果,甚至颠覆研究结果,造成结果失真。因此在设计中要对研究中可能存在的偏倚因素进行评估,并相应建立具体的防控偏倚预案,确保研究结果真实可靠。

(六)正确选用的统计分析方法

应根据拟用的研究设计、设置的测试指标以及干预措施可能产生的预期结局及其资料类型等,合理选用统计分析方法。临床研究资料有定量、定性的,也有等级的;有配对或非配对的;有的需要多组比较,也有的仅在两组间比较;有的需要作单因素分析,也有的需要作多因素分析。总之,不同类型的研究资料,宜采用相应统计学方法。统计学方法选择不当,常可导致统计分析错误而误导结果。另外,所涉及的统计分析方法应在研究设计阶段基于研究假设、主要观测指标和资料类型预设,而不是在研究结束之后进行事后分析。对临床医生而言,如何选择正确的统计方法,应多倾听统计专业人员的建议和意见,并进行多轮讨论,同时还要善于利用现有的统计分析软件,为避免倾向性,宜将统计分析交由统计专业人员盲法完成。

(七)符合科研道德的伦理规范

临床研究对象是患者,应享有知情权。应将研究目的、试验可能的获益和伤害(包括不良反应)、研究者与研究参与者的责任义务等告知患者本人或其监护人,让其评估、理解并按自己意愿决定是否参与。不应隐瞒试验中可能暴露的风险或夸大可能的获益。要求在研究设计和实施各个环节都要充分考虑和尊重患者意愿,维护患者的切身利益。

这七个方面是临床研究设计方案时需要重点考虑的要素,也是方案设计的基本框架。

二、测量

用某种方法或指标来发现、确定和计量患者接受药物治疗或者其他治疗后产生的效应,或者用某种方法或指标发现确定和计量人体对某种致病因素的反应,这些发现、确定和计量治疗反应或致病效应的方法统称为测量,测量结果将作为治疗效果或诊断依据。为准确度量致病或治疗效应,需要注意下列几点。

(一)试验措施或暴露因素的可度量性

作为研究的暴露因素或治疗措施,其本身应具有产生致病或治疗效应,且这种效应能被客观确定并被临床及实验室指标度量。

(二)测量方法本身的敏感性和特异性

测量方法应具有良好的敏感性,能够灵敏呈现致病或治疗效应,并且有良好的特异性对这些效应予以确定。否则,会发生漏测(诊)或误测(诊),造成测量结果失真。

(三)测量指标的临床重要性和应用性

临床效应的测量指标,包括定量、等级和定性指标。定量数据如血液生化指标、身高/体重等生理指标,等级数据如病情轻、中、重,定性数据死亡、存活,有效、无效等等。上述数据类型中,尽管定量数据最精确,但在临床研究中,一般需要根据公认的临床标准,将其转化为具有临床价值且患者最为关心的定性数据,如有效或无效等。同时在临床研究中应综合考量结果的临床意义与统计学意义,假如二者皆有,则结果有实用价值,倘若二者皆无,则结果价值不大。对临床研究而言,更看重其临床意义,若只具有统计学意义但缺乏临床意义,则研究结果的实用价值有限。

三、评价

临床研究结果是否真实可靠、临床意义和实用价值有多大、研究结果能否适用于临床实践及其适用程度如何等等,既是研究者对临床研究的自我评价、需要回答的系列问题,同时也是临床医生能否采信他人研究成果作为循证证据、进行严格评价的系列问题。

(一)研究结果的真实性

无论研究得到的是阳性结果、还是阴性结果,都需对研究结果作出科学解释和结论,明确其真实性及其可信程度。

真实性(validity)评价贯穿于研究全程的各个环节,如设计方案本身论证强度如何以及是否存在缺陷;是否设置对照组及其设置合理性如何;研究对象的诊断标准是否为"金标准"、纳入/排除标准是否合理恰当、样本量是否足够;组间重要的基线状况是否可比、有无相关偏倚因素存在以及是否采取了相应的防止或处理措施;受试者依从性如何;对相应的试验观测指标及资料所采用的整理、统计分析方法是否正确等等。

(二)研究结果的临床重要性

倘若研究结果真实可信,需进一步评价其临床意义和实际价值。具有临床价值的研究结果不仅提高人们对疾病及其诊疗规律的认识,而且可作为指导临床实践的循证证据。当然评价临床重要性(clinical importance)需通过具体量化指标来呈现。

结果重要性的量化指标有多种,包括事件发生率(event rate)及其率差或率比,如病死率、生存率、治愈率等,绝对危险降低率(absolute risk reduction,ARR)、绝对受益增高率(absolute benefit increase,ABI)、相对危险降低率(relative risk reduction,RRR)、相对受益增高率(relative benefit increase,RBI)、需治疗多少例患者才能获得一例最佳效果(number needed to treat,NNT)以及需治疗多少例患者才能发现一例不良反应(number needed to harm,NNH),基于这些指标还可进一步假设检验和区间估计。倘若 $P<0.05$,则认为组间差异有统计学意义。此外,用于诊断性研究评价亦有一系列量化指标(详见本教材第十二章)。这些量化指标都能清楚地表明有效性以及不良反应程度,便于临床评价。

这里要强调的是组间差值大小究竟有无临床意义,如无临床意义,即使差异有统计学意义,其实用价值不大。因此,统计学意义并不能等同于临床意义。对于任何临床研究的结果,务必要注重临床价值,倘若认为研究结果具有临床意义,则必须应用正确统计学方法进行显著性检验,即肯定结果的真阳性、真阴性概率以及检验效能大小。当研究结果既有临床意义又有统计学意义时,可下肯定性的结论;如仅有临床意义而差异无统计学意义,不能因此而否定其临床价值,此时应计算检验效能(power);倘若一个研究的结果既无临床意义又无统计学意义,则其实际价值不大。

临床研究的结果,必要时还应围绕成本投入和健康产出进行卫生经济学评价,包括成本效果分析(cost-effectiveness analysis,CEA)、成本效益分析(cost-benefit analysis,CBA)以及成本效用分析(cost-utility analysis,CUA)等,以肯定那些成本既低、效果又佳的研究成果,加大推广应用力度(详见本教材第八章卫生经济学在临床科研中的应用与评价)。

(三) 研究结果的适用性

临床研究往往是解决某种(些)重大疾病的早期正确诊断、有效防治或改善疾病预后等临床问题,针对性强。因此,研究成果的适用性(applicability)如何,就是要分析其有无适用价值、有多大的实用价值? 利弊比如何? 在何种医疗环境和条件下可以采用或推广,宜全面客观评价。切不可脱离自己的环境、技术条件和患者的实际情况,盲目接受或教条化地推行(详见本教材第十六章循证个体化实践)。

上述三性评价也是循证医学"五步曲"中第三步证据评价以及第四步证据应用的核心和关键。

第四节 │ 临床流行病学与循证医学的定位与误区

一、临床流行病学与循证医学的学科地位

(一) 临床流行病学为临床研究提供科学的方法学并孵化高质量证据

临床流行病学指导临床研究,首先通过文献复习或调查了解有关疾病负担(burden of disease,BOD),锚定危害人类健康的重大疾病;进而从特定群体的角度针对其病因和危险因素,采取针对性的有效防治措施,并不断地总结其效率和效果;再进一步通过研究实践,收集有关研究成果予以综合评价,再付诸实践,最后验证疾病负担减轻的程度。通过这样螺旋式的循环往复,可不断地创造新方法、新经验、新措施、新成果,服务于临床医学。临床流行病学的诞生和发展弥补了传统临床研究方法上的缺陷和不足,促进临床研究水平的持续进步和高质量研究成果的不断产生,从而更好地服务于循证医学实践、提升医疗质量。

临床研究的最新成果,特别是高质量的成果,已经作为指导临床诊断、治疗和预防的最佳证据(best evidence),成为各大临床诊治指南的关键证据源。

(二) 循证医学促进了临床实践的进步和医疗水平的提升

21世纪科学技术不断涌现,特别是信息技术、生命科学技术的突飞猛进,直接推动了医学的进步

及人类健康水平的提高。面对众多新药物、新方法、新技术不断地问世,对临床医生而言,既是机遇、又是挑战。一方面多数新技术、新方法、新药物,的确可以提高临床诊治水平,促进临床医学水平的提升、使患者获益;另一方面少数非但无效,甚至给患者带来严重的不良反应、并发症;过去一些被认为有临床价值且被普遍接受的治疗措施或药物,后经严格的临床研究证明是无效或无益的。因此,临床医生应学会从众多新成果中去慧眼识真,以提高自己临床诊治水平,而临床流行病学与循证医学恰恰能为此提供一系列针对疾病病因、诊疗及预后等评价原则、标准与方法。

循证医学对临床工作的推进表现在两个方面,一是通过对现有的临床研究成果进行检索、系统评价,获得对指导临床工作真正有益和有用的证据;二是善于从临床诊断、防治、预后、不良反应、经济学分析、生存质量评价、卫生技术和医疗质量评估等具体的临床工作中入手,围绕具体问题,进行循证医学实践、以解决这些问题。

(三)临床流行病学与循证医学有助于培养高素质的医学人才

临床流行病学与循证医学的精髓在于培养医学生从事临床研究和循证临床实践的能力,使其掌握临床研究与实践的基础理论、知识和方法以及养成严谨的研究和工作素养,形成批判性、创造性、科学性思维模式,为今后从事临床研究和临床实践打下坚实的基础,这对培养高质量、高素质的医学生,使之在毕业后的临床医疗实践中,更好地做好临床医疗和科研工作,对发展和提高临床医学的水平具有重要的战略意义。

二、临床流行病学与循证医学的常见误区

近几十年来,循证医学作为临床实践的一种新思维模式,日益得到普及和推广。循证医学的新理念正越来越为广大医务工作者所接受并付诸临床实践之中。当然,在此过程中,不可避免出现了一些误区,如把"循证医学"当作解决所有临床问题的"灵丹妙药";再如,把证据绝对化、"言必称证据",忽视了临床医生的经验、患者价值观、医疗环境和技术条件等在循证决策中的作用和价值。正如英国全科医生 Des Spence 所述:目前大部分证据和研究都是由药企控制和资助,循证医学就像一把已上膛的枪,逼着临床医生"最好乖乖按照最佳证据去做"。当然该说法比较偏激,但确实存在这种倾向,应引以为戒。

(一)证据缺乏时就不是循证医学

循证医学的精髓,是将最佳的外部证据、医生自身的经验和患者意愿结合起来,进行科学决策,三者同等重要。随机对照试验和系统综述/meta 分析不等于循证医学,而只是外部证据的体现。在缺乏可靠的外部证据时,医生的经验往往更加重要。循证医学的一个误区就是证据至上论,过分看重所谓的客观证据,往往忽视专家意见和医生经验。在临床实践过程中,经常会遇到证据不足、缺乏甚至相互矛盾的情况,应充分发挥临床医生的主观能动性,临床经验、心得同样是证据,对病患诊治仍具有重要的指导作用,同时也应基于循证医学实践的理念,主动开展临床研究、生产更高级别的证据,弥补循证证据缺乏/不足的短板。

(二)循证医学就是系统综述/meta 分析

系统综述作为一种全新的二次研究方法,即针对某一具体临床问题(如疾病的病因、诊断、防治、预后),系统、全面地收集全球范围内已发表或未发表的临床研究,采用临床流行病学的原则和方法严格评价文献,并筛选出符合质量标准的文献,进行定性或定量合成(meta 分析或汇总分析),从而得出综合可靠的结论。通过系统综述可以实现证据的汇总和集成,成为循证医学实践的重要证据源之一。系统综述尽管拥有诸多优势,但不等于循证医学,同时本身也有一定的局限性。倘若用于系统综述的原始研究质量差,则系统综述结果的真实性会大打折扣;另外大量系统综述过度关注有效性,而往往忽视安全性、实用性、接受度及效果成本等方面的评价,由此形成的决策较为片面、局限。

(三)大样本多中心随机对照临床试验就是循证医学

随机对照临床试验之所以被誉为干预性研究的"金标准"方案,缘于其严格遵循了随机、对照、盲

法等科学原则。同时倘若在实施过程中采取质控措施,偏倚发生的风险低,确实能为循证实践提供高质量证据。但要注意随机对照试验可能与临床实际脱节,如患者纳入/排除标准过于苛刻,研究时间有限、随访时间不长,结局指标为短效/中间替代指标,研究方案僵化等,导致结果外推受限。加之大部分临床试验结果来源于发达国家,在疾病负担、诊断标准、健康服务系统、医保模式等可能与发展中国家迥异,进一步加大推广应用难度,适用性更差。况且在外科领域,由于伦理原因难以进行随机对照临床试验,缺乏相应随机对照试验证据,使循证医学沦为"无米之炊"。

上述误区以及对循证医学的质疑,实际上并非循证医学体系本身,循证医学的理念是先进的,但它往往被不恰当地利用,甚至是误用。因此,实践循证医学,应还原其实践医学的本质,不宜将其神话,同时要清醒认识到循证医学本身需要与时俱进。目前来自真实世界的临床研究证据,已成为循证医学证据的重要补充。最后,引用国际临床流行病学及循证医学创始人 David Sackett 对循证医学实践者的四项要求作为本章的结束语:①必须做踏实地临床基本训练,正确地采集病史、查体和检验,充分掌握患者的真实情况,方能发掘临床问题;②必须将循证医学作为终身自我学习的途径,不断丰富和更新知识、提高自己的理论水平;③时刻保持谦虚谨慎、戒骄戒躁;④要有高度的热情、责任感和进取精神,否则就要沦为临床医学队伍的落伍者。

(刘续宝　康德英)

本章思维导图　　　　本章目标测试

第二章 | 临床研究与循证实践问题的构建

本章要点

1. 明确临床问题的重要性、来源及定义,掌握基于 FINER 标准、指导临床研究选题。

2. 找出、找准急需解决的临床问题,进而构建待循证的临床问题,掌握应用 PICOS 原则构建循证临床问题。

第一节 | 临床研究选题与循证实践问题的提出

一、临床问题的重要性

(一)循证实践的起点

临床医生在日常工作中应具备敏锐的观察力,及时发现并提炼出个体患者的临床问题。明确问题后,可有针对性地寻找相关证据,结合自身经验和患者意愿,形成合适的治疗策略。倘若该特定问题的证据缺乏,可以进一步转化为临床研究问题,从而推动新的临床研究开展。

(二)医学进步的关键

尽管医学教育为临床医生提供了扎实医学知识基础,但临床医学本身是一个不断发展、自我完善的实践科学。医生若仅依赖既有知识和经验、忽视新的诊断和治疗方法,可能会成为医学进步的落伍者。因此,医生需要在临床实践中不断地自我反思、总结和学习,提出并解答新的临床问题,从而推动临床医学水平的进步。

(三)循证医学的宗旨

循证医学(evidence-based medicine,EBM)倡导临床医生基于最佳证据、解决与患者相关的关键临床问题,这些问题通常与患者生命质量和预后直接相关。要回答这些问题,仅凭个人经验和知识远远不够,医生需按照循证医学的原则,从众多临床研究中筛选出真实可靠的证据,为患者提供最佳的诊疗服务。因此,发现并提出待循证问题是实践循证医学的第一步,也是最为关键的一步。

二、临床问题的来源

从发现问题到问题解决构成了一个科学严谨的闭环,可概括为:发现问题、明确方向、系统梳理、深度凝练、科学解决,并将解决方案重新指导临床实践。

临床问题主要有两个来源:首先来源于临床,在日常医疗实践中观察和处理患者病情时发现问题。如以肺癌患者普遍有骨质疏松的临床现象为例,提出:维生素 D 缺乏是否与肺癌发生存在潜在关联? 其次来源于文献复习或他人研究。如在实验室研究中发现新的生物机制或作用靶点,能否进一步转化为临床应用? 需临床医生评估其潜在的临床应用价值。例如某新型生物标志物能否用于特定疾病的辅助诊断及预后预测?

临床问题的确立,不仅需要基础医学与临床医学的交叉融合,同时还要借助大数据分析等先进技术,通过深入探讨和逻辑梳理,从中提炼有实际临床意义的问题,进而明确问题重点、把握研究方向,确保问题具体聚焦,避免产生歧义。

三、临床问题的分类

从初出茅庐的医学生到高年资临床医生都可从事临床研究以及循证临床实践活动，但鉴于他们的经验、阅历不一，视角与水平不同，在临床实践中即使面对同一个患者，其发现和提出的临床问题（clinical question）迥异。这些问题大致可归纳为以下类别（图2-1）。

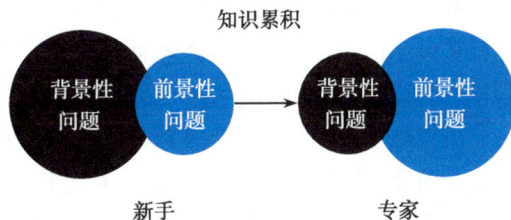

图 2-1　背景性临床问题和前景性临床问题

（一）背景性临床问题

刚刚步入医学殿堂的初学者所遇到的问题往往是"背景性"的。例如：①涉及患者的一般常识性问题：如患者性别、年龄、疾病史等基本特征；②关于所患疾病的基础性问题：对于患者所患疾病的基本特性进行探究，如在哪些特定的情境下疾病会出现、其主要的发病机制、典型的临床表现以及可能的关联因素等。这类问题有助于医生精准判断疾病的类型及其可能的原因。这些涉及具体医学知识的问题一般称为背景性临床问题，可以通过知识检索和学习解决，通常难以进一步转化为前景性临床问题。随着医学知识的充实和临床实践经验的积累，背景性临床问题会逐步减少，而前景性临床问题会逐步增加。

（二）前景性临床问题

前景性临床问题是临床医生在诊治患者，特别是在深入了解病史、体征及相关检查结果后，从专业角度提出的临床实践问题。解答这类问题对患者精准诊疗至关重要。为找准这类问题，应结合患者特定情况和实际需求进行分析。这些问题与临床实践紧密相关，涉及诊断、病因、治疗和预后等各个方面。

1. 诊断问题　诊断问题主要集中在识别患者所患的具体疾病或症状。例如，对于肝硬化患者，近期腹腔积液增多的病因诊断尤为重要。对于初级医生，他们更可能关心某种症状、体征或辅助检查的诊断价值，如敏感度、特异度及似然比。而经验丰富的医生则更加注重检查对鉴别诊断的深层次价值。通常，医生会基于患者的病史和体格检查来形成初步的诊断假设，然后利用各种实验室检查或辅助检查来验证。在这一阶段，可以进一步探讨诊断试验的各种指标，如其准确性、可靠性、可接受性、经济性和安全性。

2. 病因问题　对疾病的发生机制和成因进行研究是医学领域的核心议题，涉及识别特定的感染源或其他潜在风险因素，这些因素对于治疗策略选择具有决定性影响。如围绕胰腺癌的关键性问题可能包括：胰腺癌主要病因/危险因素，是否存在遗传因素以及是否与日常生活习惯如喝咖啡或饮酒等有关。

3. 治疗问题　选择适当的治疗策略对改善患者健康意义重大。有效的治疗不仅要达到疾病控制或治愈的目的，还需考虑治疗方法的安全性、经济性和患者的依从性。如胰腺癌的治疗策略可能涉及手术切除或姑息治疗，选择哪种方案需要根据病情的严重程度而定。若选择姑息治疗，为缓解胆道梗阻的症状，可能会考虑使用金属或塑料的胆道支架。

4. 预后问题　预后问题关注的是患者接受治疗后可能的疾病进展和结局。这涉及对疾病进展的监测和评估，以及对可能并发症的预测。例如，在治疗食管静脉破裂后，对患者进行定期跟踪，评估再出血的风险以及患者的生存预期，是临床决策的重要环节。

综上所述，这四个方面临床问题是探讨的核心，循证医学的实践者在诊治中应始终注意辨识和理清这些问题，为患者提供最佳的医疗决策。

四、找准临床问题的具体策略

在临床医学实践中，医生时常面临诸多临床问题，而在尝试解决这些问题时，有时可能因知识或能力有限而难以进行。在此背景下，找准临床问题显得尤为关键。医生需要敏锐发现、捕捉这些问题,并利用临床思维进行整合和优选。对于关键性问题,需事先制定相应计划并进行文献查阅与评价。要找准临床问题,需重点关注以下几类:①与患者诊疗和预后直接相关的临床问题;②与提高医疗质量及循证临床实践联系紧密的临床问题;③临床实践中既实用又重要的临床问题;④临床实践中常见且有待进一步探讨的临床问题。

关键临床问题揭示了疾病领域中的核心难题,同时其解决将对疾病防治产生显著的积极影响。特别是对于严重且常见疾病,寻找并解决其关键临床问题具有重要的社会价值和意义。确定这类问题需要全面了解疾病领域内所有的临床问题,并结合相关临床指南和专家共识对每个问题的重要性进行综合评定,排除那些影响较小或短期内难以解决者,进而遴选出真正的关键性问题。

五、基于 FINER 标准确立临床研究问题

题目的确立是完成高质量临床研究的前提。为此,选题立题应遵循一系列原则:可行性、重要性、创新性以及伦理道德性等。国际上进一步系统化和规范化,形成了 FINER 立题标准。

(一) F(feasible)——可行性

所选的研究题目在实际执行中应有足够的可行性。可行性不仅是考量一个课题能否实施,而是综合评估和权衡方方面面,涉及研究对象、技术设备、研究设计、资源经费、完成时限等。因此,可行性评估应作为临床研究题目确立的核心环节,以确保研究的高效性和科学性。

1. **技术可行性**(technical feasibility) 此维度关注研究项目所需技术条件是否得以满足。需要评估研究者是否拥有必要的专业知识与经验,是否具备前期研究基础,以及现有设备、仪器和技术平台是否足以支撑研究顺利开展。

2. **经费可行性**(economic feasibility) 研究项目开展往往需要资金支持,该维度评估专注于项目所需的经费是否得到保障。不同资助方或渠道可提供不同级别的经费支持,研究者应评估项目获得经费资助的可行性。

3. **操作可行性**(operational feasibility) 这一维度主要关注项目实施过程中各关键环节所需的条件是否满足。如若涉及特定疾病的患者群体,其样本量、可及性以及其他相关条件都应纳入评价范畴。此外,项目执行人员是否具备相应资质,以及人力资源是否充足等,均应加以考量。

4. **时间可行性**(schedule feasibility) 这涉及研究的整体规划和进度安排,依据资助方对研究进度要求、统筹研究团队时间安排。涉及多个子项目或需要多团队协同的复合型研究项目,主要研究者是否拥有高效的团队协调与管理能力,也会影响可行性。

(二) I(interest)——研究者兴趣

选择与自身兴趣相契合的临床问题是不可忽视的研究动力源泉。研究者对某一课题的浓厚兴趣不仅有利于激发其深入钻研的热情,更是实现高水平科研成果的关键动力。一个对所研究领域怀有浓厚兴趣的科研者更容易全身心投入,展现出更强的解决问题能力和勇往直前的创新追求。从以下几个方面综合考虑。

1. **国家和地区面临的重大健康威胁** 临床问题应优先考虑严重威胁国家或地区人群健康的疾病,对其疾病负担进行翔实评估,充分反映社会需求,并着眼于为获益面最大人群提供服务,确保其公平性与广泛性。

2. **疾病负担重的常见病多发病** 聚焦国家和社会的重大健康需求,从疾病负担角度入手,特别关注那些影响社会稳定,具有高发病率、高致残/致死率的疾病,例如恶性肿瘤、心脑血管疾病、急性传染病等。

3. **变革影响深远和潜在获益巨大的领域** 评估研究结果可能带来的深远影响以及为社会、经济或人口健康带来的潜在巨大效益。评估研究能否填补学术空白、补齐知识盲点,并对相关学科发展起到一定的引领作用;评估研究成果能否在临床实践中得到应用,并带来积极变革;评估研究成果是否具备商业化的潜力,能否转化为拥有自主知识产权的创新产品或技术。

（三）N（novel）——创新性

创新性是评价研究课题价值及重要性的首要标准。这意味着研究的新观点和新发现不仅能丰富现有的知识体系，同时避免低水平甚至所谓"高水平"重复。创新性主要涉及研究内容、方法和观点的原创性、独特性及其在特定领域内的新突破。一个合格的研究选题在创新性方面应满足以下要点。

1. 研究问题的探索性　所提出的问题在现有研究领域中尚无明确答案，或者对已有答案存在进一步优化和完善的空间。

2. 知识的可拓展性　研究成果应能为相关领域带来新知识或信息，以及对既有知识的补充或修正。

3. 方法创新与技术优化　即使研究课题基于已有的问题，采用的研究方法和技术也应展现出一定的创新性或先进性。

创新思维作为研究创新的关键驱动因素，其形成依赖于研究者对现有知识体系和研究方法中缺陷的敏锐捕捉和深入评价。此外，对于学术界的新兴观点和新发现应有足够的敏感性和好奇心。更进一步，这种创新思维也体现在对广为接受的学术"常识"进行批判性思考的过程中，以便从中发现潜在的矛盾点和尚未解决的突破点。

（四）E（ethical）——伦理原则

伦理正当性是开展任何一项临床研究的前提，特别是涉及人的个体或群体及其数据的研究。伦理原则不仅涉及对研究参与者的权益保护，还关乎整个研究的合规性、公信力和学术价值。

伦理正当性不仅要符合特定领域内的医学伦理标准，还必须遵守国际上广泛接受的伦理准则和指引，如《赫尔辛基宣言》以及《良好临床实践指南》（GCP标准）等。这些伦理准则和法律框架旨在：

1. 保护研究参与者权益与安全　充分保护研究参与者的身体、心理及隐私权，做到自愿参与、知情同意。研究参与者在研究任何阶段都有权利选择退出，而不会遭受任何不公待遇和不利影响。

2. 保障研究的科学性与可靠性　研究的设计、实施和分析应基于科学诚信原则，以确保得出结论的可靠性。

3. 履行研究者的职责与责任　研究者不仅要确保研究参与者的权益，还要对研究的真实性、公正性和可靠性等履职尽责。

伦理正当性评估是临床研究选题立题不可或缺的一环。研究者需要仔细考察预期的研究活动是否满足上述伦理要求，并确保在整个研究过程中始终坚持这些要求，以确保研究的合规性、公信力和学术价值。

（五）R（relevant）——关联性

临床研究应锚定临床实践、满足临床的需求。从临床中来、到临床中去，现代医学从疾病的诊断到治疗，其中涉及对人体生理、生化、病理的深入了解，以及对疾病的成因、发病机制和表现的全方位认识。临床研究和循证实践相辅相成，研究问题往往源于实践问题，而对这些问题的解决进一步推动了临床实践的进步。

中国作为全球最大的发展中国家之一，面临诸多健康问题，不同地区间的经济和医疗卫生发展水平存在明显地域差别，面临的健康问题及其紧迫性也不均衡。因此，临床研究选题立题，必须综合考虑国情和地域特点，遵循FINER原则，不仅有助于提高研究质量及其实用价值，还能够确保整个研究过程的科学性和合规性。

第二节 ｜ 临床研究与循证实践问题的构建与评价

一、临床研究与循证实践问题的构建框架

构建临床研究问题是确保临床研究方向明确、目标合理的关键前提，通过明确界定：问题的定义、

层次、范围和相关的影响因素等,可清晰指导后续的研究工作。为此,研究者可以首先构建工作模型(working model)或概念模型(conceptual model),核心研究问题被视为一个回归模型中的因变量,即受到其他因素影响的结果变量。

以疾病长期预后为例:假设关注如何改善某疾病的长期预后。在此场景中,该疾病的长期预后则被视为工作模型的因变量。为此,需要明确"长期预后"的具体定义:"长期"是指多少时间?应用何种指标或标准来衡量预后好坏?

接下来,所有可能影响该疾病长期预后的因素均被视为自变量,并为其赋予明确的定义。这些因素可能包括生活方式、基因变异、治疗手段等。

这样的构建方式不仅有助于明确研究目标,还能为后续的研究设计、数据收集和分析等环节提供清晰的指引,确保研究的科学性和有效性。

二、应用 PICOS 原则构建临床问题

在临床研究中,准确构建和定义问题是完成高质量研究的关键。PICOS 要素设计原则提供了一种系统性框架:P 指目标人群(Population/ Participants),I 指干预措施或暴露因素(Intervention/Exposure),C 指对照组或可比较的其他干预(Comparator/Control),O 指结局指标(Outcome),S 指研究设计(Study type)。依托 PICOS 要素设计原则,可以将初步、模糊的研究想法转化为明确、具体、可结构化的研究题目,为后续的研究设计、实施及结果分析奠定坚实的基础架构。具体阐述如下:

P(Population/Participants):明确研究目标人群的特征至关重要,例如年龄、病程和确诊标准。以 2 型糖尿病初治患者为例,应明确入组标准,如空腹血糖≥7.0mmol/L 和 HbA1c≥6.5%,同时细化年龄、性别、病程等特征。

I(Intervention/Exposure):明确研究中拟采取的干预措施或拟需观察的暴露因素。以干预措施为例,可以选择比较胰岛素泵与多次注射胰岛素的血糖控制效果;以观察暴露因素为例,可以观察环境污染物暴露与否对健康人群后续生理指标的影响。

C(Comparator/Control):设置合理对照组或对照措施,以确保结果的可靠性。如前述胰岛素泵治疗,可选择常规多次注射胰岛素作为对照组进行比较。

O(Outcome):明确主要观察结局指标,研究结局指标应明确且有实际意义。如在血糖控制研究中,评估指标可选择 HbA1c、低血糖事件发生率等。

S(Study type):根据科学性和可行性选择合适的研究设计类型。如比较两种治疗方法可设计为随机对照试验,观察暴露因素效应可设计为前瞻性队列研究。

(一)构建干预性临床研究问题

以干预措施为例,假设拟研究的问题是:"一种新型口服降糖药在 2 型糖尿病患者中的效果如何",可设计如下 PICOS 框架:

P:2 型糖尿病患者,特定年龄、性别、病程。

I:新型口服降糖药,包括药物名称、剂量、疗程和服用方式。

C:接受标准降糖治疗或安慰剂对照组的患者。

O:血糖控制:空腹血糖、糖化血红蛋白水平、生活质量等。

S:随机对照试验。

(二)构建观察性临床研究问题

以观察暴露因素为例,假设拟研究的问题是:长期使用智能手机是否会增加青少年抑郁症的风险?可设计如下 PECOS 框架:

P:13~18 岁青少年学生。

E(exposure):长时间用手机,定义为每天超过特定小时数(如 5 小时)。

C:不经常使用或每天使用时间少于特定小时数的青少年。

O:抑郁症发生率,通过心理健康评估量表测量。

S:基于学校和社区环境的前瞻性队列研究。

因此,通过 PICOS 要素设计原则,研究者可以清晰构建临床研究问题,不仅确保了研究的系统性、严谨性和实用性,还有助于提升研究的整体质量和有效性,从而为临床实践提供有价值的信息。

(黄 建)

本章思维导图　　　　本章目标测试

第三章 | 临床研究设计的基本要求

本章要点

1. 临床研究旨在特定群体中建立因果关联、验证研究假设,基本要素包括研究对象、处理因素和结果效应。

2. 临床研究设计应以偏倚控制为主线,综合运用随机、对照、盲法、重复、伦理等科学原则,提高临床研究质量。

临床研究是以患者及患者群体为研究对象,研究和论证某个或某些研究因素对疾病病因、诊断、治疗、预后等方面产生的效应或影响。包括实验性研究和观察性研究,科学合理的研究设计是高质量临床研究的前提和基础。开展临床研究首先要通过伦理审查,同时由于研究对象在生物学属性、心理和社会功能属性的明显不同,以及在疾病病程、病情、诊治手段等方面的巨大差异,使得临床研究更具挑战性。因此,临床研究设计显得尤为重要,本章主要以设计严谨的随机临床试验为示范,介绍临床研究设计的基本要求。

第一节 │ 研究设计的三要素

研究设计的基本要素包括研究对象、处理因素和观察效应,三个要素贯穿于整个研究过程、必不可少。

一、研究对象

研究对象(subject)是根据研究目的所确定的观察对象,也称为研究参与者。临床试验中通常为患者,研究对象的选择对研究结果的影响巨大,为使研究结果具有普遍性和推广价值,应注意以下几点。

1. **诊断标准明确、纳入/排除标准合理** 研究对象符合公认的临床诊断标准,同时根据研究目的和试验要求合理制定纳入标准及排除标准,确保入选研究对象的同质性,以提高研究结果的内部真实性。纳入标准通常考虑人口学特征、疾病的临床特征等。排除标准是对纳入标准的补充,一般从患者的年龄、病情、预期寿命、合并其他疾病、过敏、特殊人群(孕妇、备孕、哺乳期等)等几方面考虑。但要注意纳入标准不宜过严、排除标准不宜过多。

2. **研究对象的代表性** 要求入选的研究对象在人口学特征(年龄、性别等)、疾病临床特征等方面能够代表目标人群,以保证结果的推广应用价值。

3. **伦理的正当性** 以保护研究参与者的权益为最高准则,在知情同意的基础上,保证研究对象的安全、无害、受益、公正。

二、处理因素

处理因素(treatment factor)也称研究因素(study factor),是根据研究目的拟施加给研究对象的某种或某些因素,也是研究者通过研究、考察其作用大小的因素。处理因素可以是生物的、化学的、物理的,如临床药物、治疗措施等。当处理因素为单个时,称为单因素;处理因素为多个时称为多因素。每个因素在量或者强度上可有不同,这种量或强度的不同级别称为水平(level)。

1. **处理因素的选择与设置要求** 医学研究中,一般按研究假设和要求来确定处理因素,不宜将所考虑到的一切因素都放到一个或少数几个研究中进行观察分析,而是抓大放小、聚焦对结果影响较大的主要因素进行研究。否则,处理因素过多、分组分层过杂、样本量过大,系统误差和随机误差均难以控制。但有时处理因素过少,又难免影响研究的广度和深度。因此,设计时应根据研究目的、实施难度等权衡利弊,合理确定处理因素及其数目。处理因素在整个研究过程中要始终如一,保持不变,即标准化。一般要先通过查阅文献或开展预试验等,明确处理因素的强度、频率、持续时间与施加方法等,然后制定有关规定或制度,加以固化,研究中非特殊情况不得随意改动。

2. 非处理因素的控制　在研究过程中,除处理因素,还存在一些影响研究结果的干扰因素,会高估或低估处理因素效应。如研究某药治疗某病疗效,患者的病情、病程、职业、性别等可能干扰研究结果。这些干扰因素也称非处理因素。研究时要正确区分处理因素和非处理因素,对非处理因素,应采取随机、匹配、限制等措施进行校正,实现组间均衡可比,以控制其对研究结果的影响。

三、试验效应

试验效应(experimental effect)是处理因素作用于研究对象的客观反应和结局,往往通过观测指标来表达,也称为效应指标。倘若指标选择不当,未能准确反映处理因素的作用,结果就缺乏科学性。选择效应指标应注意以下几点。

1. 主观指标与客观指标　尽量选用不受主观因素影响的客观指标。客观指标往往是通过精密设备或仪器来测定数据,可排除人为因素的干扰,客观显示效应的大小或性质,从而使研究结果更准确、可靠。主观性指标来自观察者或研究对象的主观感受,易受心理状态与暗示作用的影响。若研究中无法使用客观指标,应尽量采用量化主观指标。如评价慢性病患者生存质量量表等。

2. 选择敏感度与特异度高的指标　高敏感度的效应指标,能更好展示处理因素的效应,减少假阴性结果的出现;而特异度高的效应指标,能更好建立因果关联,不易受非处理因素的影响,可减少假阳性的可能。因此,研究中应选择敏感度和特异度俱佳的指标来真实反映试验效应。

3. 观察指标的准确度与可信度　准确度指测定值与真值接近的程度,主要受系统误差的影响。可信度指测定值的可重复性,主要受随机因素的影响。选择准确、可信的指标能更好反映试验效应。

第二节 | 随机化原则

一、概述

随机化(randomization)是保证临床研究科学性的重要原则之一,通过特殊手段,能够实现总体或样本中每个个体发生某事件的概率均等。在临床研究中,为防止来自研究者与研究对象两个方面主观因素的干扰,减少非研究因素对结果的影响而采用随机化。主要用于选取样本和分配研究对象,包括随机抽样与随机分组,本章主要介绍随机化分组(详见本书第四章)。

随机分组(random allocating)又叫随机分配,是指确定研究样本后,进一步采用随机方法,将研究对象以同等的机会分配进入试验组(experimental group)或对照组(control group)。随机分组不受研究者和/或研究对象主观意愿影响,可实现组间的各种影响因素(包括已知的和未知的因素)分布趋于相似。随机化分组是针对每个独立观察单位(sampling unit)进行分配。因此,随机化之前,应根据研究目的及相应的设计方案确定研究的基本单元,即研究的独立观察单位,通常为单个个体(如某病患者)。但有时因研究目的或研究因素的特殊性,需要采用某一特定组群(cluster),如一对夫妻、一个家庭、一个班组,甚至一个社区作为独立观察单位。例如,探讨家庭饮食结构与肥胖的关系,就常以一个家庭作为一个独立观察单位。另外一种情况是以个体的一部分器官或组织作为研究基本单元,如眼睛、牙齿、关节等。

二、随机化分组方法

(一) 简单随机化

简单随机化(simple randomization)主要指采用抽签、抛硬币、掷骰子或随机数字表等方法实现随机化。抽签或掷硬币法简单易行,可用于小样本临床试验,但因其存在随机过程不能重现、不适用于大样本研究等缺陷限制了其应用。临床研究中常用随机数字表法、计算器或计算机随机法进行分组。

1. 随机数字表法　查阅随机数字表法是实现随机化的一种较为简单、实用的方法。统计学家基于概率论原理编制了随机数字表(附表),表中排列的数字无论以行、列或斜向顺序都呈随机状态。例如,拟将符合试验要求的 20 名患者,随机等分为试验组(T)和对照组(C)。首先将患者从 1 至 20 编号,从随机数字表的任一行、任一列开始,依次获取 20 个 00~99 之间的随机数,如从附表第 9 行,15列开始,从左到右获取 20 个随机数并依次列入表 3-1,重复数弃去重新抽取。进而按照随机数由小到大排序,得到每个患者的随机数序号,编号 7 患者的随机数 05 最小,对应序号为 1,编号 16 患者的随机数 98 最大,对应序号为 20。事先规定前 10 个随机数对应编号的患者进入试验组,后 10 个随机数对应编号的患者进入对照组,见表 3-1。

表 3-1　基于随机数字表的 20 例患者随机分组

患者编号	1	2	3	4	5	6	7	8	9	10	11	12	13	14	15	16	17	18	19	20
随机数	52	77	65	15	33	59	05	28	22	87	26	07	47	86	96	98	29	06	58	71
随机数序号	11	16	14	4	9	13	1	7	5	18	6	3	10	17	19	20	8	2	12	15
归组	C	C	C	T	T	C	T	T	T	C	T	T	T	C	C	C	T	T	C	C

2. 计算机或计算器随机法　该方法是大样本研究中最常用的一种方法。大多具有编程功能或数字计算功能的计算机软件都可通过随机数发生器产生随机数字。产生随机数字的取值在 0~1 之间(不包括 0 和 1 本身)均匀分布的随机变量。得到随机数字序列后,可按类似随机数字表法进行随机抽样或随机分组。

必须指出,将研究对象交替分到试验组和对照组的分配方法(TCTCTC……)不属于简单随机分组法。这是因为,研究者可根据规律预先知道下一位患者将分入哪一组,主观上可能会基于患者的病程早晚、病情轻重等进行取舍,导致选择性偏倚的出现。

(二) 分层随机化

分层随机化(stratified randomization)是将研究对象按某一特征先分层,然后再在各层中按随机方法将研究对象分配到试验组和对照组。分层随机分组中,主要以研究对象中某些可能产生混杂作用的特征或因素作为分层因素,如重要人群特征、临床特征或预后因素(包括性别、年龄、病情、有无合并症等)。临床研究中可考虑以下分层要求:①影响所研究疾病发生的危险因素;②影响所研究疾病预后的因素;③遵循最小化原则,将分层因素控制到最低限度,否则分层过多,会造成组内研究对象过度分散。

分层随机可保证各"层"都有研究对象进入试验组或对照组,提高了组间的均衡性。例如,慢性心房纤颤复律后进行抗心律失常药物维持治疗的随机对照研究。考虑到慢性心房纤颤患者的预后与病因、心脏大小及心房纤颤病程长短有密切关系,因此,宜针对上述三个因素(病因:瓣膜性心脏病与非瓣膜性心脏病;心脏大小:心胸比例≥0.50 和<0.50;病程:心房纤颤病程≥6 个月及<6 个月)进行分层随机分组(图 3-1)。

经图 3-1 所示的分层随机分组,可实现病因、心脏大小、病程等三个对治疗效果和预后有较大影响的因素在试验组(T)与对照组(C)间的均衡。

(三) 区组随机化

区组随机化(block randomization)是先将研究对象分为若干区组,然后在每一区组中再进行随机分配,既可使组间人数相等又保证了随机化。临床研究中,每一区组的研究对象数一般按组别的固定倍数来确定。如研究分为试验组与对照组,则区组例数可选 2、4、6 等,但区组例数越大,研究对象在分配时的排列组合越复杂。例如某研究分为试验组(T)、对照组(C)两组,确定区组例数为 4。首先,按研究对象进入试验的先后顺序,每 4 个人一组,然后再对每一区组的 4 个研究对象分别根据随机数进行随机分组,有 6 种组合:TTCC、CCTT、TCTC、CTCT、TCCT、CTTC。区组随机分组可实现分组后各组人数相等,同时也便于逐渐累积临床病例。

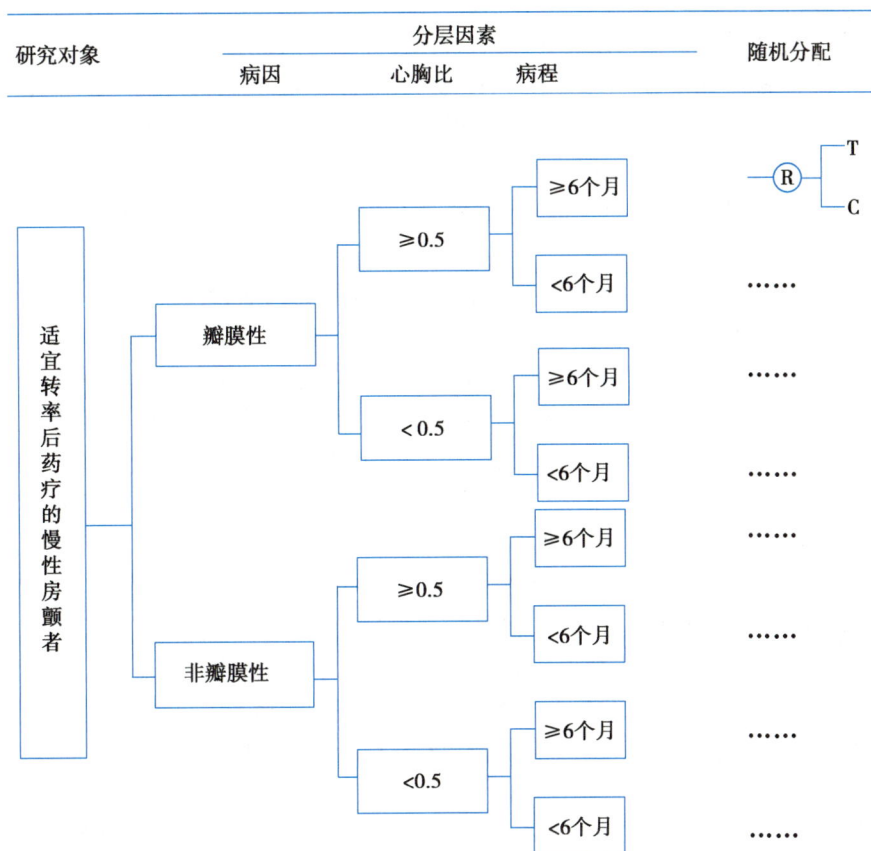

图 3-1　分层随机分组

临床试验中可将分层随机法与区组随机法结合应用,如多中心临床试验中,所有的研究对象先按中心分层,然后在各层中进行区组随机分组,分层随机法与区组随机法相结合可保证试验结束时各中心例数接近而且便于管理。更重要的是分层区组随机化可使组间的非处理因素分布一致,提高检验效能,是大规模临床试验的首选随机化方法。

三、随机分组的优缺点及注意事项

(一) 优点

包括:①随机分组可减少非处理因素的干扰,控制混杂偏倚,提高研究组间的可比性。②可控制来自研究者分配研究对象时可能产生的选择偏倚和来自研究对象的主观因素的影响,提高研究结果的真实性。③随机分组结合盲法使用,可使研究结果更加客观。

(二) 局限性

主要有:①随机分组过程中,为提高组间可比性,研究对象往往局限于符合条件的患者,可能导致样本代表性降低,研究结果外推受限。②随机分配往往需要累积一定数量的研究对象后才能实施,增加了临床研究的难度。③随机分组违背研究对象的个人意愿,存在伦理风险。

(三) 随机化过程中的注意事项

1. 随机化要求分配的序列应具有重复生成的能力。抽签、抛硬币等方法尽管是随机的,但不能检查或重复,一般不常用。手工使用随机数字表、随机排列表虽可重复,但对样本量较大的研究较为烦琐。目前常利用统计软件实现随机化。

2. 为了保证临床试验的可靠性,研究中所用随机化方法及其随机数字等均应详细记录。倘若是用计算机产生的随机数,需要报告产生随机数的程序、种子数等;倘若从随机数字表获得随机数,必须说明所用随机数表、起始页、起始行、起始列及获取的方法。特别是在新药的临床试验中,随机数必须具有重现性,产生随机数的参数及程序应与盲底一起封存。

3. 随机化分组时须对随机化方案进行保密,该过程称为随机分组方案的隐藏,简称分组隐匿(allocation concealment)。未实施分组隐匿的随机分组,难以起到控制选择偏倚的作用。从某种意义上讲,随机分组方案的隐匿远比单纯产生随机分组序列本身更为重要。若随机分组序列产生者与试验执行者(分配研究对象入组者)为同一人,可以预判下一位研究对象将被分入哪一组,从而刻意选择研究对象甚至改变分组方案等,这样选择偏倚将难以避免。因此,随机分组方案的隐匿实际上可避免上述情况的发生。

随机化分组的隐匿方法有:中央随机系统法、药房控制法、信封法、编码容器法等。中央随机系统法是研究者确定合格的研究对象后,通过电话或网络联系中央随机系统,中央随机系统则根据该研究对象的基本情况随机分配入组。药房控制法是将事先产生的随机分配序列由药房保存并控制,药房根据研究者提供的合格研究对象情况,分配入组。信封法根据产生的随机分组序列将记录有组别的卡片逐个放入按顺序编码、不透光、密封的信封中,当研究者确定研究对象合格后,依顺序拆开信封并将研究对象分配到相应的组别。为了避免研究者可能提前打开信封或一次同时打开几个信封,需制定适当的防范措施。编码容器法常用于药物临床研究中,该法根据产生的随机分配序列,将药物放入外形相同并按顺序编码的容器中,之后将药物发放给相应的研究对象。

4. 半随机化法(quasi-randomization)是按研究对象的就诊顺序、入院日期、生日等的单双号交替分配入组的方法。该方法未按随机数字产生序列号,简单、机械,容易被破盲,并不算真正的随机化。当进行大样本研究时,如基于社区人群的试验,利用半随机化分配研究对象简便、实用,同时也能较好地实现组间均衡。但在临床试验中,由于研究对象往往偏少,半随机化难以达到组间均衡,因而该方法的使用受到限制。

5. 动态随机化(dynamic randomization)是指在临床试验的过程中每个研究对象分到各组的概率不是固定不变的,而是根据一定的条件进行调整,保证各组间的例数和某些重要的影响因素的一致。动态随机化是一种有效的分组方法,国内外临床试验均有成功应用,但从其分配的原理和过程看,动态随机化也难以实现完全随机。

第三节 | 对照原则

一、概述

对照(control)是指在临床研究过程中,设立条件类似、诊断一致的可供相互比较的组别。"有比较才有鉴别",在对疾病的病因、诊断、治疗、预后等方面进行临床研究时,存在诸多已知或潜在未知因素的影响,因此需要合理设置对照,通过比较方可得出可靠结论。

二、设置对照的意义

在临床研究中,除了干预措施(处理因素)的效应外,还有很多因素可能影响临床结局。

1. **不能预知的结局** 结局的不确定性因病而异。像流行性感冒、细菌性痢疾、病毒性肝炎等一些疾病都有明显自愈倾向;而像高血压、消化道溃疡等慢性病,也存在病情自行缓解或加重现象;即使是恶性肿瘤,其生存时间长短、并发症的发生等情况也不尽相同。同时,由于个体的生物学变异和社会、心理因素的影响,患相同疾病的个体,其临床特征(临床表现、病情轻重、预后等)和结局迥异。

2. **霍桑效应**（Hawthorne effect） 指人们对部分研究对象特别感兴趣而倍加关注所产生的一种心理-生理效应，这种效应与他们接受的干预措施的特异性作用无关。霍桑效应一般是一种正向效应，即与干预措施预期效果同向的效应。但有时也可能因为不信任某医生或某医疗单位而产生负向效应。

3. **安慰剂效应**（placebo effect） 安慰剂为没有药理活性，但其色、形、味均与试验药物完全相同的制剂，如淀粉、生理盐水等。某些研究对象，即使仅使用了安慰剂，也可能表现出病情好转等效果，实际上为某些研究对象对医药依赖而产生的一种正向心理效应。

4. **向均数回归现象**（regression to the mean） 指一些极端的临床症状、生理参数或体征有向均数（平均水平）回归的倾向。如血压水平处于高限5%的人，即使不给任何处理，经过一段时间后，其血压值也可能有所降低。

5. **潜在未知因素的影响** 由于知识水平和认识的局限性，很可能还存在一些影响干预效应的因素，但目前尚未被人们所认识或掌握。

因此，临床研究中通过设立合理的对照可均衡非处理因素的干扰，鉴别试验效应与非处理因素效应。

三、对照的种类

（一）按照研究的设计方案分类

1. **同期随机对照**（concurrent randomized control） 按严格的随机方法将研究对象同期分配到试验组和对照组。

同期随机对照的优点主要有：①随机化分组，可提高组间可比性，有效控制潜在未知因素对试验结果的影响；②设置同期对照，可同时、同步观察各组，有效避免了因试验先后顺序对结果产生的影响，使研究结果更有说服力；③鉴于多数统计方法是建立在随机样本的基础之上，采用同期对照更有利于资料的统计分析，一般不需要对数据进行校正。

但同期随机对照也存在一些不足：①需要有一部分研究对象充当对照，因此所需样本量较大；②某些情况下可能涉及伦理风险。

2. **非随机同期对照**（non-randomized concurrent control） 设置有同期对照，但未严格按随机化原则进行分组。例如在多中心临床试验中，将一所医院的对象全部作为试验组，而另一所医院的对象全部作为对照组进行研究。

非随机同期对照的设置简便易行，易为医生和患者接受；但研究对象非随机分配，组间基线情况可能不一致，可比性较差。

3. **自身对照**（self control） 将单组研究对象分为前后两个阶段，分别施加不同的干预措施，然后比较两个阶段的两种处理效应的差异。一般在前一阶段结束后应有一段时间间隔，称为洗脱期。旨在避免前一阶段的携带效应对后一阶段产生影响。

自身对照主要适用于慢性反复发作性疾病的治疗性研究，这类疾病病程长、病情稳定，允许进行分阶段处理与观察。采用自身对照可消除个体差异，同时样本量减半，每个研究对象都接受有效治疗的处理；缺点是难以保证两个阶段的病情完全一致，处理先后顺序可能影响结果。

4. **交叉对照**（cross-over design control） 将两组研究对象分两个阶段进行试验。第一阶段，一组接受A措施，另一组接受B措施，间隔一段洗脱期后，在第二阶段，两组互换干预措施，最后对比A、B两种措施的效果。

交叉对照同样可以保证每个研究对象都接受有效治疗的处理，消除个体差异，节约样本量，提高统计效率，同时能避免试验先后顺序对结果的影响。该方法也主要限于慢性复发性疾病。

5. **配对对照**（matching control） 将可能影响研究结果的混杂因素（如性别、年龄、病情等）作为匹配条件，为每一个试验对象选配一个或一个以上的对照，通常采用1∶1或1∶2配对。

配对对照可最大限度地保证组间均衡性，避免已知混杂因素对结果的干扰。

6. 历史对照（historical control）　试验中仅设一组研究对象接受新干预措施,并与过去的干预措施进行比较。历史性对照的资料可以通过查阅医学文献和医院病历记录获得,属于非随机、非同期对照。

历史对照可节省时间、经费,可行性好;但既往资料中的研究对象、条件、环境等都通常难以与本次试验对象一致、可比性差,一般不宜采用。但在特殊情况下,如对一些预后极差的疾病,采用历史对照仍具一定说服力。例如,恶性滋养层细胞瘤在 20 世纪 50 年代单用手术治疗,预后极差,而随着化疗和放疗技术进步,放化联合方案的有效率达 70%～90%,明显高于单一方案的历史数据。

（二）按照对照组的处理措施分类

按照相应的对照措施(对照因素),对照又分:有效对照、空白对照、安慰剂对照等。

1. 有效对照　又称标准对照（standard control）或阳性对照,即将目前临床公认的有效处理方法(如治疗某病常规、有效的治疗方法)设为对照,然后与试验组处理措施(新治疗方法)进行头对头比较。通常采用随机双盲设计,研究对象随机分配到试验组和有效对照组,能保证对照组个体接受效果稳定的合理治疗,较少引起伦理学及医德方面的问题,是治疗性研究中常用的对照方法。

2. 空白对照（blank control）　除基础治疗外,对照组在试验期间不额外给予任何处理,仅对其进行观察、记录结果,进而与试验组比较。

空白对照中的个体在试验阶段未额外得到任何治疗,有可能造成不良后果,要谨慎应用。空白对照不能用于急、重或有较重器质性病变的患者,仅用于病情轻、稳定,即使不予治疗也不会导致病情恶化的疾病(如近视),否则将产生伦理和医德方面的问题。

3. 安慰剂对照（placebo control）　对照组在试验期间给予安慰剂,称为安慰剂对照,主要用于上市前药物临床试验。

安慰剂对照不等同于空白对照,采用安慰剂对照旨在消除可能存在的安慰剂效应,平衡对照组与试验组患者心理作用对疗效评价的影响。主要用于病情轻、稳定,或目前尚无有效治疗方法的疾病。同时,也应注意伦理问题,使用安慰剂要以不损害患者健康为前提,确无可靠对照药物时才允许使用。

第四节 | 盲法原则

一、概述

盲法试验（blind trial）是指临床研究过程中,方案的实施、指标的观测、数据的收集和结论的形成等均在不知晓研究对象(或研究参与者)所在的组别以及不知晓所接受的是何种措施的前提下进行。此外,盲法还可用于统计分析之中。

临床研究要求对每一个研究对象的诊断、疗效或预后等作出准确可靠的测量与评价,否则将出现信息偏倚,导致结果失真。在临床试验中,信息偏倚可来自研究者以及研究对象两方面。一旦研究对象知晓自己的分组,可预知疗效或预后,产生霍桑效应,甚至丧失治疗信心而中途退出。另一方面,若研究者知晓研究对象的分组,则可能因希望得出阳性结论而有意或无意地暗示研究对象,诱导治疗组对象多报告有利结果而对照组对象则正好相反。盲法试验旨在控制信息偏倚。

二、盲法的分类

盲法试验的基本原则就是让研究对象和/或研究者无法知晓哪些人接受处理措施、哪些人接受对照措施。一项临床研究中,往往涉及研究对象、干预措施执行者、结果测量者、统计分析者和论文撰写者等,根据“盲”的对象不同,一般可分为单盲、双盲、三盲等类型。

（一）单盲

1. 定义　主要是指研究对象不知晓具体分组和所接受的措施(如干预措施或对照措施)的具体内容,称为单盲（single blind）。

2. 优点和局限性　单盲简便易行,能减少因研究对象主观因素对研究结果的影响。干预措施执行者和结果测量者知晓研究对象的分组,便于更好地观察和掌握病情,一旦病情发生变化,可及时、恰当调整处理方案或采取其他干预措施,使研究对象免受伤害。但单盲不能消除研究者主观因素造成的影响。例如,主管医生可能对接受新疗法的患者观察特别仔细,护士同样对这些患者更加关心和热情,有可能导致"霍桑效应"。

(二) 双盲

1. 定义　研究对象和试验执行者(干预措施执行者及结果测量者)双方均不知晓研究对象的分组情况和研究对象接受的是何种干预措施,称为双盲(double blind)。

2. 实施方法及注意事项

(1)往往与安慰剂和随机化分组的隐匿同步实施。随机方案隐匿是双盲试验的基础,否则将无法实现研究对象与试验执行者双盲,而设计科学、合理、逼真的安慰剂则是实现双盲所必备的条件。

(2)双盲试验要有严格的管理制度和方法,组织严密、操作规范。在双盲试验过程中,需要有"第三方"的监管,他们不直接参加临床研究的观测和数据收集,仅参与研究设计、药物编码的控制与保密、资料的保管、分析等,而研究对象和研究者只知道每个研究对象的药物编号,如 A 和 B。待试验结束并完成数据分析后,才依此揭盲,公布隐匿的随机化方案并宣布 A 药和 B 药究竟是试验制剂还是对照制剂。

(3)双盲试验要求各组药物在外观的形状、大小、颜色、气味,以及给药的途径、方法、次数上保持一致,若有疏漏,则可能导致破盲,失去"盲法"的作用。药物临床试验时,倘若试验药与对照药的剂型不同,可采取"双盲双模拟"方法:试验药 + 与对照药剂型相同的安慰剂,与试验药剂型相同的安慰剂 + 对照药,并分别编码。

(4)盲法试验过程中,一旦某一研究对象的病情突然发生变化,如出现严重的副作用、治疗无效或病情加重等,必须立即停止试验,紧急"破盲",并同时使用必要的补救措施。因此,在盲法试验实施之前,需事先制定出明确的停药或更换指征,以免给研究参与者带来不良后果。同时,"破盲"应局限在较小范围内进行,尽量减少因"破盲"带来的影响。

3. 优点和局限性　双盲是临床试验最常用的一种盲法形式,可有效避免研究对象和研究者主观因素对试验结果的影响。尤其对干预措施的评价指标是以主观指标(如恶心、呕吐、头痛、眩晕、呼吸困难、各种量表等)为主时,采用双盲试验能够有效减少信息偏倚的发生。但在管理上缺乏灵活性,有特殊副作用的药物容易被破盲,双盲试验不适用于急危重患者。

(三) 三盲

1. 定义　三盲(triple blind)是指研究对象、试验执行者和资料分析与报告者三方均不知晓研究参与者接受的是何种干预措施,全部采用编号密封,可进一步避免双盲法在资料分析阶段的测量偏倚和报告偏倚。

2. 优点和局限性　可使信息偏倚风险降到最低、结果更趋真实,但设计复杂、执行难度较大,常因医德、沾染、补偿、失密等问题而难以持续;同时当研究对象的病情突然发生变化时,无法及时掌握治疗情况,造成处理延误。虽然三盲试验控制信息偏倚最有效,但实际使用并不普遍。

盲法与随机分组的隐匿不等同。盲法是为避免试验执行过程中的实施偏倚和结果评价时来自研究对象和研究者的信息偏倚,并非任何随机对照试验都能实施。随机分组的隐匿是为避免研究者对研究对象分组时产生的选择偏倚,在任何随机对照试验中均可实施。例如,比较外科手术和内科药物治疗某种疾病的疗效,随机分配的隐匿可行,而盲法则不可行。

三、非盲法评定

(一) 定义

非盲法评定,又称为开放试验(open trial),即研究对象和研究者均知晓试验组和对照组的分组情况以及所给予的干预措施。

并非所有临床研究都适用盲法。如下列情况：比较手术疗法和保守疗法的疗效，探讨功能训练或针灸疗法的效果，评定生活习惯（吸烟、运动）改变对疾病的影响等，盲法试验不可行，只能采用非盲法评定；另外，倘若主要结局指标是明确的硬指标（如存活或死亡），很少受主观因素影响，非盲法评价同样可获得令人满意的结果。

（二）适用范围

1. 一次研究中需同时分析多种因素。如一项临床研究不仅希望观察药物本身的效果，同时也要评价影响疗效或事件发生的有关因素。

2. 研究者希望更安全、更全面决策（例如患者是否需要继续治疗，药物是否需要增减，是否需要联合其他药物等），使医疗决策更灵活。

（三）优点和局限性

开放试验易于设计和实施，研究者了解分组，便于对研究对象及时作出处理。不足之处是容易产生信息偏倚。

第五节 ｜ 重复原则

一、概述

重复（replication）是指研究的各组（如试验组与对照组）应有一定数量的目标事件出现或结果重现。重复原则的意义在于：①避免了把个别情况误认为普遍情况、把偶然性当成必然的规律，错将研究结果推广到群体；②在同一研究条件下对同一观测指标进行多次重复观测，才能估计变异情况，进而描述观测结果的统计分布规律。这里的抽样误差属于随机误差，是客观存在的，只有样本量足够大时方能获得比较精确的统计量。因此，重复的作用在于控制和估计研究中的随机误差。

样本量估计是重复原则的一种具体体现，直接关系到研究结论的可重复性。临床研究中要求样本量适当，既能够可靠地回答研究假设所提出的相关问题，同时又不会因样本量过大而造成浪费。

二、样本量估计的主要参数

临床研究中估计样本含量大小时要考虑研究目的、研究设计、效应量、检验水准、把握度、单双侧检验、允许误差的大小等诸多因素。同时还要适当考虑研究中存在的协变量、失访、退出和依从性等情况，对估计出的样本量进行调整。估算样本量时主要考虑以下几点。

1. **效应量大小**　效应量是样本量估计所需的重要参数之一，不同类型的数据就有不同的效应量表达形式，其样本量估计方法亦不相同。常见的效应量表达有：均数差值、率差或比值（如 RR、HR、OR）、相关系数等。上述效应量的总体参数往往未知，通常以样本指标估计。

2. **检验水准与检验效能**　检验水准也就是 Ⅰ 类错误概率，用 α 表示。检验效能用 $1-\beta$ 表示，β 代表 Ⅱ 类错误概率。样本量估算必须考虑 Ⅰ 类错误和 Ⅱ 类错误（或把握度）的大小。Ⅰ 类错误与 Ⅱ 类错误越小，所需的样本量越大。大多数情况下，α 设为 0.05，β 设为 0.2（即把握度 $1-\beta$ 设为 0.8），但也可按研究目的进行调整。

3. **单侧和双侧检验**　双侧检验比单侧检验更为稳妥，两者所需要的样本量不同，一般单侧检验所需样本量少于双侧检验。但要注意，使用单侧或双侧检验是根据研究目的事先确定。例如，临床试验中的优效性检验、非劣效性检验为单侧检验，而等效性检验则为双侧检验。

4. **组数及各组样本是否等量**　其他条件不变、各组样本等量时所需总样本量最小，组数越多所需总样本量也越大。样本量估计方法主要有查表法和计算法，查表法是按照研究条件直接查样本量表来获得样本含量。计算法就是使用样本量公式来估算。鉴于公式计算比较复杂，目前已有专门用于计算样本量的软件，如 Stata、R 和 PASS 等，不同软件使用的公式不同，计算结果有所出入。具体可参见统计学专著。

第六节 | 伦理准则

一、概述

临床研究以人体(患者)为研究对象,在研究过程中不可避免地会涉及伦理学问题。以人体为研究对象的临床研究极易引发伦理风险,大数据背景下的医学数据共享,也同样涉及医学伦理问题。最具影响力和普遍性的伦理准则当属世界医学会制定的《赫尔辛基宣言》,系统规范了医学研究中涉及的伦理学问题。我国也非常重视医学伦理,相继制定、颁布了《药物临床试验质量管理规范》《医疗器械临床试验质量管理规范》等,对涉及的伦理问题出台了明确规定,要求每项临床研究都必须在获取科学结论与维护研究参与者利益间寻找一个最佳平衡点,使医学科学研究真正造福于人类。

临床研究中无论是探讨新的预防、诊疗方案的效果,还是探索病因与危险因素研究都必须遵循"受益大于风险"原则:即有利于促进人类健康,尽可能避免各种潜在风险的基本原则。为实现上述目标,在研究立项前,应充分复习文献、做到循证决策。一旦完成研究设计,必须报伦理委员会审批。报送材料中应对所有涉及人体环节的研究过程、实施方法、潜在风险及控制措施等方案细节予以真实、完整呈现,以便伦理委员会作出客观判定。同时,临床研究者必须由合格的科研人员承担,并至少在 1 名以上具有丰富临床经验的医生监督下进行,以确保患者的安全。

二、临床研究中的伦理原则

临床研究中需遵循的伦理原则包括尊重、不伤害、有利、公平等。

(一) 尊重原则

尊重原则(principle of respect)是指临床研究中应充分尊重研究参与者的人格及其作为一个独立个体所应享有的权利。具体体现在以下几方面。

1. **知情**(informed)　研究者应向研究对象阐明研究目的、方法、实施过程、经费来源及可能带来的利弊风险,让研究对象充分知情,了解加入研究项目对其自身的意义和价值所在,以便作出理性决定。

2. **自愿**(voluntary)　对于有自主行为能力的研究对象,必须在其完全自愿的情况下签署《知情同意书》(informed consent form),并告知他们有拒绝参加研究或无条件随时收回同意书的权利。对于自主性受限的对象(儿童、痴呆者、昏迷者等),研究者必须按法律规定从合法代理人处获取知情同意。同时,在临床研究中为避免研究对象(患者)因迫于研究者(医生)压力而被迫同意参与的情况发生,应由一位了解情况但不参与研究的独立第二方来征得知情同意。

3. **保密**(confidential)　研究者应对研究对象的个人信息、健康状况、行为习惯等资料严格保密,未经本人同意,不得将研究对象的个人信息公开,应充分尊重其隐私权。

(二) 不伤害原则

不伤害原则(principle of nonmaleficence)要求研究过程中应尽量避免对患者造成生理和心理上的伤害。研究参与者的权益和安全优先于科学和社会效益,避免对研究参与者的有意伤害或将伤害降到最低。为此,临床研究前必须经动物实验获得充分依据确认无明显毒害,确保人体试验方案设计、试验程序等严谨科学,全程有安全防护措施以及对可能出现的意外有足够的预判和挽救方案,严格执行审批和启动监督程序等。

(三) 有利原则

有利原则(principle of beneficence)要求研究者应充分保护研究参与者的利益、促进健康、增进幸福,有利原则也称为行善原则。

1. 在研究过程中,应尽量保证研究参与者获益最大化、风险最小化。权衡预期的风险和获益,只有当利大于弊时,方可施行或者继续临床试验。如尽量避免侵入性操作,抽血量降至最低。同时应密切观察研究对象的病情变化,一旦发现潜在风险大于可能的受益或已出现预期结果,应立即终止试验。

2. 一旦研究得出确切结论,应确保每个患者能够从中获益。如在疗效研究中,一旦证实试验用新药疗效优于常规药物,应尽快让对照组患者改用新药。

(四) 公平原则

公平原则(principle of justice)要求合理分配并实现研究参与者的医疗和健康利益。

1. **分配公平**　研究者在确定研究对象时,应该遵循科学原理,设立合理的入选标准、排除标准和剔除标准,不应该只是针对弱势群体(老幼、残障、囚犯、有色人种等)。

2. **程序公平**　招募研究参与者的程序公平,研究对象的分配过程公平、不分亲疏、一视同仁,同时试验方案、知情同意书等都要通过伦理审查。

3. **回报公平**　公平补偿或赔偿研究参与者在参与研究过程中可能产生的经济负担、伤害等。

第七节 | 偏倚与控制

一、概述

医学研究中,特别是以人为研究对象的临床研究,因受到多种因素的影响,导致研究结果与客观实际不符合的情况,称为误差,可分为随机误差和系统误差。随机误差(random error)无固定方向且大小呈随机变化,主要来源于个体生物学变异、随机测量误差和抽样误差等,随机误差不可避免。系统误差(systematic error)有明确的方向性、大小通常恒定,是由一些固定因素所致,如研究对象的选择不当、仪器未校正、试剂不统一、测量方法不规范以及来自研究者和研究对象的主观因素等。系统误差可以通过周密的研究设计和测量过程标准化等加以控制和消除。偏倚(bias)是指因研究设计、测量、资料分析不当及结果解释不合理等造成的系统误差,可高估或低估研究因素与结果间的关联,从而影响结果的真实性。偏倚是研究中的各种错误累加所造成的,按产生的原因分为选择偏倚、信息偏倚、混杂偏倚三类。

二、常见偏倚及控制

(一) 选择偏倚

1. **定义**　选择偏倚(selection bias)是指在选取研究对象时,因选取方法不当,使入选研究对象与未入选者在某些特征上存在差异而造成的一种系统误差。

选择偏倚主要发生在研究设计阶段,当确定研究样本或设置比较组别时,未严格遵循随机原则,或设置的纳入/排除标准不恰当。如探讨高血压与血脂异常的关系时,研究对象全部来自心内科住院患者;或者采用自身前后对照设计评价某减肥药疗效时,研究对象可能全部为自愿者。以上两种情况均可能夸大研究因素与研究结果间的关联强度,产生选择偏倚。

另外在信息收集过程中也可产生选择偏倚,如无应答、失访的例数较多而又未采取有效的处理措施,若仅分析资料完整者,也可造成结果失真。

2. **常见来源举例**

(1) 入院率偏倚(admission rate bias):入院率偏倚又称伯克森偏倚(Berkson bias),指当研究对象全部来自医院的住院或门诊病例时,可能因患有某种疾病或具有某种特征者入院机会较目标人群不同而导致的一种偏倚。如研究呼吸道疾病与骨及运动器官疾病的相关性,由于同时罹患呼吸道疾病与骨骼及运动器官疾病的患者入院或就诊机会较高,因此在医院选择研究对象时,会夸大两者之间的关联强度,见表3-2。

表 3-2 呼吸道疾病及骨骼与运动器官疾病相关性

呼吸道疾病	一般人群 骨骼与运动器官疾病			住院 6 个月以上患者 骨骼与运动器官疾病		
	有	无	合计	有	无	合计
有	17	207	224	5	15	20
无	184	2 376	2 560	18	219	237
合计	201	2 583	2 784	23	234	257

计算 $OR_{一般人群}$ =1.06,$OR_{医院患者}$ =4.06,表明在一般人群中呼吸道疾病与骨骼肌运动器官疾病间呈弱相关,而在住院 6 个月以上人群中,两者间显示强相关。

（2）现患 - 新病例偏倚（prevalence incidence bias）:现患 - 新病例偏倚又称奈曼偏倚（Neyman bias）,主要发生在研究对象全部或大部分为现患病例时。现患病例与新病例相比,在病程、病情、病型等方面的差异,也可导致选择偏倚。

（3）检出征候偏倚（detection signal bias）:指在病因研究中,某种疾病的一些早期症状可能与研究的暴露因素相关,因此,出现这些早期症状者会及早就诊,并接受检查而导致该人群有较高的疾病检出率,夸大两者之间的关联。如子宫内膜癌病因研究,若研究对象来自医院门诊时,得出服用雌激素是主要病因的结论,而在一般人群中研究时,两者关联明显减弱。进一步研究发现,服用雌激素可引起阴道不规则出血,这部分人会到医院及时就诊,因此,大大提高发现其患有子宫内膜癌的机会。

（4）排除偏倚（exclusive bias）:指研究中无应答、失访或不依从者较多,若直接剔除该部分人的资料,仅分析资料完整者而带来的一种偏倚。如在疗效研究中,疗效差或副反应较大者更容易失访而被排除在外,高估疗效。

（5）易感性偏倚（susceptibility bias）:当研究对象过于集中在某一类特定人群,如以油漆生产车间工人为对象,研究油漆与皮肤过敏两者间的关系,可能会发现这一组人群过敏性皮炎的发生率并不比其他人群高。这里面应考虑纳入对象的特殊性,如对油漆刺激易感者可能不选择该职业或被淘汰,能够留在该车间工作者可能多是对油漆刺激耐受者。

3. 控制方法

（1）严密设计,当研究目的确定后,需广泛查阅文献,反复讨论可能出现选择偏倚的各种情况,从设计上加以避免。

（2）尽量在一般人群中选择研究对象或设计多组对象以减少选择偏倚发生。

（3）随机抽取研究对象及随机分组。

（4）尽量减少"无应答""失访"或"不依从"情况,一般控制在 10% 以内。

（二）信息偏倚

1. 定义　信息偏倚（information bias）又称为观察偏倚（observational bias）,是指在资料收集、整理过程中,由于暴露与结局的测量方法（或工具）存在缺陷,导致收集的信息与真实情况间出现的系统误差。信息偏倚主要发生在研究实施阶段,其产生主要有三个方面:①来自研究对象。研究对象可能由于主观或客观的原因有意或无意提供不真实信息,如儿童隐瞒上网情况、孕妇有意隐瞒饮酒史、慢性病患者忘记曾经服用某种药物等。②来自研究者。研究者也有可能因主观原因有意或无意地选择性收集与接收某些信息,造成信息偏倚。如研究者一般都希望得到阳性研究结果,对暴露者相关暴露信息的挖掘和收集比对非暴露者更加深入、全面,从而夸大暴露与结局间的联系。③来自测量环节。倘若研究使用的测量仪器或工具本身存在测量误差,如仪器未校正、测量方法不一致等,则必然导致研究结果的系统误差。

2. 常见来源举例

（1）回忆偏倚（recall bias）:进行问卷调查时,被调查者可能因记忆不准确,对既往疾病史、用药史或家族史等情况提供错误信息而导致的偏倚。

（2）报告偏倚（reporting bias）：指研究对象可能出于各种原因故意隐瞒或谎报某些信息而导致的偏倚。如患者故意隐瞒吸烟、饮酒史等，造成某药物疗效评价失真。

（3）暴露怀疑偏倚（exposure suspicion bias）：主要来自研究者，常发生在病例对照研究中。如研究某暴露因素与一种疾病的关系，研究者从主观上认为两者有联系并希望出现阳性结果，因此在收集信息时，会下意识地过度挖掘病例组的暴露信息而忽略对照组的暴露信息。

（4）诊断怀疑偏倚（diagnostic suspicion bias）：多见于队列研究和临床试验，指研究者先入为主，在判断结局时对暴露组（或试验组）采取了比对照组更仔细认真的方法和态度，导致暴露组（或试验组）更易作出某结局诊断的情况。

（5）测量偏倚（detection bias）：测量偏倚指因检查、测量仪器误差或操作不当而导致的系统误差。

3. 控制方法

（1）在设计阶段，研究者要事先制定科学的资料收集方法和严格的质量控制措施。如设计统一而明确的调查表，对调查内容或测量指标有明确的定义、客观的标准，避免模棱两可的提问，尽量采用定量指标收集信息等。

（2）严格培训调查员，让调查员充分了解每个问题的设置目的、内涵，掌握收集信息的要领和技巧。

（3）尽量选用客观指标，采用"盲法"收集信息。避免研究者、研究对象的主观因素影响。

（4）研究中的各种仪器设备应校正，试剂和检测方法应标准化。

（5）对研究对象做好宣传工作，使其知晓研究目的、意义和要求，获得支持和配合。

（三）混杂偏倚

1. 定义 混杂偏倚（confounding bias）是指存在一个或多个潜在外部因素（混杂因素），夸大或掩盖了研究因素与结局之间的真实联系，使研究结果系统性偏离真实结果。混杂因素（confounding factor）具备三个基本特点：①混杂因素本身就是一个独立的、与研究结局有关联的因素；②混杂因素与研究因素之间也必须相关；③它不是研究因素与研究结局因果链上的一个中间环节。假设在病因研究中，欲探讨某暴露因素 E（exposure factor）与疾病 D（disease）的关联，若另有一个因素 F（factor），它既是疾病 D 的一个独立危险因素，同时又与暴露因素 E 相关，那么 F 因素的存在意味着暴露组比非暴露组会有较高的疾病 D 发病率。因此，无论 E 与 D 之间是否真正关联，都会得出暴露组的发病危险性高于非暴露组的结论。例如，某研究者采用队列研究探讨服用维生素 E 与心肌梗死间的关系，得到数据见表 3-3。

表 3-3 心肌梗死与服用维生素 E 关联性分析

服用维生素 E 情况	心肌梗死		合计
	发生	未发生	
服用	400	600	1 000
未服用	600	400	1 000
合计	1 000	1 000	2 000

计算得 $RR=0.67$，$P<0.05$。结论为服用维生素 E 与心肌梗死有关联，维生素 E 是心肌梗死的保护因素。但这一结果可能受到"吸烟"这个外部因素的干扰，吸烟是否为本研究中的混杂因素呢？可通过以下分析来判断。

首先，分析心肌梗死发生是否与吸烟有关。通过随访记录发现，2 000 人中，吸烟者 1 150 人，心肌梗死发病率为 71.30%，不吸烟 850 人，心肌梗死发病率为 21.18%，结合是否服用维生素 E 的情况，进一步整理数据见表 3-4。

表 3-4 按吸烟分层分析心肌梗死与服用维生素 E 的关联

吸烟情况	服用维生素 E 组的心肌梗死			不服用维生素 E 组的心肌梗死		
	发生	未发生	合计	发生	未发生	合计
吸烟	240	30	270	580	300	880
不吸烟	160	570	730	20	100	120
合计	400	600	1 000	600	400	1 000

计算得:$RR_{服用维生素 E}$=4.06,$RR_{不服用维生素 E}$=3.95,结果说明无论是否服用维生素 E,吸烟与心肌梗死强相关,吸烟是心肌梗死的独立危险因素。

进一步分析吸烟与服用维生素 E 的关系,见表 3-5。

表 3-5 吸烟与服用维生素 E 的关联分析

吸烟情况	维生素 E		合计
	服用	未服用	
吸烟	270	880	1 150
不吸烟	730	120	850
合计	1 000	1 000	2 000

计算得 OR=0.05,说明吸烟与服用维生素 E 存在负相关,即服用维生素 E 者吸烟比例低。从表 3-4、表 3-5 可知,吸烟与否满足了作为混杂因素的基本条件,可能引起混杂偏倚。判断某可疑混杂因素是否引起混杂偏倚,可通过比较包含该因素时研究因素与结局间的粗(crude)效应值(如 cRR 或 cOR)与排除该因素后的调整(adjusted)效应值(如 aRR 或 aOR)来判断。若数值差别过大,说明存在混杂偏倚,此时应以调整效应量作为研究因素的纯效应估计值。

2. 控制方法 混杂偏倚是在进行组间比较时,因混杂因素在组间分布不均衡而造成的。因此,控制混杂偏倚主要从研究设计与资料分析两方面考虑。

(1)设计阶段:①随机化分组。通过随机分组可以相对保证混杂因素在组间分布均衡,从而起到控制混杂偏倚的作用。②匹配。将可疑混杂因素作为匹配因素,使对照组在这些因素上与研究组保持一致。③限制。对可疑的混杂因素采取限制的手段。如考虑年龄、性别可能成为混杂因素,设计时可将研究对象的年龄限制在某一年龄段内、仅以男性或女性为研究对象,以控制年龄、性别对研究结果的影响。

(2)资料分析阶段:①分层分析。按可疑混杂因素进行分层,通过比较分层前后的效应值(cRR 与 cRR 或 cOR 与 uOR)来识别其混杂作用及其大小。如前例,可按是否吸烟进行分层,然后再在吸烟人群与非吸烟人群中分析服用维生素 E 与心肌梗死的关系,从而控制吸烟这个因素对研究结果的影响。②利用标准化法(率的标化)进行调整。如欲比较甲、乙两地的死亡率,为消除年龄构成不同带来的影响,可对两地人口死亡率按年龄进行标化,以消除年龄因素对研究结果的影响。③多因素分析。将混杂因素与研究因素一并纳入分析,如多元线性回归、Logistic 回归、Cox 风险比例模型及倾向性评分等。

(张凤英)

本章思维导图

本章目标测试

第四章 | 临床研究的常用设计方案

本章要点

1. 掌握随机对照试验及其特殊类型的概念和特点等,并在临床干预性研究中加以灵活运用。

2. 队列研究、病例对照研究等观察性研究类型已被广泛应用于疾病诊断、病因和预后等临床研究实践中。

临床研究结果要转化为高质量的循证证据,最为有效的方法就是选择论证强度高、可行性好的设计方案,开展高质量的临床研究。临床研究设计方案通常分为两大类:观察性研究(observational studies)和实验性研究(experimental studies)。本章将介绍常见临床研究设计方案的概念、特点、设计模式、实施方案、资料的整理与分析、应用范围和优缺点,方便在临床研究实践中选用。

第一节 | 随机对照试验

一、概述

(一) 定义

随机对照试验(randomized controlled trial,RCT)是指研究者根据研究目的,按照预先确定的研究方案将符合条件的研究对象随机分配到试验组和对照组,进而分别接受相应的处理措施,并在一致条件下或同一环境中,同步地进行研究、观测和比较组间效应,从而确认试验效果的一种试验性研究。

(二) 历史回顾

早在宋代苏颂所著的《本草图经》中,已记载了如何分辨党参功效的"对照试验"。试验选择两人,一人口含参,另一人不含参,分别步行三里地。结果发现,不含参者大喘,口含参者则呼吸自如。被认为是中国最早有朴素对照思想的临床试验。17世纪培根(F. Bacon)提出应"通过试验来尝试或证实特定疾病疗法的效果"。18世纪 G. Berkeley 提出对照临床试验的观点。早期的流行病学实验主要是针对患者进行,如18世纪 J. Lind 医生针对坏血病的治疗试验,19世纪高木兼宽的脚气病治疗试验,以及20世纪初 J. Goldberg 关于燥皮病的治疗试验。1923年 R. Fisher 最早提出随机化概念,随后 J. Amberson 于1931年首次在临床研究中采取随机化分配治疗措施。B. Hill 被公认为随机对照试验之父,他所设计的链霉素治疗肺结核效果评价方案,成为临床试验的经典,是首个真正意义上的随机对照试验,其结果于1948年发表在英国医学杂志(*BMJ*)上。

近60多年来,随着理论和方法学体系的日趋成熟,随机对照试验已被视为评价干预措施有效性的"金标准"方案。

(三) 主要用途

随机对照试验属于实验性研究,无论在预防医学研究中,还是在临床医学研究中都可以解决很多问题,其在临床研究中主要有以下几方面应用。

1. **药物上市前的疗效评价研究** 新药在上市前必须经过I~III期临床试验,确认安全有效并通过新药审批后方能上市。

2. **对当前临床治疗方案的再验证** 既往某种治疗措施或药物能否应用于临床实践,主要取决于专家或顾问的意见,临床医生选择治疗措施也主要出于个人既往治疗的成功经验或对疾病病理生理机制的理解。鉴于疾病发病机制的复杂性和对疾病认知的局限性,单纯根据疾病的病理生理机制、实验室检测结果推断某种干预措施在人体的疗效,有时可能误导。随机对照试验能够对某种治疗措施的真正疗效或副作用、影响因素进行科学评价。

3. 药物上市后再评价及卫生技术评估 随机对照试验同样适用于真实世界研究,对上市药物或新的卫生技术在真实临床环境下的实际效果或长期安全性及其相关因素等展开全面、系统、科学的评估。

(四)基本原则

包括随机化、对照、盲法、重复等在内的基本原则贯穿于随机对照试验全过程,详见本书第三章。

二、设计模式

(一)设计准则

随机对照临床试验的设计准则包括:①分配入组随机化。②组间具有可比性。特别是试验组和对照组基线资料要均衡可比,避免选择偏倚。③试验同步性和条件一致性。要确保试验组和对照组的干预措施在同时、同地、同条件下进行,以排除混杂的干扰。④试验实施一致性。在试验观察期间,试验组和对照组要一视同仁、保持一致性,采用盲法观察、如实记录,避免信息偏倚。

(二)设计模式

开始实施前,应明确试验目的、建立合理的纳入和排除标准,入选符合要求且知情同意的研究对象,入选方式既可从病患群体(目标人群)中随机抽样,也可连续纳入住院或门诊患者。再将入选研究对象随机分成试验组和对照组。明确研究因素、设置观察指标及随访观察的起始点和间隔期,确立资料收集方法以及后期资料整理和分析方法等。上述准备就绪后、方可开展试验。随机对照试验设计模式如图4-1。

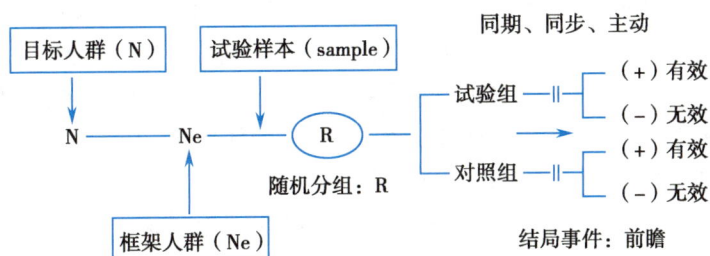

图 4-1 随机对照试验的设计模式

(三)结果分析模式

根据图 4-1 设计模式,列出结果分析四格表(表 4-1),将试验组和对照组的结果分别填入相应的表格内,分析比较两种干预措施的疗效。

表 4-1 随机对照试验结果分析四格表

组别	结 果		合计
	有效	无效	
试验组	$a(T_{11})$	$b(T_{12})$	$n_1=a+b$
对照组	$c(T_{21})$	$d(T_{22})$	$n_2=c+d$
合计	$m_1=a+c$	$m_2=b+d$	$n=a+b+c+d$

在 H_0 假设成立条件下,两组的率比相同。结合每个格子的实际观察频数 A_{ij}(具体为表中 a、b、c 和 d)与理论频数 T_{ij}(T_{11}、T_{12}、T_{21}、T_{22})间的差异,用下面公式(4-1),公式(4-2)进行 χ^2 检验。

$$T_{ij} = \frac{m_i n_j}{n} \quad (i=1,2; j=1,2)$$ 式(4-1)

$$\chi^2 = \sum \frac{(A-T)^2}{T} \qquad\qquad 式（4-2）$$

出现下列情况之一者,改用 Fisher 确切概率法:样本含量<40;理论频数 $T<1$;或者 χ^2 检验后所得概率 P 接近检验水准 α。

三、实施方案

（一）研究对象的选择

基于研究目的,确定相应目标研究人群,按照事先合理制定的纳入和排除标准来选择样本人群,为避免某些外来因素影响,应遵循以下原则。

1. **选用公认诊断标准和合理设置纳入和排除标准**　在明确疾病诊断基础上,根据研究目的和具体条件,统一制定公认合理的纳入和排除标准。若纳入标准宽松,样本代表性强,容易推广到临床实践,但入选样本同质性较差且所需样本量大。若纳入标准严格,则样本同质性好,但结果推广受限。因此,制定的标准要合理恰当。

2. **选择干预对其无害的人群**　若拟研究的干预存在潜在风险,这部分对象则不宜入选。如对胃有刺激性药物,应排除有胃出血史者,像老弱者或危重患者等可能出现较大副作用者也不宜入选。

3. **选择对干预措施有反应且可获益的人群**　要结合具体病情,入选那些既能从中获益、风险又小的对象。如研究抗心律不齐药物疗效时,最好选择近期频繁发作者,而偶发者则不作考虑;又如评价某疫苗的接种效果,应选择高发区的易感人群为研究对象;再如评价强化补碘对轻度缺碘区居民的预防效果,宜选择孕妇和儿童。

4. **选择预期发病率较高的人群**　如评价疫苗的预防效果,应选择高风险暴露人群;评价心血管药物的疗效试验,最好选择确诊心血管疾病的患者或心血管疾病高风险暴露人群。

5. **选择有代表性的人群**　应注意样本代表性,如性别、年龄、种族、职业等特征是否与总体患病人群相似,以保证研究结果的外部真实性。为确保样本代表性,应在条件允许下,尽量采用随机抽样。

6. **选择预期能完成试验的人群**　研究对象应有良好的依从性。依从性是指研究对象服从试验设计安排,并坚持到试验结束。试验过程中有可能中途被剔除者不宜入选。例如用阿司匹林预防老年缺血性脑血管病研究中,常将合并有癌症者或有胃病者排除,缘于这部分患者可能在研究尚未结束前即发生死亡或因副作用过大而被迫停止试验。

（二）样本量估计

在试验设计之初,应结合Ⅰ、Ⅱ型错误率估计研究所需的样本量。一般情况下,Ⅰ、Ⅱ型错误率越小、样本量越大;但过大样本量,不仅造成人力、物力、财力和时间浪费,而且会给试验的质量控制带来诸多困难。

1. **影响样本量大小的主要因素**

（1）Ⅰ型错误概率（α）:即出现假阳性错误的概率。α 越小,所需样本量越大。通常将 α 定为 0.05。

（2）检验效能或把握度（$1-\beta$）:β 为出现假阴性错误的概率（Ⅱ型错误概率）,$1-\beta$ 为把握度。把握度越高,则所需样本量越大。通常将 $1-\beta$ 定为 0.90。

（3）干预措施的预期效应大小:干预效应越大,所需样本量越小,反之亦然。

（4）单侧检验或双侧检验:单侧检验比双侧检验所需样本量小。倘若凭借专业知识、前期研究有充分把握试验组优于对照组,用单侧检验,反之双侧检验。

（5）资料类型:计数资料以治愈率、生存率、病死率等为分析指标时,基础发生率（p）越低,所需的样本量越大。而计量资料需要考虑总体均数和标准差等,标准差越大,所需样本量越大。

2. **样本量的估计**

（1）计数资料的样本量估计:若结局变量是计数资料指标,如发病率、感染率、病死率和治愈率等,则可按下列公式计算样本量:

$$n = \frac{\left[Z_\alpha \sqrt{\overline{P}(1-\overline{P})} + Z_\beta \sqrt{P_1(1-P_1) + P_2(1-P_2)} \right]^2}{(P_1 - P_2)^2} \qquad \text{式（4-3）}$$

P_1：对照组某结局的发生率；P_2：试验组某结局的发生率；$\overline{p}$：$(P_1 + P_2)/2$。

Z_α：为 α 水平对应的 Z 值；Z_β：为 β 水平对应的 Z 值。

n：为计算所得一个组的样本大小。

（2）计量资料的样本量估计：若结局变量是计量资料指标，如血压、血糖等，则可按下列公式计算样本量：

$$n = \frac{2(Z_{\alpha+}Z_\beta)^2 \sigma^2}{d^2} \qquad \text{式（4-4）}$$

σ：为标准差；d：为两组均差；Z_α、Z_β 和 n 所示意义同公式 4-3。

为快速招募病例并完成研究，一般会联合多家机构，一个机构为一个中心，分别招募和治疗各自中心的病例，按统一设计方案在不同地点同步进行。

（三）资料收集

资料收集包括基线资料和随访资料采集两部分。基线资料指研究对象在研究之初采集的基本信息，一般包括疾病与健康状况、年龄、性别、文化、职业、婚姻等个人情况、家庭情况、个人生活习惯及疾病史等。随访资料指研究实施过程中按照计划定期随访观察的资料。随访主要有面对面访问、电话访问、仪器检测、环境与疾病监测、病情记录等，在整个随访过程中方法应保持不变。

研究开始时要确定随访间隔和观察终止时间，其长短由试验本身的性质所决定。例如，降压药对血压的影响，其观察终止时间较短；研究加碘盐对甲亢的影响，其随访时间较长。此外，预期结果的确定，即观察终点需事先确定好。

整个资料收集过程均要质量控制，确保数据真实可信。所有研究对象都要坚持到观察终止时间（病情严重等特殊紧急情况除外），尽量减少失访。在收集资料开始前应对资料收集者进行专业统一培训，保证资料收集质量。

四、资料的整理与分析

（一）整理资料

收集的资料不一定都是完整、规范和真实的，需要进一步整理资料，核对无误后将资料录入、分类、归档。资料整理时需特别注意以下三种情况。

1. 不合格（ineligibility）的研究对象，即不符合纳入标准，未参与试验者或无任何数据者，一般要剔除。但需要注意的是，研究者往往对试验组的对象观察和判断更加仔细，剔除不合格人数多于对照组，造成结果出现误差。因此，有学者建议将"合格者"和"不合格者"两个亚组的基线资料分别进行分析，倘若两者不一致，则应慎重下结论。

2. 不依从（noncompliance）的研究对象，即研究对象不遵守试验要求。不依从的原因：①研究对象对试验不感兴趣；②试验或对照措施有副作用；③研究对象病情加重而放弃；④其他特殊原因，不能继续。

在整理这类资料时，可根据研究对象的依从性分为四种情况：①未完成 A 治疗或改为 B 治疗者；②完成 A 治疗；③完成 B 治疗者；④未完成 B 治疗或改为 A 治疗者。对此有三种处理方法：

（1）意向治疗分析（intention-to-treat analysis，ITT）：比较①组＋②组与③组＋④组。这种反映原有试验意向的分析可能会低估其效果，倘若 ITT 分析表明 A 干预措施有效，则基本可以确认 A 措施有效。

（2）效力分析（efficacy analysis）：又称为完成治疗分析（per-protocol analysis），只比较②组和③组，而不分析①组和④组。只对试验依从者进行分析，可能高估试验药物的生物效应。

（3）接受治疗分析（treatment received analysis）：比较①组＋③组和②组＋④组，即对实际接受了干预措施者进行分析，但由于研究对象未遵守试验要求、偏离或违背方案，组间缺乏可比性，造成结果可能失真。

ITT 分析、效力分析和接受治疗分析均存在一定的局限性，鉴于此，建议同时使用上述三种分析，以获得更全面的信息，使 RCT 结果的解释更为合理。

3. 失访（loss to follow-up）的研究对象，是指研究对象因迁移、与本试验无关的死亡等其他原因造成无法随访的现象。对于失访人群，要弄清楚失访原因和各组的失访率，若两组失访率接近、基线特征相似，其对结果的影响一般较小；若失访率不同，则会产生随访偏倚。

（二）统计分析

通过统计分析比较组间疗效差异有无统计学意义，进而评价其临床意义。临床意义的评价应包括利弊分析（效果、副作用和成本）以及治疗复杂性和方便程度等方面。无论是治疗性还是病因学的 RCT 研究，结果分析主要包括两（多）组计数指标的比较、两（多）组计量指标的比较、相关性分析以及多因素分析等内容。临床试验中的药效评价常用优效、等效以及非劣效性检验。具体参见相关统计学专著。

五、注意事项

（一）伦理问题

伴随现代医学快速发展，临床研究中的伦理学问题也日益突出。无论是临床试验还是其他干预性研究，凡涉及人身安全问题，都应遵循伦理原则，一切以研究对象的健康安全为中心，切忌在试验中有意或无意出现有悖伦理道德行为。

（二）研究对象选择的问题

研究对象入选是否恰当合理决定着试验结果。在设置入选和排除标准时，最好选择新发且发作频率较高的患者，这类患者对干预措施的效应反应明显，易于观察记录，且具有较好的反应性和敏感性。而对于孕妇、幼儿、老年人，则一般不宜选为研究对象，确有必要时，应结合这类人群的身体情况加以选择。

（三）试验过程的质量控制问题

在试验过程中，可能会出现研究对象不依从、失访等现象，对于这些研究对象的处理，需要一套严格的质量控制方案。此外，试验过程中突发情况的处理，也要事先制定好预案。

（四）可行性问题

一项研究能否得以成功实施，应进行可行性分析。特别是大型随机对照试验，需要先期开展预试验，以评价设计方案的可行性。

六、优点和局限性

（一）优点

1. **前瞻性的对照设计**　在研究开始时，研究因素和研究目的已经确定，试验过程中可人为控制研究对象的条件和暴露情况，同时各组同步、同条件下观察，且各组观察指标相同，外在因素干扰较小，属于前瞻性研究，可验证因果推断。

2. **组间可比性好**　随机化可使每个研究对象入组概率相同，从而保持组间基线均衡可比，特别是分层随机化，控制某些影响大的因素，组间可比性更强。

3. **偏倚控制较好**　采用随机分组可控制选择偏倚和混杂偏倚，采用盲法、标准化评价和测量指标等有效避免信息偏倚，采用对照可进一步排除非处理因素对试验结果的影响。

4. **病例诊断和干预措施标准化**　标准化是随机对照试验结果质量的保证，采用严格一致的诊断/纳入和排除标准，有利于防止各种主观、人为因素干扰，确保研究结果的客观性，接近事实。

此外，高质量 RCT 可作为临床实践指南、系统综述的可靠资源和重要素材，一个高质量 RCT 所提出的问题往往会成为该领域的风向标。

(二)局限性

1. **成本高** 随机对照试验需要严格的质量控制,实施条件苛刻,往往对研究对象、试验条件和观察指标等要求严格,耗费人时、物力、财力。

2. **易失访** 由于研究人群数量较大,随访时间长,依从性差可能导致失访,影响对试验效应的评价。

3. **外部真实性受限** 随机对照试验往往是在小范围开展的,其研究对象一般是按照研究者拟定的标准控制入选,具有良好的同质性,内部真实性较高,但代表性不足,其外部真实性相对受限。

4. **可能违背伦理** 在随机对照试验中,研究者为了达到试验目的,往往会有意无意地使研究对象暴露于危险因素下,或隐藏试验信息,又或让病情加重者继续参与试验,给研究对象带来伤害,违背伦理。

(张秀军)

第二节 | 随机对照试验的特殊类型

一、交叉试验

(一)概述

交叉试验(cross-over trial,COT)属于一级设计方案,是指试验中的试验组和对照组,在整个试验过程中通过前后两个阶段互相交叉的方式完成,即分别先后接受两种不同试验措施的处理,最后评价试验结果的一种试验性研究。它属于随机对照试验的一种特殊类型,兼有随机对照试验和自身前后对照试验的优点,可以采用完全随机化和分层随机化来分配研究参与者。

在试验正式开始之前,符合标准的试验对象先进入筛选观察期,了解入选对象是否处于一个相对稳定的状态。经过一定时间观察后,进入第一阶段试验,将符合标准的研究对象随机分为试验组和对照组,如试验组首先接受方案A,而对照组接受方案B,经过一定时间干预后,观测并获得相应的结果;此后交叉试验进入洗脱期(washout period),旨在消除第一阶段的剩余效应(carry-over effects)或携带效应。经过洗脱期后方可交叉进入第二阶段试验,即两组干预方案交叉互换,试验组改为方案 B,对照组接受方案 A。按照第一阶段设置的指标和测量方法,观测第二阶段的治疗反应。当试验结束时,将其结果与第一阶段之结果进行综合分析和评价。

交叉试验的设计要注意前后两个试验阶段的间隔期,即药物洗脱期设置要合理,其长短取决于药物在血清中的衰减度,一般要求不少于 5 个半衰期。

(二)应用范围

1. 交叉试验仅适用于不易根治并需要药物长期维持治疗的慢性疾病研究。如高血压病、冠心病心绞痛、支气管哮喘等等,而对于那些一经治疗就能痊愈者则不能采用交叉试验设计方案。

2. 在上市前新药临床试验中,为减少样本含量,I 期临床试验常采用交叉试验来观察药物的毒副反应,以减少或消除个体间差异的影响。

(三)设计模式及特点

交叉试验先将研究参与者随机分成两组,后进入两个试验阶段,第一阶段中甲组接受方案 A、乙组接受方案 B 干预,两组同时进行随访观察。经过一定洗脱期后进入第二阶段,甲乙两组交叉互换A、B 方案。最后对两个阶段观察到的结果进行综合比较(图 4-2)。

(四)结果分析

交叉试验中每个受试对象都要接受两种措施的处理,必然得到两种方案的观察结果。由于系自身前后对照,对定性资料应采用配对 χ^2 检验(McNemar 检验),而定量资料则采用配对 t 检验或符号秩和检验。根据前后两方案的处理,将观察的结果分别列入配对四格表(表 4-2),即方案 A 和 B 均有效的为 a,均无效的为 d,方案 A 有效而 B 无效的为 b,而方案 A 无效而 B 有效则为 c。

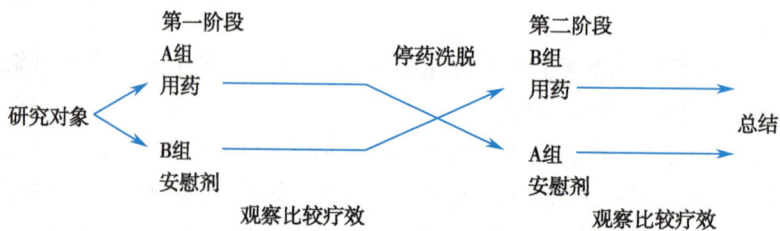

图 4-2　交叉试验设计模式图

表 4-2　交叉试验结果分析四格表

方案		方案 B		合计
		有效	无效	
方案 A	有效	a	b	$a+b$
	无效	c	d	$c+d$
合计		$a+c$	$b+d$	N

(五) 优点和局限性

1. 优点　①具有随机对照试验的优点:交叉试验作为随机对照试验的特例,采用随机分组、盲法测量和同期对照的方法,有效控制了选择偏倚、信息偏倚和混杂偏倚,试验结果真实可靠。②设计特点:每个受试对象先后接受两种方案处理,具有自身前后比较的特点,消除了个体差异对研究结果的影响,同时也获得组间比较的结果。此外,RCT 的样本量计算公式同样适用于 COT,理论上可以较 RCT 减少一半的样本量,是其最突出的优点。

2. 局限性　①应用范围受到限制,只适用于慢性、复发性疾病。②试验过程包括一定洗脱期,如过短则难以避免两种措施的沾染和干扰,过长影响试验周期,甚至使患者长时间得不到应有的治疗,影响预后。③若试验周期长,容易发生失访、退出、依从性下降等问题。④每个病例在接受第二阶段治疗时,很难保证病情处于试验第一阶段开始时的相似状态,因而降低了阶段之间的可比性,影响疗效评估。

(六) 主要用途

1. 研究药物应用先后顺序对治疗效果的影响　交叉试验在试验组和对照组分别按不同顺序先后进行了不同的试验措施,可以探讨药物不同的顺序对治疗效果的影响。

2. 研究药物最佳配伍的方案　交叉试验中,一组研究对象至少先后服用两种药物,在此过程中既可观察单药物对研究对象的影响,也可发现多种药物组合使用后的研究结果,以此找出药物最佳配伍的方案。

二、自身前后对照试验

(一) 概述

自身前后对照试验(before-after study in the same patient)指每一个受试对象,先后接受试验和对照两种不同措施进行试验研究,最后将两次先后观测的结果进行比较的一种设计方案。自身前后对照试验是以个体自身为对照,它可以避免个体差异对结果的影响。在研究过程中,试验和对照两种措施的先后安排可以是随机的,也可以是非随机的,最好采用随机方法选择试验措施或对照措施作为第一阶段的试验。如方案 A 随机地进入第一阶段研究,研究参与者先接受方案 A 的干预,当完成试验观测任务后,则停止用药并总结前阶段的试验结果。然后进入洗脱期(消洗期),洗脱期结束后,更换为方案 B 开始第二阶段的试验研究。同样按照第一阶段方案 A 的测试指标观测相应的结果,完成后则将前后两阶段的结果进行分析和比较。

（二）应用范围

自身前后对照设计，每例研究对象均要在前后不同阶段接受试验和对照两种措施，因此和交叉试验一样仅适用于慢性稳定或复发性疾病的临床治疗研究。如比较用药前、后体内某些指标的变化情况，以判断药物的疗效；或研究同一机体不同部位对不同药物的反应，分析何种药物疗效更佳。

（三）设计模式及特点

自身前后对照试验属于前瞻性研究设计，符合研究的纳入对象随机或非随机地在第一阶段接受一种措施的试验，然后经过一定的洗脱期后，研究参与者开始接受第二阶段的第二种措施。当完成试验后，将前后的试验结果进行分析比较（图 4-3）。

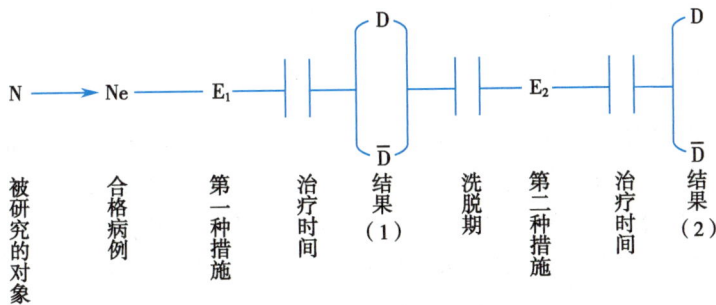

图 4-3　自身前后对照研究设计模式

（四）结果分析

参与自身前后对照试验的患者必须完成两个阶段的研究才能纳入结果分析，因此每例均有前后两种措施处理后的观察结果。受试对象可能有四种情况（表 4-3），a 为两种方案均有效，b 为方案 1 无效而方案 2 有效，c 为方案 1 有效而方案 2 无效，d 为两种方案均无效。自身前后对照研究的结果属于配对资料，故定量资料采用配对 t 检验；而定性资料采用配对 χ^2 检验。

表 4-3　自身前后对照研究结果分析四格表

第一种方案	第二种方案		合计
	阳性	阴性	
阳性	a	b	n_1
阴性	c	d	n_2
合计	m_1	m_2	n（固定值）

表 4-3 可得出：第一种方案阳性率 $=\dfrac{n_1}{n}=\dfrac{a+b}{n}$；第二种方案阳性率 $=\dfrac{m_1}{n}=\dfrac{a+c}{n}$

第一种方案的阳性率 – 第二种方案的阳性率 $=\dfrac{a+b}{n}-\dfrac{a+c}{n}=\dfrac{b-c}{n}$

表中所示，两个方案阳性率的比较只与 b、c 有关，而与 a、d 无关。因此，要比较两种方案阳性率有无差别，只要对其中的 b 与 c 作 χ^2 检验即可。在假设两种检验方法的阳性概率相同的条件下，b 与 c 两个格子理论频数均为（$b+c$）/2。

当 $b+c \geq 40$，采用式（4-5）。

$$\chi^2 = \frac{(b-c)^2}{b+c} \quad v=1 \qquad\qquad 式（4-5）$$

当 $b+c < 40$，需要对式（4-5）校正，校正公式为：

$$\chi_c^2 = \frac{(|b-c|-1)^2}{b+c} \quad v=1 \qquad\qquad 式（4-6）$$

（五）优点和局限性

1. 优点　①研究参与者以自身为对照,可消除个体差异,可比性较好,节省样本量、时间和成本。②每例研究参与者均有接受试验和对照两种措施的机会,具有公平性。③减少了自愿者偏倚和研究者意愿偏倚。④可实现试验措施的标准化。⑤试验中采用盲法并用随机方法安排前后干预措施,提高了结果可信度。

2. 局限性　①自身前后对照试验分前后两个阶段,难以保证两阶段的起始点研究对象完全一致,难以排除时间因素的影响,降低两个阶段的可比性。②试验的应用范围有限,只适用于慢性、复发且不能自限自愈的疾病。③试验过程包括一定洗脱期,如过短则难以避免两种措施的沾染和干扰,过长影响试验周期,甚至使患者长时间得不到及时治疗,影响预后。

三、单个患者的随机对照试验

单个患者的随机对照试验(number of one randomized controlled trial, n-of-1 trial)是基于单个罹患慢性疾病个体开展的一种多轮、多阶段随机对照试验,以确定多种治疗措施中哪一种对该患者有效,从而避免服用多种药物,减少浪费以及避免误服某些无效甚有害药物。

方法是将所有"有效"的药物与其安慰剂配对,以每对药物组合为一个单位,采用随机化方式确定每对药物的使用顺序;对每对药物组合,同样以随机化决定试验药物和安慰剂的使用顺序;进而根据药物疗效发生和达到稳定所需的时间来决定药物的观察期,所有试验药物的观察期应保持一致;通常采用双盲法,以利于试验结果的评价。对 n-of-1 trial 的统计分析一般选用配对设计的统计方法,如配对 t 检验等。基于单个患者随机对照试验适用于慢性复发性疾病,如偏头痛、心绞痛、支气管哮喘等慢性病,同样也用于药物筛选,探讨何种药物对患者有效。

四、整群随机对照试验

整群随机对照试验(cluster randomized controlled trial)不是以患者个体为随机分配单位,而是以多个个体组成的群组作为分配单位,进行随机分组。

例如,设计一种预防心血管病的特殊膳食食谱,拟与普通饮食比较,观察预防心血管疾病发生的效果。假若一家 4 口人中有 3 人入选,有可能其中 1 人分配到特殊膳食组,另 2 人分配到普通饮食组。而在日常生活中,一家人不可能长期做两种不同膳食,即使做到了,沾染或干扰现象也难以避免,影响研究结果。显然单个个体不宜作为试验的分配单位。于是就可以一个家庭,一对夫妇,一个小组甚至一个乡镇等作为随机分配单位,将其随机分入试验组或对照组,分别接受相应的措施,此类试验称为整群随机对照试验。

整群随机对照试验的设计原理与经典随机对照试验相同,不同之处在于随机分配单位变成了以群组为单位,易于组织、实施方便,节省人力、物力;但样本量估算和统计分析方法有所差异,所需样本量较大。

五、嵌入式随机对照试验

嵌入式随机对照试验(embedded randomized controlled trials)是一种特殊形式的随机对照试验,在某些特定情况下用于评估新的医疗干预措施或药物治疗的效果。嵌入式随机对照试验是基于现实临床实践中的、已经接受某种干预措施或治疗的患者群体,将其中部分患者随机分配到干预组和对照组,评估临床实践中新的治疗策略的有效性。

嵌入式随机对照试验的优点是可以提高效率,减少成本和时间,增加患者的参与度和代表性,并促进证据的转化和实施。其缺点包括设计和方法的复杂性、伦理和法律问题、数据质量和安全,以及多个利益相关者之间的协调和沟通等。因此,在设计和解释嵌入式试验时需要仔细考虑这些因素,并结合其他研究证据来综合评估干预效果。

（张秀军）

第三节 │ 临床对照试验

一、半随机对照试验

半随机对照试验（quasi-randomized controlled trial）与随机对照试验设计相似，唯一区别是研究对象是按半随机分配方式，即按研究对象的生日、住院日或住院号等末位数字的奇偶数，将试验对象分配到试验组或对照组，接受不同干预措施。

半随机对照试验常因不完全随机分配方式，导致选择偏倚，造成基线不均衡，因此，尽管花费同样的时间、精力、财力，但其结果的真实可靠性却不及随机对照试验。故在条件允许情况下，尽量选择完全随机对照试验。目前国际 Cochrane 协作网已将其当作非随机同期对照试验对待。

二、非随机同期对照试验

非随机同期对照试验（concurrent nonrandomized controlled trial）是一种传统的临床研究设计，与随机对照临床试验唯一的不同，在于研究对象不是随机分配的，由患者或医生根据病情及有关因素人为的、非随机分配入组，并同期进行结果观察。

非随机对照试验属于前瞻性研究。常用于比较临床不同干预措施的实际效果。该试验人为的非随机分组，往往会造成基线不均衡，组间缺乏可比性，无法设盲，许多已知/未知的偏倚会影响观测结果的真实性。但在临床实际工作中，有些情况下随机对照试验不适用，例如外科手术治疗、急重症患者抢救或贵重药物的选用等，只能根据具体情况将患者分入试验组或对照组；或者在社区试验中对整个居民区人群干预，随机分组也不可行。尽管非随机对照试验的论证强度不及随机对照试验，但在尚无随机对照试验结果或不能进行随机对照试验时，还是可取的，尤其是对于大样本的非随机同期对照试验结果，仍具有重要的临床价值。只不过在分析和评价研究结果的价值及意义时，应持审慎的科学态度。该研究方案的可行性好，易为临床医生和患者接受，依从性较好；但由于存在选择偏倚和测量偏倚，降低了结果的真实性，其论证强度也相应减弱。

三、历史性对照试验

历史性对照试验（historical control trial）又称不同期病例前后对照研究，是将现有干预措施的研究结果与过去的研究结果作非同期比较，主要用于评价现有方案或干预措施的作用。

历史性对照试验为非同期对照试验，无法随机分配研究对象，其主要研究资料来源于过去的医学文献和病案资料，再与现有试验研究结果作比较。历史性对照试验可节省时间和经费开支，伦理风险低；但由于时过境迁，前后可比性较差。目前主要用于一些预后极差疾病，如胎儿畸形过去归因于遗传因素，而现在添加叶酸后畸形发生率下降，则提示叶酸确有预防胎儿神经管畸形的作用。历史性对照虽可比性较差，不及同期对照，但在临床医学发展历程中，仍不失为一种选择。

四、单臂研究

单臂研究（single arm study）就是仅有一个组的研究，未设置相应的对照。实际上单臂研究并非没有参照，可将他人或过去的研究结果，与试验组比较。单臂研究可以是多中心的，但肯定是开放的，随机、盲法则无从谈起，论证强度略低。单组临床试验的优点是所有研究对象均接受同一种试验药物，设计简单、易行，但其缺点同样明显，试验对象与外部对照并非来自同一总体人群，可比性差，仅适用于个别特殊情况。若所研究的疾病为非常严重的或罕见疾病，目前尚无理想药物，同时根据研究药物的作用机制、动物实验以及早期经验，在临床探索性研究阶段可以使用单组临床试验。

五、适应性试验

适应性试验（adaptive trial）又称适应性设计（adaptive design），是指试验开始后，在不破坏试验的有效性、完整性与科学性的前提下，基于已积累的数据分析，对研究设计和假设的一个或多个特定方面进行前瞻性、有计划地修改的临床试验设计。包括适应性随机化、成组序贯设计、样本量再估计、人群富集设计等。适应性试验广义上属于序贯试验的一种扩展和优化，更具灵活性和可调整性。

适应试验能否采用随机对照试验设计，取决于是否包含随机化元素。与传统临床试验设计相比，适应性试验具有以下优点：①更为灵活；②可通过早期停止试验、重估样本量、调整随机方案等提高试验效率，从而确保研究参与者的利益最大化；③缩短研究周期，节约研究成本；④更符合伦理要求。但适应性试验更为复杂，易引入偏倚，增加I类错误概率或降低功效，因此在设计、操作、分析时须更为严谨。

（张秀军）

第四节 ｜ 队列研究

除上述实验性研究（experimental studies）外，临床上还有观察性研究（observational studies），其与实验性研究最大的区别在于研究者不能人为控制研究条件，比较的组别系自然形成。观察性研究可进一步分为分析性研究（如队列研究、病例对照研究等）和描述性研究（如横断面研究、病例分析等），其中队列研究是探讨预后与病因、研究疾病自然史和上市后药品不良反应研究等常用方法之一，其论证强度高，所获结果可靠，能较好地揭示研究因素和结局之间客观存在的因果关系。

一、概述

（一）定义

队列研究（cohort study）是将一群（组）研究对象（队列）按是否暴露（exposure）于某研究因素分为暴露组与非暴露组（或称对照组），随访观察适当长的时间，比较两组之间所研究疾病（或事件）的发病率（或发生率）或死亡率差异，从而判断这个（些）暴露因素与疾病之间有无关联及关联强度的一种观察性研究方法。该定义中的"暴露"是指研究对象接触过某种因素（如重金属、药物），或具有某些特征（如年龄、性别、遗传）、行为（如吸烟）。暴露可以是危险因素，也可以是保护因素。

（二）特点

1. **属于观察性研究**　队列研究中所观察的暴露因素不是人为施予的，而是客观存在于研究人群中，研究因素的暴露情况及其变化是通过研究者观察获得。

2. **属于由因及果研究**　暴露开始时，研究的疾病尚未发生，或临床的结局尚未出现，需要随访一段时间后才能观察结局是否发生。因此，暴露在前，结果发生在后，由"因"推"果"，符合先因后果的推理逻辑。

3. **按照暴露与否分组**　研究对象按是否暴露于所研究的因素分为暴露组和非暴露组，且暴露状况已客观存在，研究者不能主动控制，如将其随机化分配。

（三）应用范围

1. **预后研究和检验病因假设**　这是队列研究主要用途和目的，也是观察性研究中明确因果关联最有力的方法。

2. **防治效果评价**　如戒烟可减少既往吸烟者发生肺癌的危险，队列研究可用来评价戒烟效果。

3. **研究疾病自然史**　队列研究可以观察人群暴露于某因素后，疾病逐渐发生、发展，直至结局的全过程，不仅可了解个体疾病的自然史，而且还可展示疾病在整个人群中发生、发展过程。

4. **新药上市后监测**　新药通过三期临床试验获批上市后，还需长期监测其不良反应，队列研究可以更大样本和更长时间地观察该新药的各种不良事件。

二、设计模式

队列研究设计的基本原理见图4-4。队列研究按其研究时间的起止点(时序),又可分为三种设计模式:前瞻性队列研究、回顾性队列研究和双向队列研究。

1. 前瞻性队列研究 前瞻性队列研究(prospective cohort study)是指观察时间从现在开始,追踪观察到将来某个时间,了解其发病或死亡情况,以确定某暴露因素与疾病发生发展的关系。通常所说的"队列研究"就是指这种类型。

2. 回顾性队列研究 回顾性队列研究(retrospective cohort study)是指以过去某个时间为起点,收集基线和暴露资料,并按当时人群对研究因素的暴露情况自然分为暴露组和非暴露组,追踪观察其从过去到现在发病或死亡情况,以研究暴露与疾病发生发展的关系。这种设计模式也称历史性队列研究(historical cohort study)。回顾性队列研究的前提是过去有关暴露与结局的观察记录必须准确和完整。尽管收集暴露与结局资料的方法是回顾性的,但其本质仍是从因到果的研究。

图 4-4 队列研究基本原理示意图

3. 双向性队列研究 双向性队列研究(ambispective cohort study)是指在回顾性队列研究基础上,继续前瞻性追踪观察到将来某个时间,故又称为混合型队列研究。它融合了前瞻性队列研究和回顾性队列研究的优点,并在一定程度上取长补短。在进行回顾性队列研究的过程中,如果从暴露到现在仍未达到足够的阳性事件发生数,还需继续前瞻性观察一段时间时,就可选用双向性队列研究。

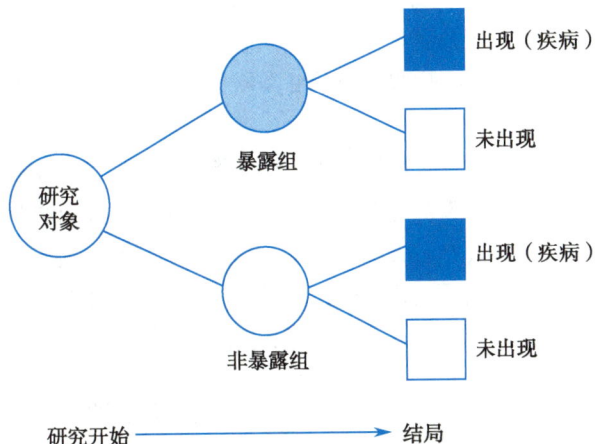

三、方案设计要素

在确定开展某因素(如:吸烟)和结局(如:肺癌)因果关联的队列研究后,实施方案的制定和要素设计是研究成败的关键一环。

(一) 研究对象的选择

1. 研究现场 由于大多队列研究的随访时间较长,因此研究现场必须有足够的、相对稳定的人口基数,同时组织协调也很重要,当地也要具备较好的医疗条件、交通便利,便于随访观察。对于人口流动大的地区或单位,失访率会较高,对结果影响大,一般不适于作研究现场。

2. 研究人群 研究人群包括暴露组和非暴露组,根据研究目的和研究条件的不同,研究人群有不同的选择方式。

(1)暴露组:即暴露于研究因素的人群。通常可以选择在某社区或地理区域内居住的全体人群(或医院住院患者),其中暴露于某研究因素(如:吸烟、药物)的人群即为暴露组。

(2)非暴露组:即对照人群。观察人群确定后,将其中暴露于所研究因素的对象作为暴露组,其余即为非暴露组(如:不吸烟者、未用药)。但非暴露组与暴露组要有可比性。对照人群除未暴露于所研究因素外,其他因素或一般人口学特征(年龄、性别、民族等)都尽可能与暴露组人群相同。但当以特殊暴露人群(包括职业人群)作为暴露组时,不应在同一人群选择对照组,而应在与该暴露或职业无关的另一人群中选择对照。

临床研究中通常多在同一群体中进行,即在研究群体内部产生对照,故称"内对照";若研究某种环境因素的致病效应时,则对照组(非暴露组)应在无该因素的地区或人群中选择,谓"外对照"。

(二) 样本量的估计

1. 样本量估计有关的参数 估计样本含量之前,必须确定下述参数。

（1）显著性水平（α）：是检验假设时的第 I 类错误（假阳性错误）的概率。假阳性错误出现的概率越小，所需样本量越大。一般情况取 $\alpha=0.05$ 或 0.01。

（2）把握度（$1-\beta$）：又称为检验效能（power），反映能够发现疾病与病因之间确实存在关系的概率。β 是检验假设时第 II 类错误（假阴性错误）的概率，把握度越高，所需的样本量越大。通常取 $\beta=0.10$ 或 0.20。

（3）非暴露人群或全人群中所研究疾病的发病率（P_0）：可通过查阅文献或预调查获得。

（4）暴露人群中的发病率（P_1）：可通过查阅文献或预调查获得。若已知预期相对危险度（RR），可通过公式 $P_1=RR \times P_0$ 求得。P_1-P_0 差值越大，所需样本量越小。

2. 样本量估算方法　一般样本量可通过查表、软件或公式等方法来估计。例如，公式法可参照相关公式计算，如在暴露组和对照组样本量相等的情况下，可用下式计算出各组所需的样本量。

$$N=\frac{\left(Z_{\alpha}\sqrt{2\overline{PQ}}+Z_{\beta}\sqrt{P_0Q_0+P_1Q_1}\right)^2}{(P_1-P_0)^2}　　　　式（4-7）$$

N 为样本量，Z_{α} 为 α 相应的标准正态值，P_1 和 P_0 分别为暴露组和对照组预期发病率，$\overline{P}$ 为发病率平均值，即（P_1+P_0）/2，$\overline{Q}=1-\overline{P}$，$Q_0=1-P_0$，$Q_1=1-P_1$。

考虑到随访过程中可能存在失访，一般按 10%～20% 估计失访率，故最终样本量应在计算样本量基础上增加 10%。

（三）资料的收集与随访

1. 收集基线资料　队列人群确定后，应全面收集每个研究对象在研究开始时的基本信息，即基线资料（baseline information），这些资料是区分暴露组和非暴露组的重要依据。收集方法包括：①调查询问：如人口学特征（如性别、年龄、职业等）、研究因素的暴露情况（如吸烟、饮酒等）等。②查阅现成记录：如医院病历、常规出生登记、各种人口与疾病统计等。③体格检查和实验室检测：如身高、体重、血压、血脂、血糖等研究指标。此外，有时还需对环境进行检测，如探讨多囊卵巢综合征与环境激素暴露的关系时，需要检测水、土壤、大气中的环境激素水平。

2. 随访观察　暴露因素确定后，结局事件的发生往往需要一定的时间，必须对研究对象进行随访（follow-up），应结合研究目的和具体病种确定随访间隔时间和观察终止时间。

所有研究对象包括暴露组和非暴露组，应在相同时期内以相同的方式进行随访观察，不可有先有后、中途放弃或漏访。随访方法与基线资料的收集方法相同，同时要求随访方法在整个随访过程应保持不变。

随访内容依研究目的和设计要求不同而各异。一般而言，应与收集基线资料的内容和方法一致。但是应重点观察以下内容：①暴露人群暴露情况及程度有无改变。如吸烟者吸烟量有无变化，是否戒烟等。②收集结局相关资料。如发病日期、入院时间、诊断方法、死亡原因、死亡时间和地点等。③人口变动的情况。如进入、退出、失访人数等。

3. 观察终点　随访观察终点（end point）多为疾病发生或死亡，但必须是研究目标疾病或直接死亡。观察过程中发生其他疾病或其他原因死亡不能视为结局事件。如研究高血压和冠心病的关系，则观察终点是冠心病。随访过程中，研究对象发生了肿瘤或其他疾病，则不能认为是到了观察终点，应继续随访；倘若某研究对象死于肝癌，应作为失访处理，也不能视为结局事件。终点指标与测量标准都应在研究设计阶段明确规定，中途不能改变，应按事先制定好的诊断标准统一进行评价，否则将造成结果失真。

队列研究观察时间较长，在随访过程中应加强质量控制，以保证研究结果的可靠性和准确性。

四、资料的整理与分析

队列研究资料一般整理成表 4-4 形式，先计算暴露组和非暴露组的发病率或死亡率，然后检验两组间是否存在统计学差异，分析暴露因素与发病或死亡之间是否有联系。如存在关联，进一步估计其关联强度。

表4-4　队列研究资料整理表

组别	发病	非发病	合计
暴露组	a	b	$a+b$
非暴露组	c	d	$c+d$
合计	$a+c$	$b+d$	$a+b+c+d$

1. **率的计算**　队列研究计算的发病率与普通发病率略有不同,一般根据队列人群的数量、稳定程度、发病强度和观察时间的不同,可以计算累积发病率、发病密度等指标。

（1）累积发病率（cumulative incidence, CI）:当研究对象人数较多,人口稳定,观察时间较短,资料比较完整且失访人数较少时,以整个研究期限内的平均人口数作分母,以观察期内某病的新发病例数作为分子计算累积发病率。累积发病率的量值变化范围为0～1,其数值高低受研究时间长短的影响,报告累积发病率时应说明观察时间的长短。

$$n\text{ 年某病累积发病率} = \frac{n\text{ 年内的新发病例数}}{n\text{ 年内的平均暴露人口数}} \times 1\,000‰\text{（或 }100\,000/10\text{ 万）} \qquad 式（4-8）$$

（2）发病密度（incidence density, ID）:当研究人群观察时间较长,研究对象不断增减、队列人群难以稳定时,则需要以人时（person-time, PT）数代替平均人口数作分母来计算率。这时计算出来的是一种人口数有"变动"的发病率,即发病密度,也称人时发病率。人时等于观察人数乘以随访时间,单位可为人年、人月等,常采用人年。如1 000人观察了1年或100人观察了10年均为1 000人年。在比较几项随访时间不等的队列研究时多用发病密度指标。

$$\text{发病密度} = \frac{\text{某人群在观察期内的发病数}}{\text{观察期内的观察对象人年数}} \times 100\,000/10\text{ 万} \qquad 式（4-9）$$

人时具体计算方法有以个人为单位精确计算法、近似法和寿命表法,可参阅相关统计学专著。

（3）标化比:当研究对象数量较少,结局事件发生率比较低时,无论观察时间长短,都不宜直接计算率。此时可以全人口的发病（或死亡）率作为标准,计算出该观察人群的理论发病（或死亡）人数,即预期发病（或死亡）人数,再求得观察人群中实际发病（或死亡）人数与预期发病（或死亡）人数之比,即标化发病（或死亡）比（standardized morbidity/mortality ratio, SMR）。标化比是在特殊情况下用来替代率的指标,但实际上不是率,其流行病学意义与后面将要介绍的关联强度（效应）指标类似。

$$SMR = \frac{\text{观察发病或死亡数}}{\text{预期发病或死亡数}} = \frac{\text{观察发病或死亡数}}{\text{全人口发病或死亡率} \times \text{观察人数}} \qquad 式（4-10）$$

2. **率的统计学检验**　队列研究中暴露组与对照组发病率或死亡率的比较需作统计学检验。当样本量足够大且 P 和 $1-P$ 不过小,如 NP 和 N$(1-P)$ 均大于5时,样本率的频数分布近似正态分布,此时可应用正态分布的原理来检验率的差异是否有统计学意义,即用 Z 检验法来检验暴露组与对照组之间率的差异,也可用四格表 χ^2 检验。若发病率或死亡率比较低,样本较小时,可用直接概率法、二项分布检验或 Poisson 分布检验。SMR 检验实际是对所得结果值偏离1的检验,可用 χ^2 检验。

3. **关联强度的估计**　当假设检验提示暴露与疾病关联有统计学意义时,可进一步计算关联强度。常用的指标有:

（1）相对危险度（relative risk, RR）:又称率比（rate ratio）,是暴露组发病（或死亡）率（I_e）与非暴露组发病（或死亡）率（I_0）的比值。它表明暴露组发病或死亡的危险性为非暴露组的倍数。

$$RR = \frac{I_e}{I_0} = \frac{a/(a+b)}{c/(c+d)} \qquad 式（4-11）$$

由样本资料计算得到的 RR 是一个点估计值,若要估计其总体变化范围,应结合抽样误差,计算其 95% 置信区间(confidence interval, CI),常采用 Woolf 法计算,其计算公式为:

$$\ln RR\ 95\%\ CI = \ln RR \pm 1.96\sqrt{\mathrm{Var}(\ln RR)} \qquad\qquad 式(4\text{-}12)$$

$\mathrm{Var}(\ln RR)$ 为 RR 自然对数的方差,$\mathrm{Var}(\ln RR) = \dfrac{1}{a} + \dfrac{1}{b} + \dfrac{1}{c} + \dfrac{1}{d}$,故 $\ln RR\ 95\%\ CI$ 的反对数值即为 $RR\ 95\%\ CI$。当置信区间不包括 1 时,说明暴露与疾病的关联有统计学意义。

RR 值是反映暴露与结局事件关联强度的重要指标之一,即暴露于某因素所致的发病(或死亡)率是非暴露者的倍数,具有病因学意义。$RR<1$ 说明暴露因素是疾病的保护因素,$RR>1$ 说明暴露因素是疾病的危险因素,$RR=1$ 说明暴露因素与疾病无联系。

(2)归因危险度(attributable risk, AR):又称特异危险度或率差(rate difference),是指暴露组的发病率或死亡率(I_e)与非暴露组的发病率或死亡率(I_0)之差。AR 表示暴露者中完全由某暴露因素所致的发病率或死亡率。

$$AR = I_e - I_0 = \frac{a}{a+b} - \frac{c}{c+d} \qquad\qquad 式(4\text{-}13)$$

或 $AR = RR \times I_0 - I_0 = I_0(RR-1)$

同样,归因危险度也是一个样本的点估计值,可以计算 $AR\ 95\%\ CI$。

$$AR\ 95\%\ CI = AR \pm 1.96\sqrt{\frac{a}{(a+b)^2} + \frac{c}{(c+d)^2}} \qquad\qquad 式(4\text{-}14)$$

AR 反映暴露人群比非暴露人群增加的疾病发生率,若去除该因素,就可减少同等比例发病,因此更具疾病预防和公共卫生意义。

(3)归因危险度百分比(attributable risk percent, AR%):表示暴露者中由暴露所致的发病率或死亡率($I_e - I_0$)占暴露者发病率或死亡率(I_e)的百分比。AR% 与 RR 的大小有关。

$$AR\% = \frac{I_e - I_0}{I_e} \times 100\% \qquad\qquad 式(4\text{-}15)$$

或 $AR\% = \dfrac{RR-1}{RR} \times 100\%$

(4)人群归因危险度(population attributable risk, PAR):又称为病因分值(etiologic fraction),表示整个人群中该疾病的发病(或死亡)率(I_t)与非暴露人群发病(或死亡)率(I_0)之差,即人群中因暴露于某因素所致的发病(或死亡)率。

$$PAR = I_t - I_0 \qquad\qquad 式(4\text{-}16)$$

(5)人群归因危险度百分比(population attributable risk percent, PAR%):表示人群中由于暴露所致的发病率或死亡率占人群总发病率或死亡率的百分比。PAR% 在卫生行政部门制订疾病预防策略时需加以考虑,也可用于疾病预防的宣传教育,它可向群众说明在完全控制该暴露因素后人群中某病发病(或死亡)率可能下降的程度。

$$PAR\% = \frac{I_t - I_0}{I_t} \times 100\% \qquad\qquad 式(4\text{-}17)$$

或 $PAR\% = \dfrac{P_e(RR-1)}{P_e(RR-1)+1} \times 100\%$

上式 P_e 表示人群中具有某种暴露者的比例,可见 PAR% 既与反映暴露致病作用的 RR 有关,又与人群中暴露者的比例有关,说明暴露对全人群的危害程度。

五、注意事项

队列研究一般费时、费力、费钱,任何环节都会影响到研究的成败,做好实施过程的质量控制,控制潜在的偏倚,确保结果真实可靠。

(一) 实施过程的质量控制

1. **调查员的选择与培训**　队列研究基线及随访信息收集一般由调查员进行,其工作作风、科学态度、调查技巧与技术等都将直接影响结果的真实性和可靠性。因此,调查员应有踏实的工作作风、严谨的科学态度和扎实的调查相关专业知识。队列研究开始前,应对所有参加调查的人员进行培训。若涉及的调查员多、跨时长,可以编制调查员手册,列出全部操作标准程序、注意事项等。

2. **监督**　为保证调查质量,要对调查过程和调查结果进行监督。常规的监督措施包括及时进行数据检查或逻辑检错、抽样重复调查、定期观察每个调查员的工作等。应注意将监督结果及时反馈给调查员。

(二) 偏倚控制

队列研究在设计、实施和资料分析等各个环节都可能产生偏倚,如选择偏倚、信息偏倚和混杂偏倚,其中最常见的是选择偏倚中的失访偏倚(lost to follow-up bias)。在队列随访期间,暴露组和对照组中有些人因对研究不感兴趣,或因身体不适不便继续参加,或移居外地,或死于非终点疾病等原因而退出研究,造成失访。鉴于队列随访时间长,失访则难以避免。若暴露组和对照组的失访率相近,各组中失访者和未失访者的基本特征和结局发生率相似,则失访对研究结果影响较小;否则,暴露与结局之间的关系可能因失访而被歪曲,这种情况称为失访偏倚。若暴露组失访者的发病率显著高于未失访者,则会使暴露与结局的联系被低估,反之则会被高估。

失访偏倚一旦产生,往往难以消除,因此应预防为主,严格按入选标准选择便于随访的人群;研究对象一旦选定,应尽可能提高其依从性,克服困难,坚持对每个研究对象随访到整个研究结束。一项队列研究的失访率最好不超过 10%,否则应慎重解释结果和推论。

六、优点与局限性

1. **优点**　符合因果推断的时间和逻辑顺序,验证因果关系的论证强度高;可直接计算暴露组和对照组的发病率或死亡率,获得 *RR*、*AR* 等指标;一般不存在回忆偏倚;可以了解疾病自然史;能对暴露因素所致的多种疾病同时进行观察,从而获得一种病因与多种疾病的可能因果关系。

2. **局限性**　研究时间长,样本量及人力、物力投入大,容易产生失访偏倚。一般不适用于发生率很低且潜伏期又很长的疾病的病因和防治效果评价研究。

(唐少文)

第五节 ｜ 病例对照研究

病例对照研究是分析性研究中最基本、最重要的研究设计之一,主要用于探索疾病相关因素和检验病因假设,在病因研究中发挥着重要作用,是识别罕见疾病相关因素唯一可行的研究手段。

一、概述

(一) 概念

病例对照研究(case-control study)是选择一组患所研究疾病的人作为病例组,选择一组未患所研究疾病的人作为对照组,回顾性调查这两组人群在某个(些)因素的既往暴露情况,进而通过比较两组间暴露率或暴露水平的差异,判断该疾病与这个(些)因素的关系。因这种研究方法是比较病例组与对照组既往的暴露史,在时间上是"回顾性"的,属于回顾性研究(retrospective study)。

（二）特点

1. 按发病与否分成病例组与对照组。病例对照研究是在疾病（事件）发生后进行的,此时已有一批可供选择的病例,然后再选择一组无所研究疾病的人作为对照组。

2. 调查的暴露情况是由研究对象回顾过去。研究开始之前,无论暴露还是结局事件均已存在或已发生。

3. 由“果”推“因”。研究中是先有结果（结局事件）,即已知研究对象患某病或不患某病,再追溯其可能与疾病有关的原因。

4. 病例对照研究因回顾性观察方法所限,不能按照由“因”到“果”时间顺序证实其因果关系（causation）。只能通过暴露比率差异来分析暴露与疾病发生发展是否有关联（association）。

（三）应用范围

病例对照研究主要用于疾病危险因素的探索,但也可用于临床筛检、治疗效果评价等的研究。

1. 探索病因和危险因素。从 20 世纪中叶开始已有大量针对病因的病例对照研究。如吸烟与肺癌的关系、孕早期服用沙利度胺（反应停）与婴儿短肢畸形等很多经典的病例对照研究,都为指导相关疾病防治发挥了关键作用。

2. 评价筛检试验效果。20 世纪 80 年代以来,临床采用病例对照研究设计评价宫颈涂片检查宫颈癌、乳房 X 线片检查乳腺癌等的效果。

3. 评价干预和治疗效果。特别适用于发生率很低的某些疾病或目标事件研究,此时由于要求的样本量过大、随访时间过长,难以开展随机对照试验（RCT）。

4. 研究药物的不良反应。当高度怀疑某种药物可能存在某些不良反应时,病例对照研究方法切实可行,此时开展干预性研究有悖伦理。

二、设计模式

病例对照研究的基本原理见图 4-5。若病例组某因素的暴露比例或暴露水平明显高于对照组,且研究过程又无明显的偏倚,则该因素或措施与所研究的疾病有关联。按照研究设计可将病例对照研究分为非匹配病例对照研究和匹配病例对照研究两大类。

（一）非匹配病例对照研究

对于病例和对照之间的关系不作限制和规定。在设计所规定的病例和对照人群中,分别抽取一定数量的研究对象,一般对照人数应等于或多于病例人数。例如,欲探讨某社区 45 岁以上人群脑卒中发生的危险因素,可将该社区 45 岁以上的全部脑卒中患者和非患者或其随机样本作为研究对象进行研究。

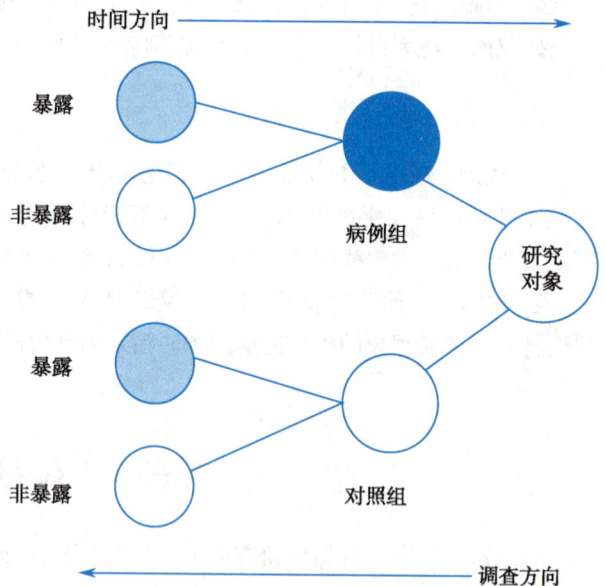

图 4-5 病例对照研究基本原理示意图

（二）匹配病例对照研究

匹配（matching）是指所选择的对照在某些因素或特征上与病例保持一致。这些因素或特征被称为匹配因素或匹配变量,例如年龄、性别、居住地等。匹配旨在去除这些因素或特征对研究结果的干扰,从而更准确地说明所研究因素与疾病的关系,提高研究的效率。匹配分为成组匹配和个体匹配两种形式。

1. 成组匹配 成组匹配（category matching）又称频数匹配（frequency matching）,是指对照组具有某种或某些因素或特征者所占的比例与病例组一致或相近,即病例组与对照组之间某些因素和特征的分布一致或接近。如病例组男女各半,60 岁以上者占 1/3,则对照组中也应如此。

2. 个体匹配　个体匹配(individual matching)是指以个体为单位使病例和对照在某种或某些因素或特征方面相同或接近。1个病例可匹配1个对照,这种情况叫配对(pair matching),也可1个病例匹配多个对照,如1∶2、1∶3、1∶4。

(三) 衍生类型

近年来,基于病例对照研究及前述的队列研究,还衍生了其他设计类型,如巢式病例对照研究(nested case-control study)、病例 - 队列研究(case-cohort study)、病例 - 病例研究(case-case study)、病例交叉研究(case cross-over study)等,其中以巢式病例对照研究较为常用。该设计综合了病例对照研究与队列研究优势。首先,设计一项队列研究,收集基线资料,采集所研究生物学标志物的组织或体液标本储存备用,继之随访至能满足病例组所需的样本量为止。将这些病例作为病例组,按病例进入队列的时间与性别、年龄等配比条件,从同一队列中选择1个或多个对照,再抽取病例与对照的基线资料并检测收集的标本,按病例对照研究的方法进行统计分析和因果推断。这种设计模式的主要优点是研究对象选择偏倚小,可较好地避免回忆偏倚,研究和统计检验效率高,论证强度明显强于传统的病例对照研究。

三、方案设计要素

基于提出的研究假设,需制定出一套科学合理的病例对照研究实施方案。

(一) 研究对象的选择

原则有两个方面:一是具有代表性,即病例组应能代表目标人群中患该病的总体,对照组能代表目标人群中未患该病的总体;二是具有可比性,即病例组与对照组在年龄、性别、居住地、社会经济文化等人口学特征方面应可比。

1. 病例组的选择　病例的诊断必须正确可靠,不能将诊断不明或误诊的病例作为"病例组",否则会产生错误分类偏倚而低估疾病与暴露因素的关系;其次,病例应具有暴露于调查(研究)因素的可能性,否则应予排除。例如,探讨口服避孕药物与某些疾病的关系时,对做过绝育术或因其他原因而忌用口服避孕药物者则不能选入;此外,在新发病例、现患病例或死亡病例都可选时,应尽量纳入新病例作为病例组,以减少回忆偏倚等。

病例组宜来自同一地区不同水平的医院、一个时期内符合要求的连续性病例,以在一定的程度上减少选择偏倚。若条件许可,可选择社区总体人群中的全部病例(适于发病率低的疾病)或者从中随机抽样,其代表性更好。

2. 对照组的选择　"对照"必须确实排除患有所研究的疾病,否则,也会出现错误分类偏倚;其次,"对照组"也应具有暴露于被研究因素之可能,并应与"病例组"同源(医院、社区等)。在临床研究中可设多组对照,如既选医院的患者,又选亲属或邻居作为对照。不仅扩大对照的来源、增强代表性,还可研究疾病与暴露因素在不同水平之间的关系或发现另外一些病因线索。

3. 病例与对照的比较方式　比较方式可从以下几方面考虑:①若研究目的是广泛探索疾病的危险因子,可以采用不匹配或频数匹配的病例对照研究。②根据病例的数量选择研究类型,若研究的是罕见病,或所能得到的符合规定的病例数很少,则选择个体匹配方法。③以较小的病例样本量获得较高的检验效率,可选择1∶R匹配方法。由Pitman效率递增公式 $2R/(R+1)$ 可知,随着R值的增加效率也在增加,但增加的幅度越来越小,超过1∶4匹配不建议采用。④根据对照与病例在某些重要因素或特征方面的可比性要求,比如病例的年龄、性别构成特殊,随机抽取的对照组很难与病例组均衡可比,以选择个体匹配为宜。⑤研究因素不能作为匹配因素,同时配比因素不应过多,否则容易发生配比过度(overmatching),不仅影响结果的可靠性,而且浪费精力。

(二) 样本量的估计

病例对照研究中影响样本大小的主要因素有:研究因素在对照人群(对照组)中的估计暴露率(P_0);研究因素与疾病关联强度的估计值,即暴露的比值比(OR);显著性水平(α)和把握度($1-\beta$)。

病例组和对照组样本含量相等时统计效率最高。病例数与对照数相等时的非匹配或成组匹配设计样本量估计公式如下：

$$N = \frac{\left(Z_\alpha \sqrt{2\overline{PQ}} + Z_\beta \sqrt{P_0 Q_0 + P_1 Q_1}\right)^2}{(P_1 - P_0)^2}$$

式（4-18）

N 为样本量，P_1 和 P_0 分布为病例组和对照组暴露率，$\overline{P} = (P_1 + P_0)/2$，$\overline{Q} = 1 - \overline{P}$，$Z_\alpha$ 和 Z_β 分别为 α 和 β 相应的标准正态值，P_1 可根据公式推算 $P_1 = (OR \times P_0)/(1 - P_0 + OR \times P_0)$。

（三）资料的收集

无论设计多么严谨，资料收集过程中若方法不当，将会产生无法纠正的系统误差，因而质量控制十分重要。

1. **资料来源** 主要来源于设计良好的调查问卷，如果医院病历、疾病登记报告等能够满足研究所需，也可从中摘录，对调查表进行补充。

2. **收集方法** 主要通过询问调查、查阅病历等方法收集资料，最常用的是访谈、信访及电话调查等，还可通过查阅资料来收集。

3. **调查表设计原则** 调查表的设计绝非易事，需要临床医学、流行病学、统计学、心理学和社会学的专家共同讨论拟定，并经反复修订和预调查后，最终形成后方可用于正式调查。调查表设计的基本原则包括：①调查的项目要全而精；②每个项目都要有明确的定义；③所调查的每个因素要有量化标准；④项目中的问题要易懂，尽量口语化等。

四、资料的整理与分析

在对原始资料整理后，首先要检验病例组与对照组是否具有均衡性，即在研究因素以外的其他主要特征方面有否可比性。计数资料常用 χ^2 检验，计量资料常用 t 检验。组间差异比较无显著性，提示两组的可比性较好。然后对所研究的暴露因素进行逐项整理统计，计算关联强度等指标；若存在混杂因素则应做分层分析，涉及多因素者需进行多因素分析。在此基础上，对被研究因素和疾病的关系作结论。

（一）非匹配或成组设计病例对照研究资料分析

若设计、资料收集时按成组比较进行，结果分析也要按照成组比较。成组资料整理的四格表见表 4-5。

表 4-5 成组病例对照研究资料分析用四格表

暴露	病例组	对照组	合计
有	a	b	$a+b$
无	c	d	$c+d$
合计	$a+c$	$b+d$	$a+b+c+d=N$

1. **统计学检验** 分析暴露与疾病之间有无关联，一般采用 χ^2 检验。

$$\chi^2 = \frac{(a \times d - b \times c)^2 \times N}{(a+b) \times (a+c) \times (b+d) \times (c+d)}$$

式（4-19）

2. **关联强度分析** 关联强度（strength of association）旨在反映暴露因素与疾病关联的密切程度，是资料分析的核心内容。因病例对照研究不能计算发病率或死亡率，因而不能求得 RR，但可通过计算比值比（odds ratio，OR）来近似估计 RR。OR 是两组暴露率之间的比值，也称为优势比，其计算公式为：

$$OR = \frac{a/c}{b/d} = \frac{ad}{bc}$$

式（4-20）

OR 值表示病例组暴露/未暴露比是对照组暴露/未暴露比的倍数。当 *OR* 值大于 1 时,说明暴露与患病风险呈正相关,*OR* 值越大,危险性越大;*OR* 值小于 1 时,说明暴露与患病风险呈负相关,*OR* 值越小,保护作用越强;当 *OR* 值等于 1 或接近于 1 时,说明暴露因素与患病之间无联系。

(二)配对设计病例对照研究资料分析

成组资料中的数字表示人数,而配对资料中的数字则表示对子数。对于 1∶1 的配对资料来说,表格中的数字表示 1 个病例和 1 个对照,若为 1∶2 的匹配资料,则表示 1 个病例和 2 个对照。在分析资料时,应以对子数为基础,不能拆开进行分析。最常用的 1∶1 配对病例对照研究资料整理如表 4-6。

表 4-6　配对设计病例对照研究资料分析用四格表

对照	病例		合计
	有暴露史	无暴露史	
有暴露史	a	b	$a+b$
无暴露史	c	d	$c+d$
合计	$a+c$	$b+d$	$a+b+c+d=N$

1. **统计学检验**　分析暴露与疾病有无关联,一般采用 McNemar χ^2 检验。

$$\chi^2 = \frac{(b-c)^2}{b+c}$$ 式（4-21）

当 $b+c < 40$ 或有理论数小于 5 但大于 1 时用校正公式。

$$\chi^2 = \frac{(|b-c|-1)^2}{b+c}$$ 式（4-22）

2. **关联强度分析**　*OR* 的计算公式为:

$$OR = \frac{c}{b}$$ 式（4-23）

OR 值含义如上所述。1∶2、1∶3 和 1∶4 资料整理表和 χ^2 检验、*OR* 值计算公式与 1∶1 配对病例对照研究不同,参见相关书籍。

五、注意事项

病例对照研究是迄今为止最常用的流行病学研究方法之一,但由于其是一种由果及因的回顾性研究,许多因素可直接或间接影响研究结果,关注好每个环节是病例对照研究成功实施的关键。

(一)实施过程的质量控制

病例对照研究主要是利用专门设计的调查表收集资料,因此应注意以下几点:①要以统一调查表,统一标准、方法,以同样的认真态度收集病例组与对照组的资料,两组人群调查时间愈近愈好,且应避免迎合研究假设而有意的启发式询问等。②原则上,病例与对照调查应同时穿插进行,以减少某些未知的以及与时间有关的因素的可能混杂作用。③条件允许时,可抽取一定比例的研究对象进行重复调查,通过两次调查的一致性评价调查的可靠性。

(二)偏倚控制

病例对照研究在设计、实施、资料分析乃至推论的过程也会受到选择偏倚、信息偏倚和混杂偏倚的影响,甚至得出完全错误的结论。

1. **选择偏倚**(selection bias)　在以医院为基础的病例对照研究中常发生入院率偏倚(admission rate bias),也叫伯克森偏倚(Berkson bias)。当利用医院患者作为病例和对照时,所选的对照仅是某种或某些疾病患者中的一部分,病例也只是医院中的特定病例。由于医院的医疗条件、患者的居住地区等多方面因素的影响,患者对医院以及医院对患者都有一定的选择性,不同的疾病就会有不同的入院率,从而导致病例组与对照组在某些特征上产生系统误差,即入院率偏倚。因此,最好能在多个医院选择一定期间内连续全部病例或其随机样本,并在与病例相同的多个医院选择多病种对照。此外,过多纳入病程较长的现患病例,暴露可能与预后有关而与发病无关,甚至由于疾病而改变了原有的一些暴露特征(如生活习惯),从而高估或低估研究因素和研究疾病的真实关系,产生现患病例-新发病例偏倚(prevalence-incidence bias),也称奈曼偏倚(Neyman bias),此时应尽可能选择新发病例。

2. 信息偏倚(information bias) 主要发生于研究的实施过程中,是在收集整理信息过程中由于测量暴露与疾病的方法有缺陷而造成的系统误差,常见的信息偏倚有回忆偏倚(recall bias),该偏倚是由于研究对象对暴露史或既往史回忆的准确性和完整性存在系统误差而引起的偏倚,这也是病例对照研究中最常见和最严重的偏倚之一。多种因素均可导致回忆偏倚,如病程、所发生事件的重要性、调查者的询问方式、询问技巧等,所以需要改进调查方式,尽量采用客观方法来获取信息。此外,调查者对病例与对照调查时,自觉或不自觉地采取不同的询问方式(方法、态度等)收集信息,从而产生调查偏倚(investigation bias),则可通过严格培训调查员,采用盲法调查等减少。

3. 混杂偏倚(confounding bias) 当探讨研究因素与某种疾病的关系时,某个因素同时与疾病、暴露有关联,可能掩盖或夸大暴露与疾病之间的关系,混杂偏倚由此产生。在病例对照研究中常涉及众多研究因素,混杂偏倚易发。通常在设计阶段采用限制和匹配、资料分析阶段采用分层分析及多因素分析方法来控制混杂偏倚。

六、优点与局限性

1. 优点 所需样本量小,研究对象易找,工作量小,人力物力也较少,因此易于进行,出结果快,可以对一种疾病的多种病因进行探讨。往往是罕见病、罕发事件病因研究的唯一设计模型。

2. 局限性 易受回忆偏倚影响,合理的对照选择又较困难,偏倚发生风险较大,论证强度不高;另外,病例对照研究无法计算发病率,只能得到比值比。

(唐少文)

第六节 │ 横断面研究

横断面研究是描述性研究设计的一种,不仅可以精确描述疾病或健康状况在某一人群中的分布,同时还可以初步探讨多个暴露因素与多种疾病之间的关系,常是进一步开展病例对照研究与队列研究的基础。

一、概述

(一) 定义

横断面研究(cross-sectional study)是指某一时点(或期间)内对某一特定人群中的疾病(或事件)患病(或发生)状况及其影响因素(暴露)进行的调查分析。由于在短时间(如一天、一周或一个月)内可完成,且调查的是患病频率,因此又称现况研究或现患率研究(prevalence study)。

(二) 特点

1. 一般不设立对照组,往往是对全部研究对象进行的调查,资料处理时,可根据患病与否或暴露状态进行分组比较。

2. 调查的时间是某一特定时间点或时间段,对于患病率来讲,这个时间应该是越集中越准确。

3. 由于调查的因素与疾病都处在同一个时间点,故在确定因果联系时受到限制,大多仅能提供病因线索。

4. 在同一人群定期重复开展横断面调查可获得发病率、新发感染率、转归等资料。

(三)应用范围

1. 描述疾病分布特征。通过计算和比较患病率与感染率等指标,描述目标人群患病年龄、性别、地区等的分布特征,为制订防治对策提供参考依据。

2. 提出病因线索。从疾病与研究对象特征以及环境因素的联系中,探讨影响疾病分布的相关因素,找出病因线索。

3. 确定高危人群。通过筛查,可以检出患者、可疑患者和病原携带者,从而确定高危人群,达到早发现、早诊早治的目的,提高疾病诊治效果。

4. 评价防治效果。在疾病监测、预防接种的实施过程中,通过多阶段、重复开展横断面调查,比较患病率、感染率等指标的变化,评价方案的确切效果。

5. 医疗卫生服务的需求与质量评价。通过横断面调查可以评价社区卫生服务的近期和远期效果。近期效果如体检率、家庭和个人健康档案建档率、疫苗接种率、居民卫生知识知晓率等。远期效果如发病率下降、死亡率下降、人均寿命延长和医疗费用下降等。

二、设计模式

横断面研究主要通过普查或抽样调查方式,研究目标人群疾病的患病率及其暴露状况,设计基本原理如图4-6所示。

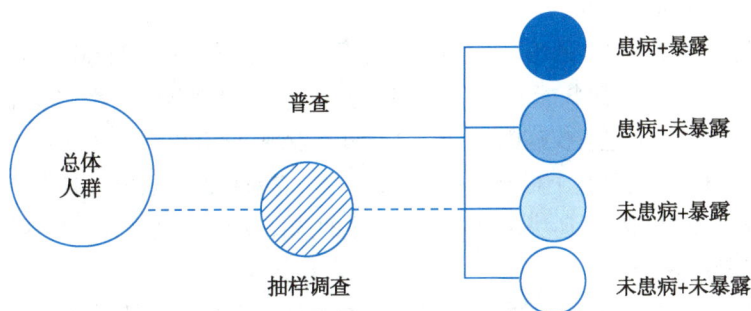

图4-6　横断面研究原理示意图

横断面研究分成两种类型:普查与抽样调查。

1. **普查**　普查(census)是指在特定时间对特定范围内的全体成员(总体)进行的全面调查。普查目的包括:①可早期发现、早诊早治患者,如很多地区开展的妇女宫颈癌普查;②可了解总体健康状况或某种疾病的患病率;③可了解人体各类生理生化指标的正常值范围,如各国开展的儿童身高、体重等发育和营养状况的普查。该种调查方式代表性较好,但相对费时费力,质量控制较难。

2. **抽样调查**　抽样调查(sampling survey)简称抽查,是指在特定时间对特定范围内的全体成员(总体)中抽取部分有代表性的人群进行调查,其核心原则是随机抽样(random sampling)。常用的随机抽样方法有下列几种。

(1)单纯随机抽样(simple random sampling):又称简单随机抽样,是指从总体中抽取了若干个体,构成一个样本。抽样过程中不附加任何限定条件,抽样前未进行分层或其他方式处理,保证总体中的每个个体被抽到的概率相等,可使用随机数字表法或计算机产生随机数字方法。单纯随机抽样简单、可靠,但当总体与样本较大时会耗费大量人力物力,同时入选个体如果在大范围散在分布,调查工作将更为艰难。因此调查中很少单独使用简单随机抽样的方法,往往将其作为其他抽样方法的基础。

(2)整群抽样(clustering sampling):是以应调查对象的群组为单位而进行的随机抽样,对被抽中单位内的每个成员都进行调查。这种抽样和调查都比较方便,是大规模、大范围横断面研究的首选抽样方法。其优点是便于组织、节约人力和物力、抽样和调查都比较方便,在实际工作中容易被群众接受,适合于大规模调查。缺点是抽样误差较大,分析工作量也较重。

（3）分层抽样（stratified sampling）：为保证调查对象的同质性，可以按主要影响因素如年龄、性别和职业等先分成若干层，大型调查则可按行政单位或地区分层。各层内再作简单随机抽样。该方法的优点是分层后，层内各单元的特征比较齐同，变异较小，从而可以提高总体估计的精确度，节省样本量。

（4）系统抽样（systematic sampling）：系统抽样是指按照一定的顺序，机械地每隔若干单位抽取一个单位的抽样方法，又称机械抽样。优点是简便易行，样本的观察单位在总体中分布均匀，抽样的代表性较好，抽样误差与单纯随机抽样相似或略小一些。缺点是如果总体各单元的排列顺序有周期性，抽取的样本就可能有偏倚。

（5）多阶段抽样（multi-stage sampling）：是指从总体中先抽取范围较大的单元，一般称为一级抽样单元（例如省和市等），再从抽中的一级单元中抽取范围较小的二级单元（如县和乡等）……以此类推，最后抽取其中范围更小的单元（如社区、行政村）作为调查对象。

实际调查工作中的普查与抽查往往混用。如整群抽样时，在被抽中的基层单位内实际上是进行了普查，但总体上却是抽查。在规模较大的横断面调查中，各种抽样方法常常综合运用。

三、方案设计要素

横断面研究的规模一般较大，涉及的调查人员和调查对象也较多，因此有一个良好的设计实施方案是保证研究成功的前提。

（一）明确研究目的

确定研究目的是横断面研究的第一步，应该根据研究所提出的问题，明确该次调查所要达到的目的，如是要描述某种疾病或健康状况的三间分布还是要寻找危险因素的线索，发现高危人群；是要对疾病干预做需求分析还是要进行疾病的"三早"预防（早发现、早诊断、早治疗）；或者是为了评价疾病防治措施的效果。研究目的是整个横断面研究的出发点，它对横断面研究的各个步骤都有决定性的影响，不仅影响研究对象的选择，还决定具体研究方法的选择，如采用普查还是抽样调查。

（二）研究对象的选择

基于研究目的选择适宜的研究对象。如果为了要进行疾病的"三早"预防，则可选择高危人群；如果为了研究某些相关因素与疾病的关联，则要选择暴露人群或职业人群；如果是为了获得疾病的三间分布资料或确定某些生理生化指标的参考值，则要选择能代表总体的人群；如果为了评价疾病防治措施的效果，则要选择已实施了该预防或治疗措施的人群。选择调查对象时还要结合实际考虑在目标人群中开展调查的可行性，例如经费是否充足、是否便于调查等。

（三）样本量的估计

如果采用抽样调查，则还需要考虑样本量大小，样本太大或太小都不适宜。决定横断面研究样本大小的因素主要是：①总体的疾病患病率（π）：π 越小，所需的样本量越大；反之亦然。②对调查结果精确度的要求，精确度越高，即允许误差（d）越小，所需样本就越大；反之亦然。③显著性水平（α）：α越小，样本量越大，α 通常取 0.05 或 0.01。具体计算时还需要考虑抽样方法，一般以简单随机抽样为基础估算样本量。

1. 若抽样调查的分析指标为计数资料，其样本含量可用下式估计。

$$N = \frac{Z_\alpha^2 PQ}{d^2} \qquad \text{式（4-24）}$$

N 为样本量，Z_α 为 α 相应的标准正态值，P 为估计患病率，$Q=1-P$。

2. 若抽样调查的分析指标为计量资料，其样本含量可用下式估计。

$$N = \frac{Z_\alpha^2 s^2}{d^2} \qquad \text{式（4-25）}$$

式中 N、Z_α 含义同上,s 为总体标准差的估计值,d 为容许误差,即样本均数(或率)与总体均数(或率)之差,是调查设计者根据实际情况规定。

(四) 资料的收集

所收集的资料信息因研究目的的不同而有所差异,通常包括:个人基本情况(如年龄、性别、文化程度、籍贯、职业及所在单位等)、人口学资料、生活习惯、环境资料等。相关资料一般可从临床和实验室检查、调查询问和常规资料记录中获得。资料收集过程可以借助于问卷来进行。

四、资料的整理与分析

横断面研究资料收集结束后首先应对原始资料逐项进行检查与核对,以提高原始资料的准确性、完整性,同时应填补缺漏、删去重复,纠正错误等,以免影响调查质量。接下来再对原始资料进行整理,如组的划分、整理表的拟订,以便进一步分析计算。根据不同的研究目的,选用不同的分析指标。

1. 常用分析指标

(1)率的计算:横断面研究中常用的率是患病率。但需要注意的是,在比较不同地区某疾病的患病率,直接比较会导致错误结论,常可采用率的标准化(standardization)方法(标化率)。除患病率外,横断面研究中还常用到感染率、病原携带率、抗体阳性率、某因素的流行率(如吸烟率)等指标,这些率的计算方法与患病率相似。此外还可能用到一些比、构成比等指标,如性别比等。

(2)其他常用指标:根据调查获得的定量数据,如年龄、身高、体重等,可计算这些变量的均数与标准差等指标。

2. 分析方法

(1)描述分布:将资料按不同的人口学特征和时间特征、地区特征等进行分组,描述研究对象人数,计算和比较某疾病患病率,并应用统计学方法检验不同组间的差异。

(2)相关分析:描述一个变量随另一个变量的变化而发生线性变化的关系,适用于双变量正态分布资料或等级资料,如体重与肺活量之间的相关关系。

3. 结果的解释

横断面研究的结果解释一般应先说明样本的代表性、应答率等情况,然后估计分析调查中有无偏倚及其来源、大小、方向和调整方法,最后归纳疾病分布情况及提供病因线索。横断面研究若为了查明疾病分布,可根据"三间"分布的特征,结合有关因素进行解释;若是利用横断面研究来提供病因线索,则可把研究对象分为病例组与非病例组,从而比较某些特征和某些因素在病例组与非病例组间的差异。要注意:横断面研究一般只能为进一步的分析流行病学研究(如队列研究及病例对照研究等)提供病因线索,不能做因果联系分析。

五、注意事项

尽管横断面研究相对于其他研究设计来说比较简单,但对于研究的每个环节都需要进行质量控制,并控制潜在的各种偏倚,才能保证研究结果的准确性,也才能将研究结果向总体推论。

(一) 实施过程的质量控制

横断面研究主要借助于问卷开展现场调查,故需要重点考虑以下几方面。①问卷设计。问卷应有填写指导语,即在问卷开头部分可简要说明问卷调查内容、意义和填写方法。如是面对面调查或调查对象集中调查,可口头上对被调查者进行填写指导,以提高被调查者对问卷的理解程度,冷静、准确地填写问卷。问卷内容也应与调查主题一致。②预调查:设计好的问卷先让一小部分人试做,找出问卷存在的错误或歧义,从而进行修改和确定较理想的问卷。③调查员:应事先经过培训和考核,应具备良好的人际沟通能力和应变能力,必须熟悉问卷内容。④调查对象:要取得调查对象良好的合作,需要调查员亲切且有礼貌,表达清晰;调查内容能引起被调查者的兴趣。如入户调查,最好由调查对象熟悉的人带领或引见调查员。

（二）偏倚控制

横断面研究主要存在选择偏倚和信息偏倚。

选择偏倚主要有：①无应答偏倚（non-response bias），主要由于调查对象不合作或因种种原因不能或不愿意参加而产生的偏倚。如应答率低于80%就较难以通过调查结果来估计整个研究对象群体的现况。②选择性偏倚，主要由于调查过程中未严格按照随机化原则抽样，或主观选择研究对象，从而导致样本偏离总体的情况。③幸存者偏倚，主要是调查对象均为幸存者，无法调查死亡的对象，故不能全面反映实际情况，带有一定的局限性和片面性。

信息偏倚主要有：①调查对象引起的偏倚，如被调查对象故意说错，或记忆不清而回答错误，甚至由其家属代替回答等；②调查员偏倚，如调查员认真调查具有某些特征的对象，而对其他人则不重视或应付了事；③测量偏倚，如测量工具、检验方法不准确，检验技术操作不规范等，或工作粗心而导致的偏倚。

故在横断面研究中，需要注意：①抽取研究对象时，严格遵守随机化原则；②应答率一般应高于80%；③进行预调查；④统一培训调查员；⑤调查或检查方法标准化且前后一致；⑥调查后抽样重测等。

六、优点与局限性

1. **优点**　容易实施，科学性较强，研究对象代表性好，一次研究可观察多种疾病（事件）的患病状况及多种相关的可能影响因素。

2. **局限性**　一次横断面调查无法获得发病率或死亡率，难以确定暴露与疾病之间的因果关系，尤其是在开展大规模调查时，需投入很多人力物力。

（唐少文）

第七节 ｜ 病例分析

病例分析是临床医生最熟悉、最常用的一种研究方法。该方法可发现临床研究中容易忽略的问题，产生新的研究思路，更好地服务于患者，同时也反映研究者临床经验积累的水平以及对当前学科发展和相关领域研究结果的关注度。

一、概述

（一）定义

病例分析（case analysis）是对现有的临床资料进行归纳、分析并得出结论，或对某些临床新出现的疾病病因、表现或特征进行描述、分析、总结的一类研究。主要包括个案病例报告和病例系列分析等，这是临床医生日常工作中最为广泛应用且较为简单的一种描述性研究方法。

（二）特点

1. 以观察法为主要研究手段，主要通过观察、收集和分析相关病例数据，归纳和总结研究对象的特征。

2. 由于不设立对照组，仅能提供因素与事件之间的因果联系线索，但可为后续分析性研究打下基础。

（三）应用范围

病例分析在临床上应用较为广泛，几乎可以应用到临床的各个方面。如描述罕见或新发现疾病的临床特征、诊治方法和预后，展示新的手术方式和医疗革新，发现危及患者生命、少见的药物副作用，报告医疗事故、差错和经验教训，总结临床治疗和护理经验等。

个案病例报告是医学文献中最小的可发表单位，主要描述一种新的疾病或综合征，有部分疾病就是通过病例报告而得以认识和命名，如多发性骨髓瘤的发现。当一定数量的个案汇集到一篇文章中，就被称为病例系列分析，这可有利于发现疾病流行的端倪，了解药物的不良反应，如1981年洛杉矶发现多个艾滋病患者。个案病例可以简单地被考虑为偶然发生的事件，但病例系列发生时就要归因于某些潜在的可能原因了。如乳房硅胶植入与系统性红斑狼疮的可能联系。但这只能是线索,如果不做进一步检验和验证,往往会出现误判。事实上针对一种未知原因疾病的研究,常常是以个案报道及病例系列分析为起点的,病例分析仍是临床研究不可或缺的设计方案。当然,在某些情况下(如涉及伦理学问题),有对照的研究(队列研究、病例对照研究、随机对照试验)可能不适用或尚未开展,病例系列可能是唯一可及的研究证据。

二、设计模式

(一)个案病例报告

个案病例报告(case report)是对单个或少数几个病例的个人基本信息、临床和流行病学特征的描述、分析和总结。尤其在罕见和新发疾病的报道中最为有用,常常为新出现的疾病或药物副作用等提供第一手资料。

(二)病例系列分析

病例系列分析(case series)是对一系列或一组病例的人口学特征、临床和流行病学特征的描述、分析和总结。在设计时一般采用以下两种模式。

1. 连续病例系列分析(consecutive case series) 是将研究期间内所有符合条件的病例均纳入分析。

2. 非连续病例系列分析(nonconsecutive case series) 是将研究期间内部分符合条件的病例纳入分析。一般采用随机抽取这部分病例,以代表总体病例。

三、方案设计要素

实施病例分析时,首先是要根据临床观察和资料报道提出拟分析的问题,进一步查阅、了解与该问题相关的文献,阅读相关的病历记录,制订调查或随访内容,然后确定病例范围和研究期限,明确纳入和排除标准,以保证结论的可靠性。

(一)研究对象的选择

一系列或一组病例的选择往往要求是具有同样的治疗方案,以便分析治疗效果和药物副作用等;或选择诊断相同病例比较不同治疗效果和影响因素等。

(二)样本量的估计

原则上样本量是越多越有说服力。但要注意的是:倘若样本量过大时,要控制好系统误差。

(三)资料的收集

需要收集详细的人口学特征(如年龄、性别、种族等)、主诉、症状、体征、体格和实验室检查、既往史、家族史、诊断、治疗、药物反应和随访等重要信息。除病历和随访记录外,还可设计简要的调查表收集资料,对记录不清、项目不全的进行补充调查。

四、资料的整理与分析

一方面,可以观察干预措施对疾病的治疗效果和药物副作用等。如接受化疗的恶性肿瘤患者,观察其化疗的不良反应或并发症的发生率、发生时间、严重程度和恢复时间等。另一方面,还可从已获得结果中分析和总结可能的病因或干预措施的效果。例如在肺癌患者中,调查吸烟的历史。从高血压患者并发症分析中评价降压药的作用和效果等。另外,要根据具体病例分析的研究目的进行相应的分析和总结,重点是分析研究中的新发现和对临床实践的应用价值。

结果分析中,计数资料常采用率、比表示,计量资料则用均数 ± 标准差表示,并以 95% 置信区间来表示结果的可信度。

五、注意事项

因第一时间报告了新出现的或不常见的疾病或疾病不常见的临床表现,个案病例报告常为医学界所重视,从而可能形成某种新的假设。所以个案病例报告一般首先要说明此病例值得报告的原因,提供所报告病例是罕见病例的证据或指出病例的特别之处;其次要对病例的病情、诊断治疗过程、特殊情况处置等详加描述,并提出各种特殊之处的可能解释;最后要进行小结并指出此病例报告给作者和读者以怎样的启示。

病例系列分析一般用来分析某种疾病的临床表现特征,评价预防、治疗措施的效果,也可以发现以往工作中存在的问题,为进一步研究提供线索,并能显示某些病变自然进程的规律性,提示研究的重点和方向。因此,病例系列研究对象选择非常关键,在无法按照纳排标准连续纳入所有病例的情况下,就需要随机选择代表性病例。此外,纳入病例若来自多个医疗组或多家医院,由于记录质量不一,参与医生较多,偏倚发生风险高,其资料的真实性和可靠性也相对较差。

六、优点与局限性

1. **优点**　研究容易实施,节省人力物力,短期易出结果,常常是很多临床分析性研究和试验性研究的基础。在个别情况下,设对照组可能没有必要,病例系列报告就能很好说明问题。例如,调查出生 1 个月内婴儿死亡的原因时发现有很多婴幼儿是由于头部跌落在地板上所致,此时就没必要设置对照组、开展验证性研究。再比如,链霉素治疗结核性脑膜炎,不治疗是致命的,那么存活率的提高就是显著效果的体现。

2. **局限性**　缺乏对照组,大多情况下研究结果的说服力不强。不能控制选择偏倚和混杂因素对结果的影响,使研究的结果论证强度弱,重复性差。

(唐少文)

第八节 ｜ 真实世界研究

一、真实世界研究的背景及概念

真实世界研究(real world study,RWS)指针对预设的临床问题,在真实世界环境下收集与研究对象健康状况和/或诊疗及保健有关的数据(真实世界数据)或基于这些数据衍生的汇总数据,通过分析,获得药物或器械的使用情况及潜在获益-风险的临床证据(真实世界证据)的研究过程。

真实世界研究设计包括观察性(非干预性)研究设计和干预性研究设计(如实用性临床试验)。实用临床试验(pragmatic clinical trial,PCT)又称实效临床试验,是在尽可能接近真实临床实践下开展的临床试验,是介于传统的随机对照试验(randomized controlled trial,RCT)和观察性研究之间的一种研究类型,属于干预性研究。单臂研究设计是一种特殊的设计形式,其研究组可以是干预性的,也可以是观察性的,其外部对照通常基于真实世界数据而设定,当 RCT 难以执行或存在重大伦理问题时,或是针对生命威胁、反复发作、无药可医或极为罕见的病症,方可采用此方法。

RCT 因其高度的内部一致性和严格的试验条件控制被认为是循证医学中的"金标准",但同时其高成本、短周期、苛刻筛选条件等限制了外部真实性。相比之下,RWS 作为一种"效力研究",强调在真实临床环境中开展、患者群体(包括老年人、孕妇和少数民族等)广涵盖,实际干预措施包括药物组合、不同剂量和给药频率等多样化,着重于研究结果的广泛适用性和外部有效性。此外,由于某些公共卫生问题涉及伦理和可行性考虑,不能开展 RCT,取而代之的是 RWS。

随着时代的进步,RWS 在医学研究领域的重要性逐渐得到了认可和接受。2016 年 12 月出台的美国《21 世纪治愈法案》允许美国 FDA 在某些情况下使用真实世界数据(real world data,RWD)作为医疗器械和药物上市后研究以及新适应证审批的依据。2019 年 5 月中国国家药监局药品审评中心也发布了关于使用 RWS 作为循证证据的征求意见稿。2023 年 2 月 16 日中国国家药监局药品审评中心相继发布《真实世界证据支持药物注册申请的沟通交流指导原则(试行)》和《药物真实世界研究设计与方案框架指导原则(试行)》,科学指导 RWS 合理设计,促进真实世界证据在药品注册申请中的应用实践。

二、真实世界数据与真实世界证据

研究者基于 RWD 开展 RWS,其研究结果可形成真实世界证据(real world evidence,RWE)。因此,RWS 并不等同于 RWD,而是将 RWD 转化为 RWE 的规范路径和标准程序。它是让 RWD "说真话"的必由之路,更是真实世界研究的核心内容。由于 RWD 来源广泛且格式复杂,开展任何 RWS 都离不开 "数据采集→数据汇总→数据清理和提取→统计分析→研究结论" 等数据治理过程。同时,基于研究目的和具体问题,通过高质量 RWS,形成药械、疾病或政策研究相关的证据,进而指导临床、公共卫生或社会保障等工作的开展(图 4-7)。

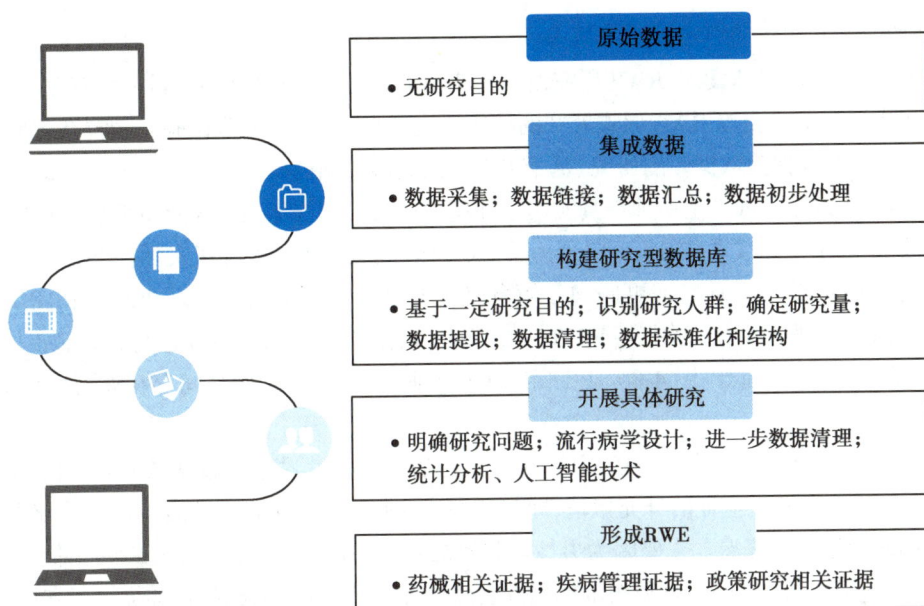

图 4-7　研究型数据库构建及 RWE 形成过程

RWD 来源广泛,包括基于社区的电子健康档案和基于医院的电子病历、来源于医院或注册登记点的疾病登记数据、移动设备端数据、患者报告结局数据(patient-reported outcomes,PROs)以及医保数据等。RWD 大多为现实背景下的观察性数据,不具备目的性;其原始数据可能为文字、图像、链接等多种格式;数据产生频率高、动态变化且数据量人;由于缺乏随机化,可能存在多种偏倚。因此,RWD 提取需要结合高效的采集模式。目前,越来越多研究利用自然语言处理和机器学习等方法来识别不同来源的电子健康记录。

规范报告 RWS 将有助于提高报告透明度、可重复性和评估其对于指导决策的有效性。依据哈佛医学院发布的《利用非结构化电子健康记录生成真实世界证据的报告规范》,提倡通过以下措施增强报告透明度。

1. 研究方案注册　全面注册研究方案,包括目标、设计和方法,以提高流程透明度和可重现性。RWD 的分析计划应与研究方案同步确定,如有方案修订也应与审评机构沟通后递交更新后的计划书。

2. 数据特性描述　详细描述数据来源、类型及预处理和清洗步骤,以确保方法论透明,包括采用的数据模型和数据标准、缺失数据的处理方法、减少或控制使用真实世界数据带来的潜在偏倚所采取的措施、质量控制和质量保证、适用性评估等。

3. 研究设计明确化　清晰阐述研究队列选择和抽样框架的建立方法,包括采样策略和定义。

4. 结局事件和参考标准　向审查人员提供结局事件和参考标准的清晰定义,以及数据集的细节。

RWD 分析遵循一般的统计学方法。首先应根据预设临床问题,估计样本量,定义目标人群数据集。对于回顾性研究,需根据数据的可及性、伦理、合规、代表性、关键变量完整性和源数据活动状态等维度初步评估和选择源数据,判断其是否满足研究方案的基本分析需求,若是前瞻性研究则跳过此步。随后是对满足适用性的源数据进行数据治理,包括数据安全性处理、提取数据、多源数据同构化后合并、数据脱敏、追踪捕捉缺失值、处理异常和重复数据、数据格式转化、数据质控和存储等,从而完成数据集合。在数据分析中,首先应对研究基线变量(所有指标/变量,包括终点变量)进行描述性和异质性分析,并根据变量特征合理选择统计方法。然后围绕终点变量进行主分析并详尽阐述结果,包括但不限于统计假设、非调整分析和调整分析结果、协变量描述、混杂因素的识别与匹配方法、生存分析、亚组分析、模型的敏感性分析和定量偏倚分析、安全性分析等,最终根据研究结果形成指导药物/器械使用、疾病管理或卫生政策的 RWE。

三、真实世界研究的主要类型

随着 RWS 领域的迅速发展,RWS 研究设计框架和类型已逐步形成体系,目前已有完善的操作规范和应用指南。目前主要以 RWS 形式展开的临床研究类型有:实用临床试验、注册/登记研究、基于电子健康档案或医疗保险数据库的研究、基于患者个人健康数据的研究等。

1. **实用临床试验** PCT 是一种在真实医疗环境中比较不同临床治疗策略的实验性研究,侧重于评估实际效果、安全性和成本等,比 RCT 更为灵活、操作性更强、更贴近临床实际。

为了更好地判断一个研究是更倾向于解释性还是实用性,Thorpe 等人开发了 PRECIS 量表,随后研究者对量表进行修订,制定了 PRECIS-2 量表,根据 9 个指标对研究进行评价,如入选标准、对象招募、随访、主要结局等(图 4-8)。PCT 和 RCT 并非完全对立,它们之间存在连续性和中间状态(图 4-9)。

近年来,PCT 在医学各学科中的应用越发广泛。基于真实世界用药数据,2019 年 4 月 4 日 FDA 首次批准了哌柏西利新适应证的补充申请,即与芳香酶抑制剂或氟维司群联合应用于治疗男性 HR$^+$、HER2$^-$ 晚期或转移性乳腺癌。主要因为男性乳腺癌的发病率极低,乳腺癌临床试验很难招募到男性患者,而基于医疗系统及保险数据里提取的男性乳腺癌患者 RWD 为新药的批准提供了支持。

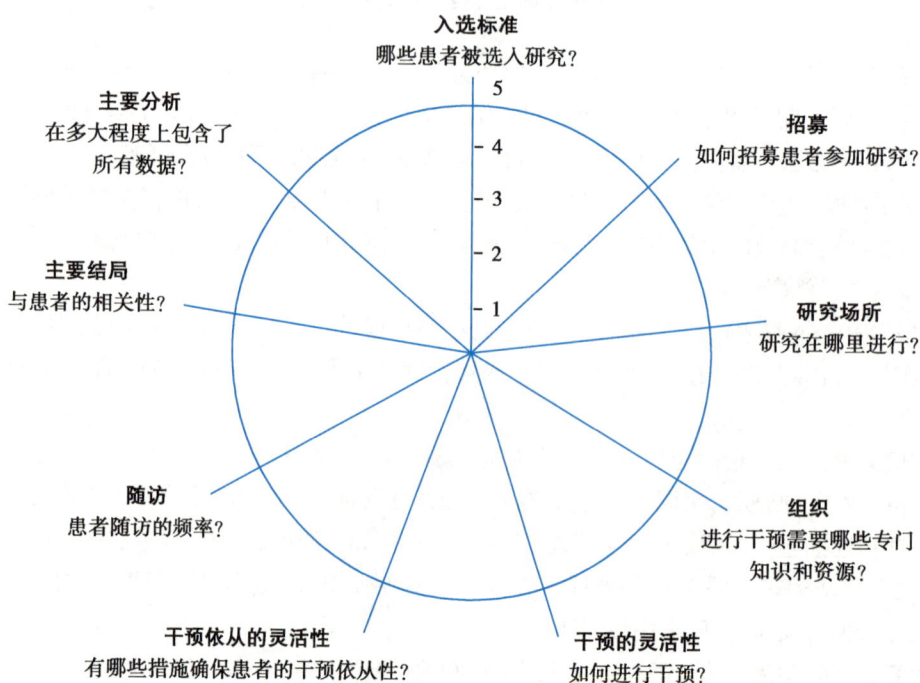

图 4-8 PRECIS-2 车轮图

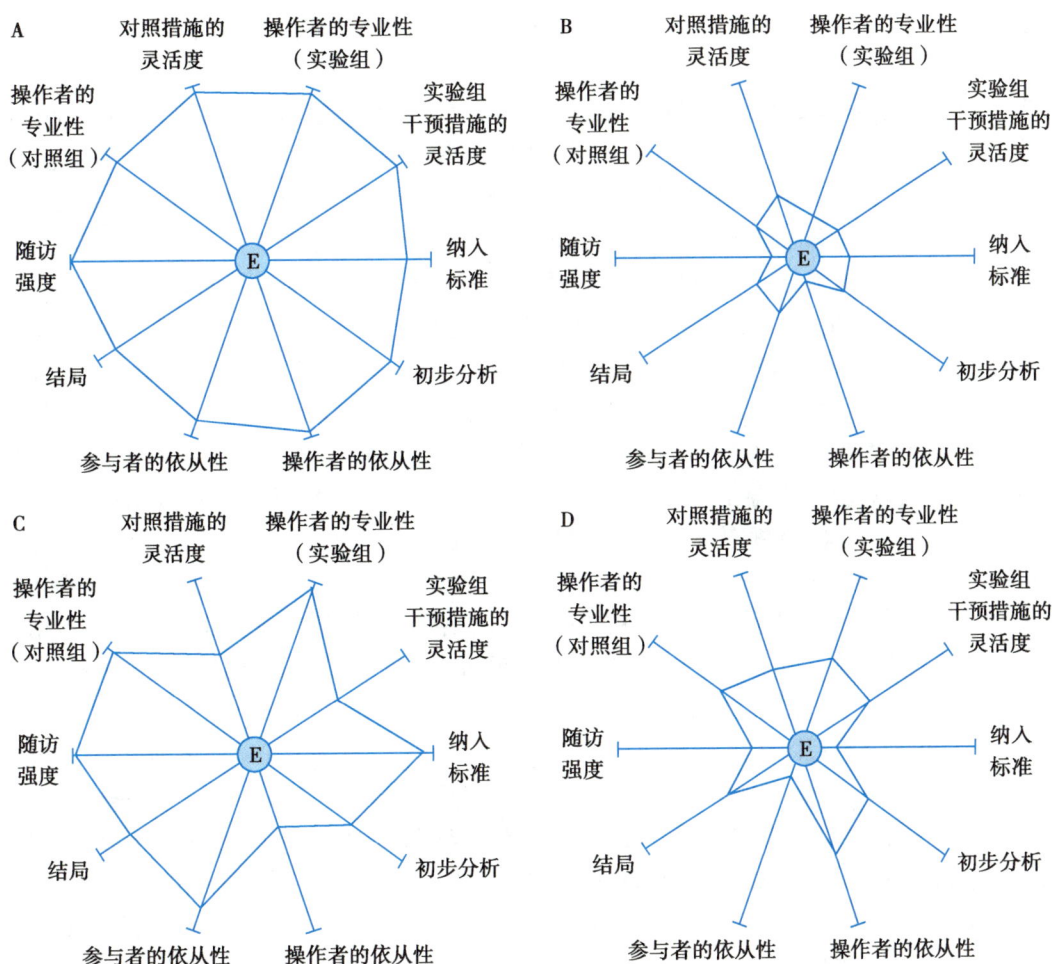

图 4-9　基于 PRECIS 量表对不同研究的实用性与解释性进行的评估

A：纯粹实用临床试验 / Absolute PCT；B：纯粹随机对照研究 / Absolute RCT；C：偏向实用临床试验 / PCT-leaning；D：偏向随机对照研究 / RCT-leaning）。

2. 注册/登记研究　注册/登记研究指基于有组织的健康信息系统，通过观察性研究方法系统地收集数据，进而评估特定疾病、状况或暴露群体的结局指标。注册/登记研究大多是前瞻性的，特殊情况下也可采用回顾性数据采集。其研究对象可以多样，包括使用特定医疗器械的患者、有特定疾病或接受特定治疗的患者等。

随着 RWS 的兴起，注册/登记研究被广泛用于药物和医疗器械的上市后的疗效与安全性评估、特定治疗方法的效果和经济学评价，以及患者的长期预后评估等。在国外，从 1998 年开始，美国癌症协会、疾病预防控制中心、国家癌症中心及北美癌症登记中心协会联合每年对美国的肿瘤发病率和患病模式进行定期更新与分析。这些数据为政府和卫生行政部门在癌症研究政策制定中提供了宝贵的参考。荷兰于 2008 年建立了初始治疗后患者报告结局和长期随访评估注册平台（patient reported outcomes following initial treatment and long-term evaluation of survivorship，PROFILES），用以收集全国范围内初始治疗后恶性肿瘤患者 PROs 及其长期随访情况。

在我国，注册登记研究涉及癌症、脑卒中、心血管疾病等关键领域，近年来展现出持续增长的态势。2002 年全国肿瘤登记中心成立，持续性地收集和分析全国范围内的癌症数据。截至 2019 年，我国的肿瘤登记中心数量已达到 574 个。依托这些肿瘤登记数据，研究人员能够追踪癌症发病率和死亡率的长期趋势，深入研究癌症的潜在危险因素，为制定与评估癌症防控策略提供强有力的数据支撑。2012 年 6 月由国家卫生健康委发起的"中国消除乙肝临床研究平台 CR-HepB"，在国内建立统一的乙肝随访与临床科研平台，为开展乙肝规范化诊治、长期随访和临床研究提供了宝贵的信息。

2016 年我国启动的重大慢性疾病国家注册登记研究,已涵盖心血管疾病、脑卒中、糖尿病及慢性肾病等领域。

3. 基于电子健康档案或医疗保险数据库的研究 目前基于体检机构和医院信息系统的电子健康档案数据以及医疗保险支付数据被广泛应用于 RWS。体检机构积累了大量的健康检查信息,医院信息系统提供了包括药物使用和临床结果在内的各类疾病的诊疗数据,医疗保险系统则包含患者医疗服务使用、处方、结算和医疗索赔等结构化数据。基于此类数据的研究不仅有助于描述疾病的流行病学特征和评估医疗措施的实际效果,还可以进行卫生技术评估和药物经济学研究。

例如,为评估真实世界中托法替尼治疗类风湿性关节炎的安全性,研究人员使用美国医院信息系统、保险理赔系统和某大型真实世界研究数据库的数据,建立了一个包含 1 万余名托法替尼治疗组患者和 7 万余名使用肿瘤坏死因子抑制剂治疗的对照组样本,样本规模远超过既往 RCT。分析结果显示,两组在恶性肿瘤发生风险上没有显著差异,支持了托法替尼治疗的安全性。此类研究表明,基于大数据的 RWS 可以有效地探索上市后药物或诊疗措施的有效性、安全性和经济性。

4. 基于患者个人健康数据的研究 个人健康监测数据可通过移动设备(如智能手机、可穿戴设备)实时采集个体生理体征指标。这些数据常产生于普通人群的自我健康管理、医疗机构对慢病患者的监测、医疗保险对参保人群健康状况评估的过程,通常存储于可穿戴设备企业、医疗机构数据库以及商业保险数据系统等。由于可穿戴设备在收集生理和体征数据方面具有便利性和即时性等优势,与电子健康数据衔接可形成更完整的真实世界数据。

南方医院侯金林教授团队在 2015 年启动了一项全国多中心、前瞻性真实世界研究:乙肝母婴零传播工程(XBK 项目),研究者创新性地研发了一款智能移动医疗工具“XBK”手机应用软件,对乙肝孕妇及新生儿的各项实验室检查结果、疫苗接种情况、用药情况的相关数据信息进行全面采集,并在随访期间对人群进行追踪管理,规范孕妇对乙肝的治疗及婴儿的疫苗和乙肝免疫球蛋白的接种。该研究分析结果显示,按照标准流程管理组的 HBV 母婴传播率显著低于未按照标准流程管理组,并且这一干预措施在不同地域、经济水平及就诊医院类型和等级的患者中均具有良好的可推广性和有效性。这一研究结果已被 WHO 乙肝母婴阻断指南引用。

四、真实世界研究的局限性及对策

RWS 证据已经作为较高等级的循证医学证据,用以支持获批药物或医疗器械进行扩大其适应证、监测其上市后安全性以及支持已获批临床试验结果的需求,为医学决策提供了更为真实的、基于实际临床经验的数据。然而,RWS 也不可避免存在一定局限性。

1. 数据质量的局限性及对策 由于真实世界数据多源于非科研目的的日常记录,因此在数据质量、完整性、标准化和偏倚方面存在挑战。数据不完整、关键变量缺失、记录不准确、数据修正困难等问题,会造成数据质量上的缺陷;同时于各种真实世界数据来源之间相对独立和封闭、数据管理系统种类繁多、数据存储分散且数据标准不一致、数据横向整合和交换存在困难,造成数据碎片化和信息孤岛现象突出。尤其是国内不同医疗机构大多使用非统一的商品化电子病历系统,几乎无法进行国家级的电子信息档案数据研究。

为解决这些问题,首先需要政府层面的支持,加快全国范围内各类注册登记研究平台和电子健康信息平台的建设,为大范围的数据采集和多源数据合并提供可能。在研究者层面,需要开发先进的统计学方法进行数据清洗和转化、偏倚校正和人群分层,利用人工智能和机器学习技术进行深入大数据分析。

2. 伦理隐私的局限性及对策 真实世界研究所涉及的数据涵盖了患者多方面信息,从基本的个人信息、病历、治疗数据到遗传信息等。这无疑涉及个人隐私和数据安全的问题,因此研究设计的合理性、数据的合规性和安全性都极为重要,需要在开展前及过程中得到监管和优化完善。

为确保这些数据的安全和隐私得到充分保护,需要考虑以下方面,一是建立完整的质量管理体系,指导相关机构在研究开始前对真实世界数据治理计划书和整个项目研究计划进行预审核,规范研究内容;期间如有修改,也应该经审批后执行。二是需建立严格的数据采集、存储、使用、传输和销毁的操作标准流程,建立人员管理及监控制度,采用加密技术保证数据在收集、提取、传输和存储过程中的完整性、保密性、可追溯性,使用介质传输的,应对介质实施管控,并建立相应的访问控制机制,对访问记录进行审核、登记、归档和审计,各种记录能够被安全存储并建立访问机制。三是监管机构应逐步完善真实世界研究伦理相关的法律法规,为合规真实世界研究的开展提供明确的法律支持。

(黄　建)

第九节 | 外科临床研究中的科研设计、测量与评价

以设计、测量、评价为核心的临床科研方法学(DME)成为临床研究的三大基础。但鉴于临床研究中的复杂性,特别是由于临床专业背景不同,研究中可能会遇到一些特殊的问题,尤其是以手术作为主要治疗手段的外科性专业。正确认识和解决这些专业研究中的特殊问题,减少临床研究中潜在的偏倚和混杂因素、确保临床研究结果的真实可靠,是本节重点阐述内容。

一、外科专业的特殊性容易导致的一些认识偏差

(一)重视手术技术但对手术指征缺乏严格的科学评价

外科是应用医师个人的手术技术治疗疾病,医师之间或每个医师在成长的不同阶段,手术技巧和技术熟练程度存在差异。往往评价医师的技术水平是强调能做什么难度的手术,而不是临床的疗效。导致了外科医师特别对手术技术感兴趣,有些不成熟的新技术,特别是手术技术在严格科学评估之前就被引入临床,而对于治疗的适应证缺乏科学的标准,造成手术技术的滥用。例如胰腺头部的良性囊性肿瘤,肿瘤较小的可以观察,较大和有潜在恶变可能的肿瘤,应该实施保留器官的局部切除或保留十二指肠的胰头切除,即在切除病灶的同时,保留消化道的连续性,确保生命质量。但有医师为了达到实施某一手术技术目的,对小的、良性的囊性肿瘤做了胰十二指肠切除术,这是典型的为了技术而手术。

(二)重视治疗过程而忽略了临床疗效的科学性评价

外科医师乐意展示自己的手术技术和技巧,并重视把这些技术用于临床的治疗过程中。结果是做了多例高难度的手术,却没有重视用科学的方法对手术治疗的疗效作出客观评价,以至于这些手术技术难以推广或导致争议。这一情况可从发表的临床研究结果中见到,如描述性研究、回顾性研究在外科临床研究中比例过大,而高质量的前瞻性临床研究并不多见。

(三)重视手术安全但忽略手术安全性的科学评估

外科手术技术是用来治疗疾病,但同时手术本身也会导致创伤性损伤。外科医师特别重视规避手术创伤带来的手术并发症风险,但对规避风险的认识,多数是基于感性的临床经验积累,少有前瞻性、系统性的科学研究基础,鲜有对围手术期发生的病理变化所做的研究。

(四)重视手术治疗而忽略药物治疗

解决各种临床遇到的问题,而忽略了药物或其他治疗的预防和治疗价值。外科医师实施的药物相关研究稀少,有些手术适应证长期并无大的变化,就是此类情况的一个反映。如一些外科医生很少关心恶性肿瘤的辅助治疗价值,对一些根据术前影像学等检查评估不能确保手术达到根治性切除的肿瘤,应实施新辅助化疗后再手术。对此类患者直接手术,可能会让其丧失本可以获得更好预后的机会。

二、外科临床研究的难点与解决方法

为了提高外科医师科学的临床研究意识,让一些疗效好、并发症少的手术新技术得到推广和应用,除了掌握临床科研的设计、测量和评价总的原则外,根据外科临床特点,外科性临床研究还需要重视以下几个方面。

（一）干预措施（手术）的一致性

临床对照试验关键的一点是试验组所有受试对象接受的干预措施是相同的，同样，对照组所有的受试对象接受的对照措施也应一致，即无论试验组还是对照组在组内接受的干预措施都应相同。但就外科性研究，特别是手术作为干预方式的疗效研究而言，情况可能复杂得多。要避免外科研究中常见的干扰和沾染偏倚，首先要解决外科性干预（手术）的一致性问题。例如在胰腺癌扩大手术是否比传统标准手术有更高生存率研究中，无论完成的标准手术（对照组）或扩大手术（试验组）的手术质量，参与研究的外科医师的手术技术水平都应无明显的差异，这是实施外科性临床研究的前提。

参与研究的每位医师实施同一手术式如何做到基本同质呢？即确保外科手术的一致性呢？首先在确定手术干预方式后需要拟定手术规范，在规范中对手术的任何重要细节均应详尽描述，比如手术切除器官标准的要求，周围软组织（包括淋巴结、神经组织和脂肪组织）清扫的范围，比如各组淋巴结清扫的顺序和组别。使参加试验的医师在手术实施中的质量有证可查、有据可依；第二需要做试验前培训，对手术的每个细节都要详细讨论，做到参加试验的医生对手术的理解达到相对一致，同时要求术者均应在进入试验前达到试验对手术标准的要求；第三要通过手术观摩、录像等手段对拟参加研究的外科医师进行培训，并在现场或通过手术录像视频对手术者进行手术水平评估，以确定参与者是否达到技术要求，只有达标者方可参加试验；第四采用独立者对各参与试验的手术者进行一致性评估，要求参加试验的外科医师技术水平一致性良好（如 Kappa 值≥0.6），才可开始临床试验。一致性指标 Kappa 值的意义和评价方法可参考相关专著。

（二）外科研究中的盲法问题

盲法是减少测量性偏倚的技术手段，但涉及外科手术治疗的临床试验难以采用盲法，即多为开放式临床研究。主要原因是手术为高风险操作，新术式的采用必须获得患者及家属的知情同意，包括手术治疗的具体环节、可能的效果和并发症的发生等，否则有悖伦理和法律；另外试验的设计者和参与者往往也是干预措施（手术）的执行者和疗效的观察记录者。那么外科临床研究如何避免或降低非盲法带来的偏倚对临床试验结果的影响呢？第一，试验的观察指标应采用客观数据，而不宜采用主观性指标。客观指标包括围手术期手术死亡率和并发症发生率、术后生存时间、实验室数据（生理和生化）等，这些指标几乎不受主观因素的影响。第二，进行病理检查和统计分析时采用盲法。第三，对一些外科围手术期重要的观察项目如引流液的性状和量、疼痛评分的量化等宜交由独立观察者完成。采取上述方法可以最大限度地减少非盲法带来的偏倚。

（三）统一的手术适应证与试验的可比性

外科临床常常将一些手术新技术或改良术式与传统技术或术式进行比较研究，如比较腔镜胰十二指肠切除术和开腹胰十二指肠切除术治疗胰头肿瘤的效果是否相同或哪种技术治疗效果更好，虽然手术术式相同，治疗的疾病相同，但采用的技术手段不同。由于技术本身的限制，特别是在技术尚未完全成熟阶段，较晚分期的患者采用腔镜技术实施胰十二指肠切除术可能存在较高的风险，医师更倾向于开腹手术。因此腔镜胰十二指肠切除术治疗胰头癌的适应证更为严格或保守，而开腹胰十二指肠切除术治疗胰头癌的适应证则相对宽松，因此，二者的手术适应证可能存在差异，若实施非随机对照研究，按各自手术适应证纳入的患者则存在疾病分期上的差异。这样的研究结果可能缺乏可比性。因此进行手术技术比较时，手术适应证作为纳入标准时应该严格统一，以保证所有进入试验的研究对象基本上是属于同一疾病阶段的患者，这样的临床研究中每组之间才具有可比性。否则腔镜治疗组胰头癌患者可能分期较早而开腹手术患者可能分期较晚，而得出错误的结论。在这些研究中，详细交代手术适应证是保证外科临床试验具有可比性和试验价值的重要内容。

（四）外科临床研究中的样本量问题

样本量是临床研究所需要的研究对象（患者）例数，基于这个样本量的研究结果基本可以代表研究对象总体的客观性质和效应特征，又不至于存在影响研究结果与总体实际情况误差过大的风险。样本量过小，研究结果可能难以反映总体的实际情况，样本量过大，不仅延长了研究时间，并造成人力资源浪费和成本增高。通常样本量根据具有临床价值的效应值作为试验组与对照组的假设性差异水平值，以及容许的低水平概率错误水平（包括Ⅰ型错误 α 和Ⅱ型错误 β），并依据设计研究方案的性质，选择相应的估算公式进行计算。

现有条件下，某些恶性肿瘤临床治愈率仍然很低，有的肿瘤 5 年生存率甚至低于 10%。例如胰腺癌由于特殊生物学特性，长期生存率很低，5 年总生存率约为 5%，治愈希望仍然是手术切除为主的综合治疗，若缺乏手术切除的基础，患者几乎丧失了长期生存的机会。目前由于化疗药物和方案的进步，胰腺癌新辅助治疗和转化治疗正在兴起，但是否有助于提高胰腺癌切除后的长期生存率尚有待研究。确定新辅助治疗和转化治疗的价值，需要进行一个前瞻性临床对照研究，将新辅助或转化治疗后再实施胰腺癌根治性切除的患者（试验组）与直接实施根治性切除的患者（对照组）进行比较以获得研究结论。以华西医院近期统计的胰腺癌手术治疗的 5 年生存率 15% 为例，在临床研究设计阶段发现，假设实施新辅助和转化治疗后再行根治性切除术可以将目前直接接受胰腺癌手术的患者的 5 生存率由 15% 提高到 20%。根据两样本率比较的估算公式计算的样本量：

$$n = \frac{(Z_\alpha + Z_\beta)^2}{\left[\left(\sin^{-1}\sqrt{P_e} - \sin^{-1}\sqrt{P_c}\right)^2\right]}$$ 式（4-26）

$n = (1.96 + 1.281\,6)^2 / \{2\left[\sin^{-1}\mathrm{sqrt}(0.20) - \sin^{-1}\mathrm{sqrt}(0.15)\right]^2\} = 1\,208$，即试验组和对照组各需 1 208 例胰腺癌患者，这是一个非常庞大的样本量。尽管胰腺癌死亡率很高，在北美和中国分别占肿瘤死亡率的第四和第六位，但其发病率并不高，短时间内募集到足够的样本量并非易事，整个研究周期可能很长，这对于临床研究来讲并不现实。这就提出了一个问题，这样的研究能不能做？如何做？目前临床研究解决这一问题最佳的方法是多中心协作研究，利用多中心优势在合理的研究时间内完成这一临床研究，得出科学的结果和结论。如果只是单个中心的临床研究，在研究期内未能募集足够样本量的研究对象，可能有三个结果，一是试验组的确大大提高了胰腺癌治疗后的长期生存率，并明显高于预期，并且与对照组的生存率有统计学意义上差异。二是试验组长期生存率的确得到提高，如达到 20% 的预期 5 年生存率，但由于样本量低于设计计算的样本量，差异并没有统计学意义。三是试验组的长期生存率未能提高，其 5 年生存率与对照组基本上在一个水平上。第一个结果可以明确作出有效的结论。但如何看待第二和第三个结果呢？从临床上来讲，胰腺癌是预后极差，是治疗效果最不理想的肿瘤之一，新辅助和转化化疗后再手术能将 5 年生存率由传统手术治疗的 15% 提高到 20% 左右，是非常重大的进步和具有重要的临床意义，但限制于样本量，差异并无统计学意义。对于这样的结果，应该根据疾病本身的特点作出科学的结论。在这个例子中，胰腺癌生存率有 5% 的提高意义重大，很难用误差来解释，对此更应该看重其临床意义。因此尽管没有统计学意义，其仍然对新辅助和转化治疗的有效的结果有确定的价值。对于第三种结果，若样本量接近设计要求的样本量，可认为新辅助和转化化疗对胰腺癌切除治疗的长期生存率影响不大。反之，需要谨慎给出无效的结论。

综上，外科性质的临床研究有一些特殊性，需要研究的设计者和实施者对这些特殊性在研究的设计、测量和评价时予以科学合理的处理，才能得出真实可靠、有价值的研究结果。

（刘续宝　罗　坤）

本章思维导图　　　　本章目标测试

第五章 | 医学研究证据的检索

本章要点

1. 证据检索的基本步骤。
2. 证据资源的分类与常用证据资源。
3. 循证临床实践、系统综述时的检索数据库选择、策略制定及调整。

循证医学的基石是医学研究证据,针对具体的临床问题,如何快速、精准或全面地获取证据,对于进行循证临床决策以及二次研究证据整合都是至关重要的,因此需要掌握医学证据检索的知识与技能。

第一节 | 证据检索的基础知识

一、证据检索的基本步骤

无论出于何种检索目的,查找医学证据的过程都基本相同(图 5-1)。其主要步骤包括:①明确与分析临床问题;②选择适合的数据库;③确定检索词,制定检索策略,进行初步检索;④评价检索结果:若检索结果不符合要求,则需调整检索策略或重新选择数据库;⑤输出最终检索结果。其中选择数据库、确定检索词和制定检索策略是证据检索的关键环节,需要人们熟练使用相关数据库,依据临床问题选择合适的检索词,并能够根据检索词和选用数据库的检索途径制定出合理的检索策略,从而获得满意的医学证据。

二、证据资源

(一) 证据资源的分类

早期的医学证据资源主要是纸质的专业书籍、期刊、印刷版的检索工具书,但近几十年来随着计算机与网络信息技术的飞速发展,越来越多不同类型的网络资源不断涌现。根据临床问题的类型,医学证据资源可分为病因、诊断、治疗、预后等证据资源;依据具体的证据类别,可分为系统综述、临床实践指南、卫生技术评估、随机对照试验等证据资源;根据获取渠道,可分为公开发表的文献证据资源、灰色文献证据资源、网络信息资源等;按照证据所采用的研究方法,可将证据资源划分为原始研究证据资源和二次研究证据资源;按照收录的证据是否经过事先的评价,证据资源分为未经事先评价的证据资源和经过事先评价的证据资源两类;而按照收录证据的加工深度划分,又可将经过事先评价的证据资源用"6S"金字塔结构进行分级分类表示。

2009 年加拿大医学信息学家 Brian Haynes 等提出了"6S"金字塔模型,该模型是一种对事先评价的证据资源进行分类的经典方法(图 5-2)。金字塔中的每一个"S"代表一类证据资源,自下而上依次

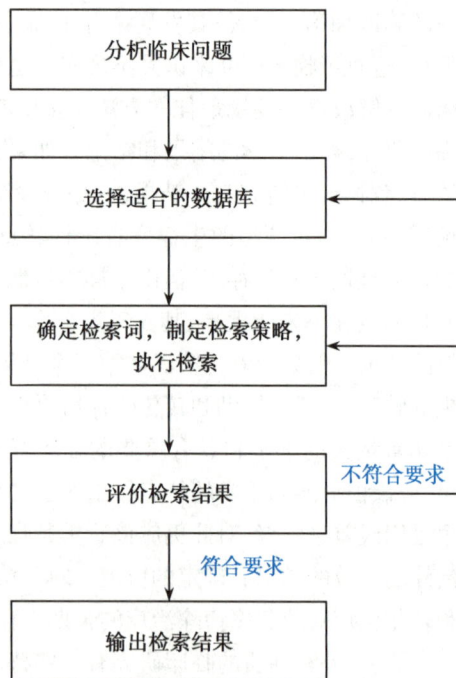

图 5-1 证据检索的基本步骤

是原始研究库（Studies）、原始研究摘要库（Synopses of studies）、系统评价库（Syntheses）、系统评价摘要库（Synopses of syntheses）、证据总结库（Summaries）、计算机决策支持系统（Systems）。

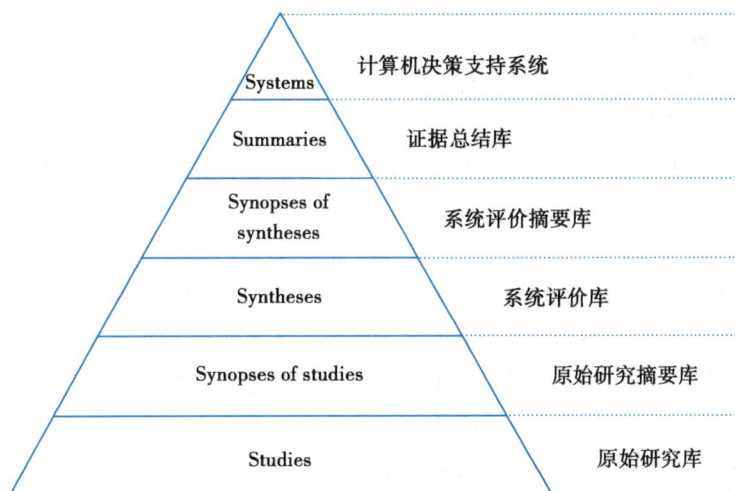

图 5-2　经过事先评价的证据资源的"6S"等级分类模型

1. **原始研究库**（Studies）　原始研究是指研究人员针对某一研究问题,设计及实施研究方法,收集和分析一手资料,并撰写出来的研究报告。需要强调的是,经过事先评价的原始研究库存储的是经过精选的、满足严格评价标准的高质量原始研究,此类代表性资源如 EvidenceAlerts。

2. **原始研究摘要库**（Synopses of studies）　这里提及的原始研究摘要有别于论文原作者提供的摘要形式,而是一些学者遵循严格的文献质量评价标准,对重要的原始研究从方法学和临床重要性两方面进行评价,筛选出高质量原始研究,后重新撰写出的结构式或内容更加丰富的摘要形式,有的原始研究摘要还附上专家推荐意见。如 ACP Journal Club 是一个提供高质量原始研究摘要的证据源。

3. **系统评价库**（Syntheses）　系统评价又称系统综述,是指围绕某一特定问题,系统全面地收集所有发表或未正式发表的研究结果,遵循正确的文献质量评价原则,筛选出符合纳入标准的研究文献,并对其进行定量或定性分析、综合,最终得出可供临床决策使用的可靠结论。截至目前,系统综述数量非常多,可以查询的系统综述资源也较多,如专门的系统综述资源有 Cochrane 系统综述数据库、JBI 系统综述与证据应用报告数据库等。

4. **系统评价摘要库**（Synopses of syntheses）　系统综述摘要是学者们将系统综述按固定格式提炼撰写而成的摘要,其可读性好,利于临床医务工作者在短时间内高效获取相关实践的证据信息。目前系统综述摘要的数量有限,分布较为零散,不易全面检索。可利用的代表性系统综述摘要资源有 ACP Journal Club、Cochrane 临床解答（Clinical Answers）等。

5. **证据总结库**（Summaries）　证据总结是基于不同临床主题的全面证据总结。这个层级的证据资源类型又可细分为临床实践指南库和循证知识库。

临床实践指南是由专业学会组织专家依据系统综述等最佳证据,制定和发布的具有权威性、对临床实践有重要指导意义的规范标准。临床实践指南汇集了大量的证据,提供某个专题的全流程建议。但指南的数量有限,涉及的主题常常比较宽泛,主要来源于各类指南网、学术组织,如国际指南协作网（Guidelines International Network, GIN）、英国国家卫生和临床示范研究所（National Institute for Health and Clinical Excellence, NICE）的临床实践指南库;指南也会在期刊上发表,因此也可以通过一些医学文献数据库进行查询。

循证知识库中存储的是专家们围绕特定的疾病或状况,收集、归纳、总结已有证据,形成的相关背景知识和推荐意见,有的知识库还提供证据的等级或推荐强度。常用循证知识库有 UpToDate 临床顾问、BMJ Best Practice、DynaMed 等。

总之,证据总结库检索到的证据经过评价和总结,通常可以直接应用于临床,极大节约临床医生的时间,成为循证临床实践的首选,但其主要缺陷在于绝大多数证据总结库使用需要付费,且涉及的疾病或场景较少。

6. 计算机决策支持系统(Systems) 计算机决策支持系统针对各种临床问题,集成、整合并持续更新所有相关和重要的研究证据,形成循证知识库;另一方面,将医院信息系统、电子病历与循证知识库整合,进而通过特定的算法或程序主动向医务人员提供关于患者的诊疗、用药及保健等方面的决策建议,是最高等级的证据资源。计算机决策支持系统尚处于初级阶段,目前临床实际应用的系统相对较少,较为成熟的系统不多,需要付费。

(二) 常用的证据资源

经过多年发展,目前各证据资源大多已逐步建成较全面地收录各类型证据的系统或平台。对于同一个证据资源库(如 MEDLINE 数据库),可能有不同的检索平台提供检索的入口,相应的检索途径、检索技术以及检索结果展示可能不尽相同。下面主要介绍循证医学领域常用的证据资源。

1. Cochrane 图书馆 Cochrane 图书馆是全球领先的循证医学资源,其归属于英国 Cochrane 中心。Cochrane 图书馆有三个高质量的数据库:Cochrane 系统综述数据库(Cochrane Database of Systematic Review,CDSR)、Cochrane 对照试验中心注册库(Cochrane Central Register of Controlled Trials,CENTRAL)、Cochrane 临床解答(Cochrane Clinical Answers,CCA)。

(1)Cochrane 系统综述数据库:是医疗保健领域领先的系统综述资源,提供根据《Cochrane 干预措施系统综述手册》或《Cochrane 诊断试验准确性评价手册》制定的 Cochrane 系统综述全文以及研究方案,还收录了相关的述评和补充材料,几乎涵盖临床医学各专业,旨在帮助医生、患者、决策者等人士对面临的医疗保健问题作出选择。

(2)Cochrane 对照试验中心注册库:是一个集中提供随机和准随机对照试验报告的来源库,是撰写国际公认系统综述不可或缺的内容,主要提供相关会议论文和各文献数据库论文的书目信息和摘要,不提供论文的全文。

(3)Cochrane 临床解答:为 Cochrane 系统综述库中的严谨研究提供了一个易查询、可读性强、以临床为中心的查询入口,有利于为即时快速决策提供信息。库中包含了大量的临床问题,每一条临床解答信息具有一个临床问题、一个精简易懂的解答以及来自 Cochrane 系统综述的结果数据,这些信息都是医疗保健专业人员最为关注的内容。

Cochrane 图书馆提供了基本检索、高级检索、主题词检索和 PICO 检索途径(图 5-3),可以同时对上述数据库进行一站式检索。

2. MEDLINE 数据库 MEDLINE 是由美国国家医学图书馆下属的国家生物技术信息中心开发的生物医学文献数据库。MEDLINE 因文献报道速度快、免费向全球开放、检索功能强大、使用方便、查全率高、外部链接丰富、提供个性化服务等众多优点而备受青睐,已成为全球生物医学科研人员及医务工作者不可或缺的文献信息资源。MEDLINE 中的每条文献记录均按照医学主题词表(MeSH)标引了主题词,通过主题词途径检索可以保证较好的查全率和查准率。作为 PubMed 的主体内容,MEDLINE 可通过 PubMed 进行检索,同时 MEDLINE 也被整合至 OVID、Web of Science、EBSCO 等多种数据平台上,可与这些平台上的其他数据库实现跨库检索。MEDLINE 数据库收录的文献类型丰富,通过该库可以检索指南、系统综述、原始研究等众多类型的文献证据。

3. Embase Embase 为生物医学与药理学网络检索平台。除了 Embase Classic 库中特有文献外,Embase 平台还收录了 MEDLINE 来源的数据,目前收录期刊总计约 8 200 种,其中 Embase 独有期刊达 3 000 余种。Embase 还与 Cochrane 协作网合作,收录了大量循证医学信息,如 Cochrane 系统综述与 meta 分析、临床对照试验等,同时具有专门的 PICO 检索模块。在进行系统综述等循证二次研究时,Embase 是必检的资源之一。

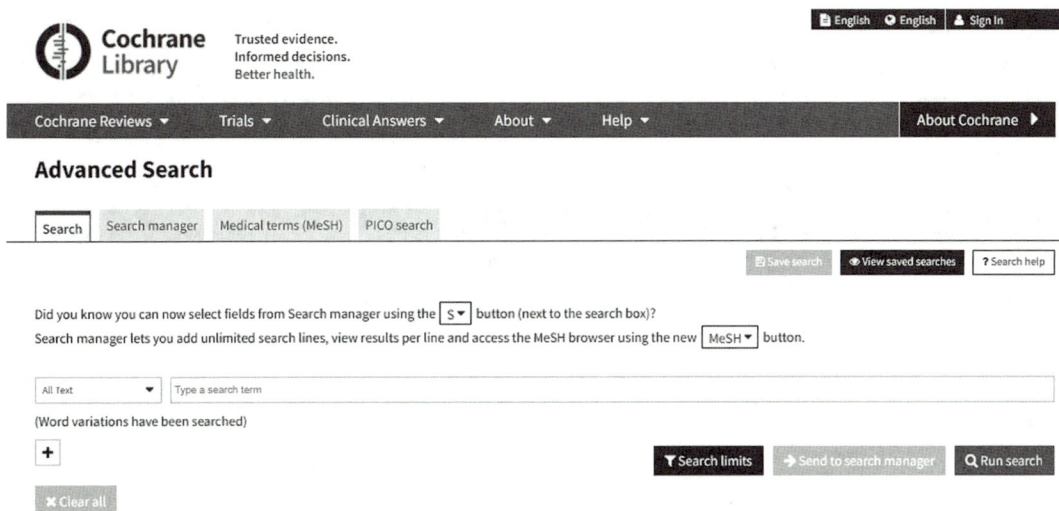

图 5-3　Cochrane 图书馆的高级检索界面

4. Web of Science　Web of Science 是大型综合性、多学科检索平台。其核心合集收录自然科学、社会科学、艺术和人文领域世界一流的学术期刊、书籍和会议录,并提供完整的引文网络,包括科学引文索引(SCIE)、社会科学引文索引(SSCI)、艺术与人文引文索引(A & HCI)、会议录引文索引(CPCI)、图书引文索引(BCI)、新兴来源引文索引(ESCI)和两个化学信息库(CCR 和 IC)。在 Web of Science 上除了可以检索到其独有的生物医学期刊外,还可以查询论文的参考文献信息。此外,在 Web of Science 上整合了 MEDLINE 和 BIOSIS 两大生物医学数据库,ProQuest 学位论文引文索引以及一些区域性数据库(如中国科学引文数据库、SciELO 引文索引等)也与之进行了合作,上述数据库都可以在该平台上进行跨库检索。总之,Web of Science 提供的众多信息库及包括引文检索的多种检索途径,对于进一步查全相关主题的研究证据具有重要的作用。

5. UpToDate 临床顾问　UpToDate 创建于 1992 年。UpToDate 临床顾问覆盖了 25 个常见的临床专科,目前已收录 11 000 多篇临床专题,涵盖了诊疗全流程和全生命周期的绝大多数疾病及相关问题,提供基于即时证据更新的各专科疾病基础知识和临床知识,同时提供比指南更多、更详细、更具可操作性的分级推荐意见和药物信息。全部专题是由全球 7 100 多位临床医师审阅超过 420 种高质量的同行评议期刊文献证据和专科学会所发布的权威指南后,结合个人专业经验和意见归纳总结撰写而成,并对专题的内容进行了结构化处理。通过电脑和移动设备操作简单的"搜索 UpToDate"查询框,输入疾病名称、临床表现、检验检查结果、药物名称等一个或多个中英文关键词,临床医生即可以快速获得客观无偏、实时更新和切实可行的、高质量临床实用信息,进而在诊疗过程中快速制定优质决策。在检索结果页面中,提供了专题的作者、编辑信息及最后更新时间;左侧为专题提纲,用户可根据需要点击相应内容浏览,倘若无时间查看详细内容,可点击专题提纲的"总结与推荐",直接查看关于该专题的总结和推荐意见(图 5-4)。

6. 国际指南协作网　2002 年成立的国际指南协作网(Guidelines Intentional Network,GIN),是一个全球性、非政府指南协作网,其 GIN 国际指南库提供了全球 GIN 成员组织发布或认可的指南链接,另外该网站还包含一个计划开发和正在开发指南的登记库。在网站上叮通过检索框快速检索指南,或通过一些过滤选项筛选出符合条件的指南。GIN 国际指南库中大部分指南由 GIN 成员组织制定,可免费使用,但收录到该库的、其他组织发布的指南可能需付费查看。

7. 常用的中文证据资源　目前各个国家或地区根据需要已开发了一些区域性文献数据库,这些文献库也是非常重要的证据来源。我国医务工作者通常使用的中文医学证据资源主要有:

(1)中国生物医学文献服务系统(SinoMed):SinoMed 是中国医学科学院医学信息研究所/图书馆开发的生物医学文献服务系统,整合了中国生物医学文献数据库(CBM)、中国生物医学引文数据库(CBMCI)、西文生物医学文献数据库(WBM)、北京协和医学院博硕学位论文库(PUMCD)、中国医学科普文献数据库(CPM)等数据库。其中 CBM 数据库是循证医学领域查询中文期刊文献的重要数据库之一,收录了至今国内出版的生物医学期刊 3 120 余种,其中 2023 年在版期刊 1 550 余种。CBM 全部题录均进行了主题和分类标引,检索入口多,检索方式灵活,具有主题、分类、期刊、作者等多种词表的辅助查询功能,能满足简单检索和复杂检索的需求,可获得良好的查全率和查准率。

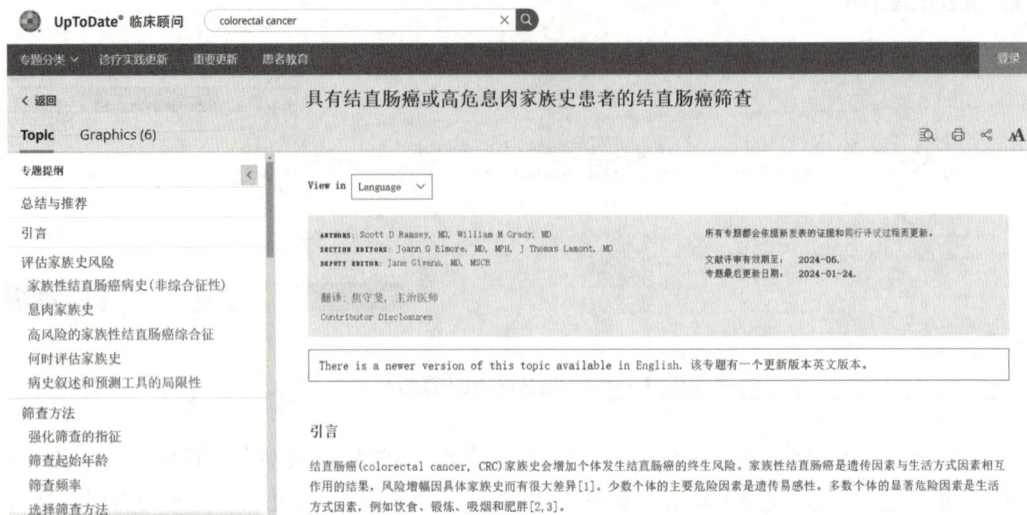

图 5-4　UpToDate 临床顾问的检索结果示例

（2）中国知网（CNKI）:是清华大学、清华同方于 1999 年开始建设的知识信息资源。该平台的核心资源主要包括学术期刊库、中国博士学位论文全文数据库、中国优秀硕士学位论文全文数据库、会议论文库、标准数据总库、专利库等,涵盖自然科学、工程技术、农业、哲学、医学、人文社会科学等学科领域。订购中国知网,可以对全文进行下载。

（3）万方数据知识服务平台:该平台由北京万方数据开发,内容涉及自然科学和社会科学各个领域,包括期刊、学位论文、会议、外文文献、专利等十余种数据资源。订购用户可对该平台的期刊、学位论文等全文进行下载。

（4）维普资讯中文期刊服务平台（VIP）:该平台收录了 1989 年至今约 15 000 种中文期刊的 7 000 余万篇文献全文,学科覆盖理、工、农、医及社会科学各个领域,全部文献按照《中国图书馆分类法》进行了分类,为教育及科研用户提供了强大的文献检索与资源保障服务,订购用户可以获得期刊论文的全文。

（5）中国科学引文数据库（Chinese Science Citation Database,简称 CSCD）:该库由中国科学院文献情报中心创建于 1989 年,收录了我国数学、物理、化学、天文学、地学、生物学、农林科学、医药卫生、工程技术、环境科学等领域出版的中英文科技核心期刊千余种。作为我国第一个引文数据库,CSCD 数据库除具备一般的检索功能外,还提供文献被引用情况和引用参考文献的查询,对于制作系统综述时查询更多中国出版期刊上相关文献的参考文献、发现更多的相关文献具有重要的作用。目前 CSCD 数据库整合在 Web of Science 平台上,可与 Web of Science 的 SCI、SSCI 等数据库实现同步跨库检索。

8. Trip 医学数据库　Trip 是 1997 年开发的循证医学元搜索引擎,可同时检索互联网上近 500 个有价值的循证医学资源网站及电子期刊,旨在使用户“一站式”快速找到高质量的研究证据来支持临床实践。Trip 的临床证据资源主要有 5 大类,包括证据摘要、指南、系统综述、原始研究论文、临床问答,均来源于循证医学领域的重要数据库及高质量期刊;此外,Trip 还提供电子书、面向患者宣传信息、博客等内容。免费用户可使用其基本检索和 PICO 检索方式。Trip 医学数据库的检索结果界面见图 5-5。

三、证据检索的基本技术

证据检索的基本技术与传统意义上的文献检索技术一致。证据检索主要运用检索词在可检索的字段中进行检索,并且可能用到布尔逻辑运算符组配、词组精确或模糊检索、截词检索、邻近位置检索等检索技术。

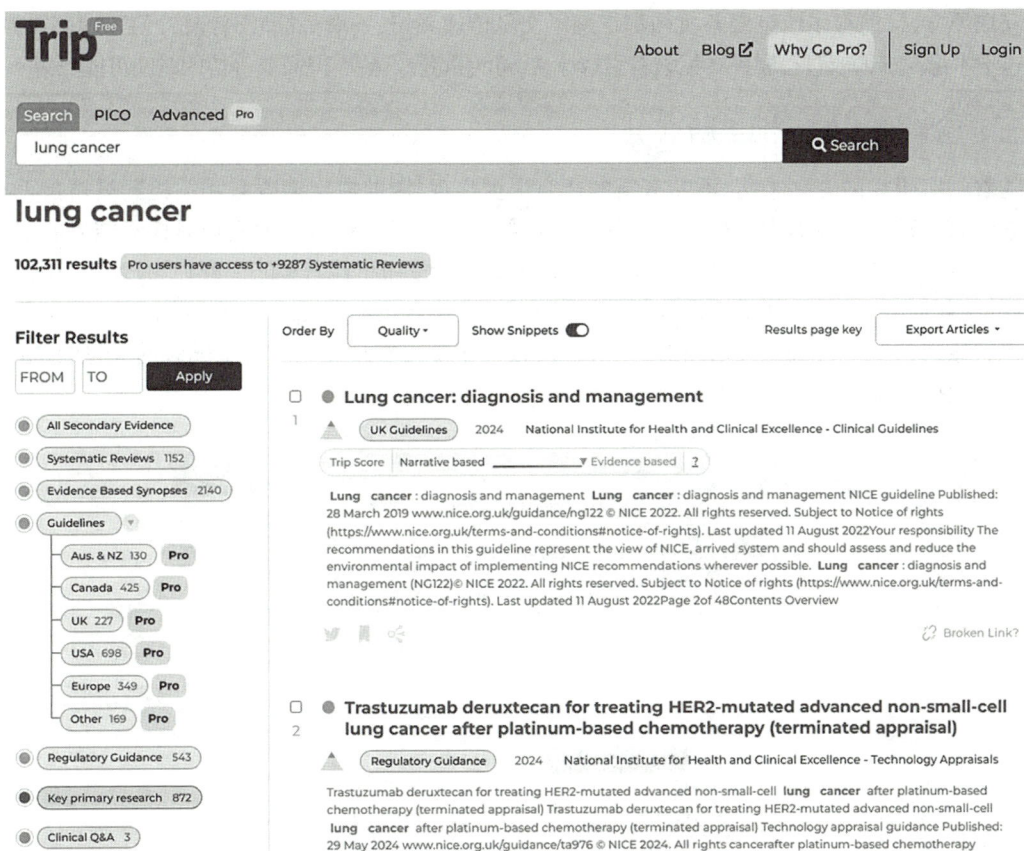

图 5-5 Trip 医学数据库的检索结果界面

需要注意的是,每个检索系统提供的检索方法、途径、运算符、截词符等可能有其特色之处,对于同一检索要求,不同检索系统中所接受的检索表达式可能存在差异。例如通过不同检索平台的主题词并扩展其下位词的检索方法,查询 MEDLINE 数据库收录的青霉素相关文献,在 PubMed 检索平台的检索式为:Penicillins〔MeSH〕或 Penicillins〔MH〕,在 Embase 检索平台的检索式为:"Penicillins" / exp,在 OVID 检索平台的检索式则是:exp Penicillins/。对于常用的主题词途径,还需注意不同的检索系统所用的主题词表可能有所不同,MEDLINE 数据库使用的主题词表是美国国家医学图书馆编制的 MeSH 医学主题词表;SinoMed 检索系统也使用了 MeSH 词表,但对于中医药学,使用的是我国开发的《中医药学主题词表》;Embase 数据库使用的是 Emtree 主题词表。不同主题词表所收录的主题词数量不同,并且对同一概念使用的主题词也可能存在差异,例如:肾上腺肿瘤在 MeSH 词表中的主题词是 "adrenal gland neoplasms",而在 Emtree 词表中的主题词是 "adrenal cancer"。因此,应认真阅读各个检索系统的使用说明,充分了解检索系统的检索途径和运算规则,从而取得满意的检索结果。另外,在制作系统综述时,在检索策略中应提供所使用数据库的检索平台。

四、检索结果的全文获取

根据确定好的证据检索策略进行检索后,获得的文献也未必都满足要求。在制作二次研究证据以及很多循证临床实践场景中,对检出文献依据题目和摘要初筛后,一些文献还需要获取全文来评判是否可以使用,最后进一步阅读获取选中文献所需的全文信息。

不同类型的检索工具,获取全文的方式也不尽相同。如利用全文数据库或提供免费全文链接的题录型数据库进行检索,能够直接方便地获取全文;如果利用题录型数据库检出的文献缺乏免费全文链接,则需要依据文献的出处通过其他途径获取原文。全文获取途径主要有:①查找用户所在机构图书馆是否购买了收录所需文献的全文检索系统,这是最便利的方式,也可通过"馆藏目录"了解馆内是否收藏了文献的印刷版全文;②通过期刊主页、搜索引擎等方式获得免费或付费的全文;③通过馆际互借或文献传递方式获取原文,目前很多信息服务机构都订购了文献传递系统,一般都能较为经济、快速地获得原文; ④通过学术论坛求助或直接联系文献著者索取原文,可免费获取全文,但需要等待的时间可能长短不一。

五、检索结果的定期更新

随着临床研究的方兴未艾,不断有新的研究证据出现,因此应定期查看相关检索策略是否有新的检索结果。现有的数据库或检索平台提供了一些方式,可便捷、自动地实现对检索结果的定期更新。例如,在 PubMed 检索系统中,可以通过 "Create Alert" 按钮将检索策略保存在 My NCBI 中并设置 Email 的更新提醒,还可以通过 "Create RSS" 按钮对一个检索式生成 RSS 订阅链接,通过 "Copy" 按钮复制该检索式的 RSS 订阅链接后,粘贴至 RSS 阅读器中即可实现相关新文献题录的 RSS 自动推送,从而及时捕捉到新的证据(图 5-6)。

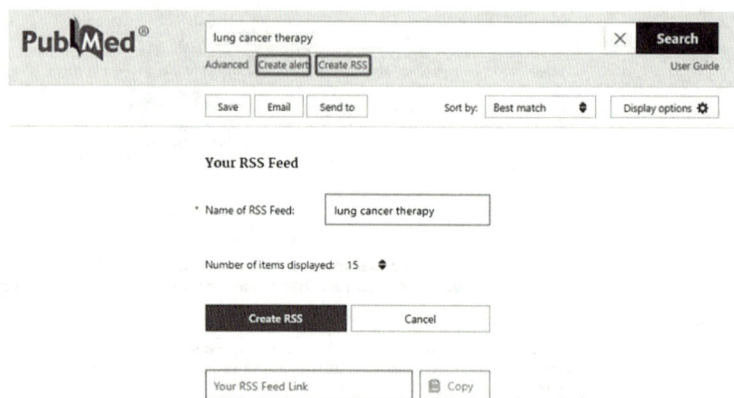

图 5-6　PubMed 检索系统中的定期更新设置

第二节 ｜ 循证临床实践中的证据检索

在医疗实践中,循证临床决策模式倡导医务工作者应积极寻求和运用最佳证据来解决患者具体的临床问题。医护人员查找证据的时间有限,如何快速、准确地获取证据,是能否有效开展循证临床实践的重要一环。本节将介绍循证临床实践证据检索中需要重点关注的步骤和相关技巧。

一、临床问题的类型确定与解析构建

在循证临床实践的证据检索中,首先应确定临床问题的类型。对于背景问题,即涉及某种疾病、诊断技术或干预措施等背景知识方面的问题,如:小儿肺炎的常用药物有哪些? 通常查阅教科书或咨询上级医生可获取答案。而涉及临床诊断、治疗等更深层次的具体问题,通常称为前景问题,一般没有现成的答案。循证临床实践过程中提出的多数问题属于前景问题,如:孟鲁司特与常规治疗相比能降低小儿哮喘的复发率吗? 确定临床问题的类型,有助于正确选择数据库资源。如果是背景知识方面的问题,可选择循证知识库、教材、专著等,而在 Cochrane 图书馆就难以获得有关疾病病因、致病机制等方面的详细信息。反之,像有关干预措施的疗效等前景问题,Cochrane 图书馆则是主要信息来源。

对于前景问题,临床医生可以结合临床经验和基础知识并根据 PICOS 原则对问题进行解析和转化,以便于合理选择检索词和制定检索策略,提高证据检索的效率。PICOS 原则包括以下五个基本要素:①患者/群体(Patient/Population,P):是指患者或人群及其临床特征;②干预措施(Intervention,I):关注的处理措施或暴露因素,在病因问题上是暴露因素,在诊断问题上是诊断试验,在治疗问题上多是药物、外科手术等;③对照措施(Comparison/Control,C):与干预措施或暴露因素相比较的措施,在治疗问题上,对照措施多是常规治疗、安慰剂,在诊断性问题上,对照措施常是诊断某种疾病的"金标准";④临床结局(Outcome,O):临床医生关注的暴露因素导致的患者相关结局,如:生存率、病死率、

功能改善、不良反应发生率等;⑤研究设计(Study design,S):可回答临床问题的研究设计类型,如系统综述、随机对照试验、队列研究、病例对照研究等。

二、循证临床实践证据检索的数据库选择

对于具体的临床问题,临床医师可先依据经过事先评价的证据资源"6S"模型,自上而下逐级选择证据资源。鉴于目前计算机决策支持系统的数量有限,通常最优先选择的是证据总结类数据库。若从证据总结类数据库找不到相关证据,则选择下一层的系统综述摘要库进一步查询,以此类推。

由于每类证据资源包含很多数据库,选择时可从四个方面加以考量,即"4C"原则:①内容(content),指数据库收录文献的学科范畴和内容质量;②覆盖范围(coverage),指数据库收录文献的数量、时间、地理范围、机构来源等;③时效(currency),指数据库更新的及时性、更新频率和周期等;④成本(cost),即数据库的收费情况。

近年来,为方便循证临床实践,陆续有一些新兴的跨数据库检索平台问世,如 Trip 医学数据库、ClinicalKey 等。例如通过 ClinicalKey 检索平台可同时检索临床指南、临床概览(包含 1 250 多个以疾病为主题的循证专论总结)、MEDLINE、临床试验、图书、期刊等子数据库。通常优先考虑使用跨库检索平台,尤其是全面收录各级各类证据资源的跨库检索平台,可以一站内快速获取各级证据。

若在经过事先评价的证据资源找不到证据,则应查找未经评价的原始研究证据,提供此类查找服务的资源如 PubMed、Embase 等。另外,PubMed 和 Embase 等数据库除了收录原始研究外,也收录了 Cochrane 及其他来源的系统综述、指南、meta 分析等文献类型。至于 PubMed,除了可以检索MEDLINE 外,还提供了用户友好的循证搜索入口——Clinical Queries(临床查询)用于查询临床研究,其具有研究方法学过滤器,使用户能够快速定位到相关且方法合理的研究。因此若无法使用上述付费的循证医学专库,通过 PubMed 也可能免费检索到众多类型的相关证据。

三、检索策略的制定

制定检索策略的首要步骤是确定检索用词,可从通过 PICOS 原则分解出的临床问题各要素中选择检索词,并结合专业知识来确定检索词。对于干预治疗类的临床问题,可将包含 P 项和 I 项的重要特征词作为初步的检索词。如:对老年ⅢA 结肠癌患者,辅助化疗联合放疗是否优于单纯辅助化疗?这一临床问题,其中的 P 为老年ⅢA 结肠癌患者,I 为辅助化疗联合放疗,C 为单纯辅助化疗,O 为缓解率、长期生存率和毒性等,S 为临床总结、指南、系统综述等类型的研究。初步确定的检索词可以是"结肠癌""化疗""放疗"。对于病因学的临床问题,可以 I 项和 O 项包含的重要特征词作为初步的检索词。如"使用手机是否会增加患脑肿瘤的风险?"这一临床问题,其中的 P 为一般人群,I 为使用手机,C 为不使用手机,O 为脑瘤的发生率,S 为临床总结、指南、系统综述等类型的研究。初步确定的检索词可以是"手机""脑肿瘤"。若初步检索结果过多,再考虑加用 PICOS 其他项中的特征词进一步限定检索结果。另外,检索词应为医学的专业术语,一些冠词、介词等不予采用。对于英文检索词,在使用自由词检索途径时,若未初检到文献时,应考虑有无同义词或其他拼写方式。

在选定的数据库及相应的检索途径中,将确定好的检索词采用逻辑运算符组合起来,设定文献的发表时间及文献类型等,即形成了相应的检索策略。目前大多数的医学证据数据库考虑到了医生快速获取证据的需求,积极向智能化的方向发展,用户通过自由词检索即可获得相应的证据,如"使用手机是否会增加患脑肿瘤的风险?"这一临床问题,若检索相关的临床指南或系统综述,在 PubMed Clinical Queries 中可使用"cell phone AND brain tumor"(图 5-7)或更简洁的"cell phone brain tumor"检索式,然后在结果显示界面用过滤器"Guideline"和"Systematic Review"进一步筛选,最终找到 6 篇系统综述(图 5-8)。有些数据库(如 OVID、Trip 医学数据库等)提供了 PICO 的检索界面,用户在 PICO 各项的检索框中输入检索词,即可快速获得检索结果。当然,对于某些数据库或者检出文献量过少时,仍需考虑主题词、字段限定、截词等检索方法,编制较为复杂的检索策略。

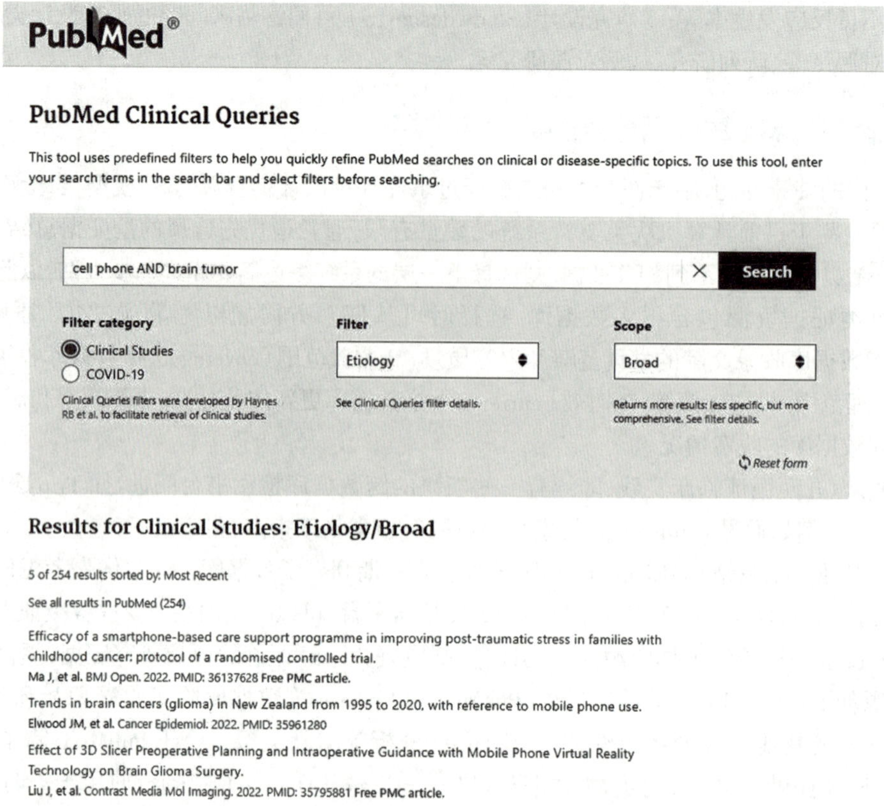

PubMed®

PubMed Clinical Queries

This tool uses predefined filters to help you quickly refine PubMed searches on clinical or disease-specific topics. To use this tool, enter your search terms in the search bar and select filters before searching.

cell phone AND brain tumor　　✕　　**Search**

Filter category
◉ Clinical Studies
○ COVID-19

Clinical Queries filters were developed by Haynes RB et al. to facilitate retrieval of clinical studies.

Filter
Etiology ▾

See Clinical Queries filter details.

Scope
Broad ▾

Returns more results: less specific, but more comprehensive. See filter details.

↻ Reset form

Results for Clinical Studies: Etiology/Broad

5 of 254 results sorted by: Most Recent

See all results in PubMed (254)

Efficacy of a smartphone-based care support programme in improving post-traumatic stress in families with childhood cancer: protocol of a randomised controlled trial.
Ma J, et al. BMJ Open. 2022. PMID: 36137628 Free PMC article.

Trends in brain cancers (glioma) in New Zealand from 1995 to 2020, with reference to mobile phone use.
Elwood JM, et al. Cancer Epidemiol. 2022. PMID: 35961280

Effect of 3D Slicer Preoperative Planning and Intraoperative Guidance with Mobile Phone Virtual Reality Technology on Brain Glioma Surgery.
Liu J, et al. Contrast Media Mol Imaging. 2022. PMID: 35795881 Free PMC article.

图 5-7　PubMed Clinical Queries 的检索示例

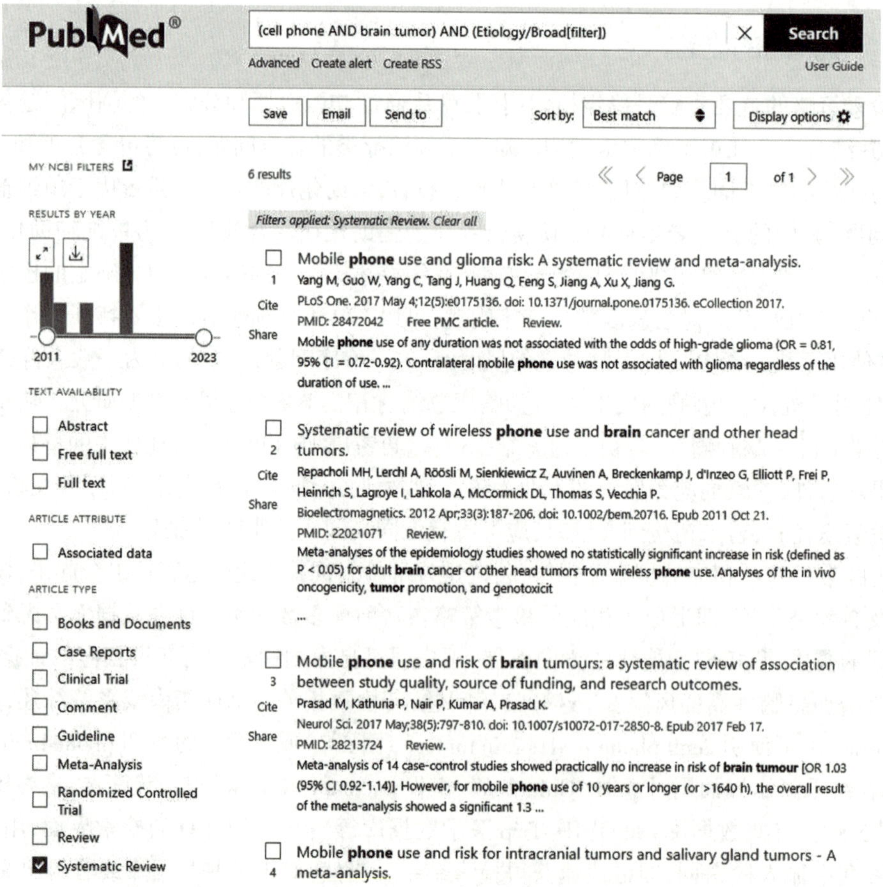

PubMed®

(cell phone AND brain tumor) AND (Etiology/Broad[filter])　✕　**Search**

Advanced　Create alert　Create RSS　　　　　　　　　User Guide

Save　Email　Send to　　　　Sort by: Best match ▾　　Display options ⚙

MY NCBI FILTERS 🔗　　　　　6 results　　　《 ‹ Page 1 of 1 › 》

RESULTS BY YEAR

Filters applied: Systematic Review. Clear all

2011　　2023

□ 1 — Mobile **phone** use and glioma risk: A systematic review and meta-analysis.
Cite / Share — Yang M, Guo W, Yang C, Tang J, Huang Q, Feng S, Jiang A, Xu X, Jiang G.
PLoS One. 2017 May 4;12(5):e0175136. doi: 10.1371/journal.pone.0175136. eCollection 2017.
PMID: 28472042　　Free PMC article.　Review.
Mobile **phone** use of any duration was not associated with the odds of high-grade glioma (OR = 0.81, 95% CI = 0.72-0.92). Contralateral mobile **phone** use was not associated with glioma regardless of the duration of use. ...

TEXT AVAILABILITY
□ Abstract
□ Free full text
□ Full text

ARTICLE ATTRIBUTE
□ Associated data

ARTICLE TYPE
□ Books and Documents
□ Case Reports
□ Clinical Trial
□ Comment
□ Guideline
□ Meta-Analysis
□ Randomized Controlled Trial
□ Review
☑ Systematic Review

□ 2 — Systematic review of wireless **phone** use and **brain** cancer and other head tumors.
Cite / Share — Repacholi MH, Lerchl A, Röösli M, Sienkiewicz Z, Auvinen A, Breckenkamp J, d'Inzeo G, Elliott P, Frei P, Heinrich S, Lagroye I, Lahkola A, McCormick DL, Thomas S, Vecchia P.
Bioelectromagnetics. 2012 Apr;33(3):187-206. doi: 10.1002/bem.20716. Epub 2011 Oct 21.
PMID: 22021071　Review.
Meta-analyses of the epidemiology studies showed no statistically significant increase in risk (defined as P < 0.05) for adult **brain** cancer or other head tumors from wireless **phone** use. Analyses of the in vivo oncogenicity, **tumor** promotion, and genotoxicit
...

□ 3 — Mobile **phone** use and risk of **brain** tumours: a systematic review of association between study quality, source of funding, and research outcomes.
Cite / Share — Prasad M, Kathuria P, Nair P, Kumar A, Prasad K.
Neurol Sci. 2017 May;38(5):797-810. doi: 10.1007/s10072-017-2850-8. Epub 2017 Feb 17.
PMID: 28213724　Review.
Meta-analysis of 14 case-control studies showed practically no increase in risk of **brain** tumour [OR 1.03 (95% CI 0.92-1.14)]. However, for mobile **phone** use of 10 years or longer (or >1640 h), the overall result of the meta-analysis showed a significant 1.3 ...

□ 4 — Mobile **phone** use and risk for intracranial tumors and salivary gland tumors - A meta-analysis.

图 5-8　PubMed Clinical Queries 的检索结果示例

四、检索策略的调整

调整检索策略也是循证临床实践证据检索的重要步骤。运用初步的检索策略进行查询后,检索结果往往无法满足用户的需求,有时检出的文献数量过多或过少。鉴于循证临床实践中更注重查准证据,因此下面介绍缩小检索范围、提高证据查准率的检索策略调整方法,关于扩大检索范围、提高证据查全率的方法参见本章第三节。

1. **重新选择数据库**　若通过综合性医学数据库中检出的文献过多时,则考虑选择针对具体证据类型或专科的数据库。如 PubMed 数据库检出的系统综述数量过多,可选用 Cochrane 图书馆检索 Cochrane 系统综述及其相关的临床解答。

2. **限制文献的出版日期和类型**　检索近些年的新证据和高级别的证据类型。

3. **重新构建检索式**　包括:①增加检索词并用"AND"与原检索式组配过滤出更符合要求的文献,或使用"NOT"逻辑运算符相连排除一些无关的文献;②使用"near"等位置运算符代替逻辑运算符"AND";③选择专指性强的检索词,若使用主题词途径,则可组配副主题词或考虑主要主题词加权检索;④增加字段限定,或选择检索范围较小的字段进行检索等。

第三节 │ 制作系统综述的文献检索

制作指引性强、可读性好、高质量的高级别证据是循证医学的主要任务之一,如一些专家学者全面搜索文献,撰写系统综述、循证指南、卫生技术评估等类型文献以指导临床实践。其中系统综述是目前开发数量较多的二次研究证据,本节主要阐述制作系统综述时应如何全面检索文献。

一、系统综述问题的确定

在开展一项系统综述之前,首先应检索确定既往是否发表过相关的系统综述。若已有相同临床问题的系统综述,则需考虑其发表的时间,如果年代久远,后续又有更多相关的原始研究发表,则可以考虑对该系统综述进行更新;否则不必对相同的问题重复进行系统综述。如果没有相同临床问题的系统综述,通过初步检索发现该临床问题目前有很多原始研究,且各研究之间的结果差异较大,则可确定对该问题撰写系统综述,定性或定量地整合已有研究结果,从而得出更为可靠的综合结论。确定好临床问题后,亦可按照 PICOS 原则对于检索问题进行分解转化。仍以第二节中的"老年ⅢA 结肠癌患者的辅助化疗联合放疗是否优于单纯辅助化疗"这一临床问题为例,欲制作系统综述,其中 P、I、C、O 同前,但 S 则为随机对照试验或队列研究等原始研究。

二、系统综述时文献检索的数据库选择

(一)必检数据库

撰写临床医学相关的系统综述时,需要检索原始研究论文,通常 MEDLINE、Embase、CENTRAL 为必检数据库。虽然这几个数据库的收录内容可能交叉重合,但在收录范围、检索途径、更新频率方面又各具特色,因此结合使用会检索到更全的原始论文。也有一些已发表的系统综述只检索了 MEDLINE 或 PubMed 数据库,但严格地讲,这些系统综述可能因未全面纳入相关的原始研究,出现选择性偏倚而导致评价结果不完整或不正确。

(二)区域性数据库

大多数情况下,研究者们会对所在地域熟悉的疾病问题开展系统综述,因此除了选择全球常用的文献数据库外,还会选择所属国家或地区开发的文献数据库,如中国研究者通常选择 CBM、CNKI、维普、万方等数据库,韩国研究者通常选择 KoreaMed,日本研究者则选择 CiNii 等数据库。表 5-1 列出了一些常用的区域性医学文献数据库。

表 5-1　常用的区域性医学文献数据库

所属国家或区域	数据库名称
中国	中国生物医学文献数据库
	中国知网
	维普资讯中文期刊服务平台
	万方数据知识服务平台
日本	CiNii
	医中志
韩国	KoreaMed
东南亚	IMSEAR
欧洲	Pascal and Francis*
非洲	AJOL
	AIM
地中海东部	IMEMR
拉丁美洲和加勒比地区	LILACS
西太平洋地区	WPRIM
巴西、南美各国、葡萄牙、西班牙	SciELO

注：*Pascal and Francis：该库已停止更新，库中存储了 1940—2014 年文献。

（三）专题数据库

对于护理学、精神医学等专业方面的临床问题，在制作系统综述时还需要检索相应的专题数据库。常用的专题数据库见表 5-2。

表 5-2　常用的专题数据库

专业	数据库名称
护理	CINAHL
康复医学	MANTIS
康复和姑息医学	AMED
康复和替代医学	Alt HealthWatch
物理治疗	PEDro
职业治疗	OTseeker
心理和精神医学	PsycNET 检索平台*
心理和行为医学	Psychology & Behavioral Sciences Collection
老年医学	AgeLine
药学	IPA

注：*PsycNET 检索平台：可同时检索 PsycInfo、PsycArticles、PsycBooks、PsycExtra 数据库。

（四）引文数据库

引文数据库也是制作系统综述时较为常用的数据库，如 Web of Science、Scopus、CSCD 等。但其包含了很多非医学类的文献，属于综合性数据库，因此业界未将其作为必检数据库。然而引文数据库也可能有独家收录的文献，并且除了具有来源文献检索途径外，还通过引文检索途径使用户可以查询到更多的相关文献，因此也是有益的补充资源。

（五）灰色文献

这里所提及的灰色文献泛指未正式发表在学术期刊上的文献,如未正式见刊的研究报告、会议论文、硕博士论文、内刊、官方文档等都可归入此类。获取未发表的学术研究虽有助于减少潜在的发表偏倚,但可能相当耗时。鉴于灰色文献较难收集,并且质量良莠不齐,难以提取翔实的数据,目前期刊并未要求制作系统综述必须纳入灰色文献,仅有不到 10% 的 Cochrane 系统综述检索了灰色文献数据库。下面介绍几类灰色文献资源。

1. 会议论文库 会议论文指各学科领域学术会议上提交的论文。会议论文论题集中、内容新颖、时效性强,也蕴含着重要的医学信息。常用会议论文库有:

（1）CPCI 数据库（Conference Proceedings Citation Index）:是 Web of Science 核心合集的子库,收录了 1990 年以来国际上重要的学术会议文献,是科研人员检索国际权威会议文献最重要的检索工具。

（2）Scopus:该库提供专门的入口用于搜索会议论文。

（3）中国知网会议论文库:重点收录 1999 年以来国内重要会议以及在国内召开的国际会议文献。

（4）万方数据知识服务平台的中国学术会议文献数据库:收录了 1998 年以来国内的重要学术会议论文。

除上述数据库外,一些重要的会议通常会免费提供电子版会议文献,可以通过会议网站获取相应文献。需要注意的是,一些会议文献提供的信息通常有限,尤其是仅提供文摘的文献,因此有时需联系作者以获取更多的信息。此外,一些会议文献后续可能以全文的形式发表于期刊上,研究显示约 50% 会议论文最终未被发表,而公开发表与未发表文献结论存在明显差异,因此在筛选文献时需要注意去重或认真查看会议文献与正式发表文献的区别。

2. 博硕士论文库 MEDLINE、Embase 等书目数据库中不收录学位论文,但也有例外,如 CINAHL 收录护理、物理治疗和职业健康的学位论文,PsycINFO 收录精神病学和心理学的学位论文。为查全相关研究,最好搜索学位论文库。常用的全球学位论文库有免费数据库 Open Access Theses and Dissertations（OATD）等;此外,各国或区域也有学位论文库,如中国知网（CNKI）的中国博士学位论文全文数据库和中国优秀硕士学位全文数据库、万方数据知识服务平台的中国学位论文全文数据库、加拿大图书馆与档案馆的 Theses Canada。学位论文的相关内容有时会发表在其他期刊上,筛选文献时要进行查重,并注意期刊论文上的数据可能会与学位论文存在差异。

3. 在研临床试验与未发表的试验数据资源 Cochrane 协作网要求作者制作 Cochrane 干预性系统综述时,必须通过 ClinicalTrials、WHO 国际临床试验注册平台（ICTRP）和其他适当的资源检索相关试验的注册情况和试验的结果。非 Cochrane 系统综述通常并不要求作者检索在研注册数据库。收集试验注册库可以跟踪在研的临床试验,发现那些正在进行的可能符合纳入标准的原始研究,通过数据库提供的信息与作者联系,有可能获取尚未正式发表的最新研究结果,有助于及时纳入最新的临床研究结果。另外,或许因结果不理想,也可能因作者自身原因,一些已完成的临床试验结果未被公开发表,从试验结果库中收集并纳入这部分临床试验结果,有助于减少偏倚。除了上述提及的两个库外,常用的临床试验库还有 ISRCTN、中国临床试验注册中心（ChiCTR）、欧洲临床试验注册库（EUCTR）等。

4. 灰色文献专用库 一些文献数据库以专门提供灰色文献著称或者是公认的医学灰色文献库,常用的灰色文献专用库有:① OpenGrey:OpenGrey 是欧洲的一个多学科灰色文献数据库,涵盖科学、技术、生物医学、经济学、社会科学和人文学科。② NTIS（National Technical Information Service）:该数据库免费提供了美国和非美国政府资助研究的结果,并提供大多数技术报告的全文。③ PsycEXTRA:该库提供心理学、行为科学和健康方面的灰色文献。

上述介绍了多种类型的众多数据库,理想的状态应检索所有相关数据库,从而纳入当前所有符合要求的原始研究。但由于时间和数据库使用权限等方面原因,实际上很难做到。通常的原则是,必选 MEDLINE、EMBASE 和 CENTRAL 这 3 个数据库,再根据研究的具体问题选择一个或多个补充数据库。

如评价的疾病在某些区域高发,还应该纳入相应的区域性数据库,中国作者可以考虑检索 CBM 数据库等中文数据库。引文数据库是对必选数据库的有益补充,若拥有权限,也应进行检索。学位论文库、会议文献库、临床试验库、灰色文献专用库通常不强制要求检索,但撰写 Cochrane 系统综述时,通常还需对这些数据库进行检索。

三、检索策略的制定

制作系统综述时,通常以 PICOS 中的 P 项和 I 项包含的特征词为检索词进行初步检索。内容较综合的治疗干预类系统综述通常会对各种对照措施和结局指标进行分析,此时 C 项和 O 项所属特征词不作为优先选用的检索词。如"缺血性脑卒中患者采用溶栓疗法是否优于常规非溶栓治疗?"这一临床问题,初步确定的检索词是 P 项的"缺血性脑卒中"和 I 项的"溶栓疗法"。但针对更具体问题的系统综述,则可以增加选用 C、O 项的特征词,来缩小检索范围。如"乳腺癌的新辅助治疗对患者死亡率有哪些影响?"这一具体的临床问题,除了应选用 P 项的"乳腺癌"和 I 项的"新辅助治疗"外,还应选用 O 项的"死亡率"作为检索词。通常 S 项(如"随机对照试验""队列研究""病例对照研究"等)也作为检索词或者检索的限定条件,从而检索出符合条件的原始研究,并在一定程度上提高查准率。

为制作系统综述而编制的检索策略旨在尽可能查全相关文献。对支持主题词检索的数据库,如 MEDLINE 和 Embase 数据库应同时进行自由词检索和主题词检索,将两类途径的检索式用"OR"组配;进行自由词检索时,对检索词及其同义词、近义词和相关词都需要进行检索,还应考虑这些词的缩写和不同拼写方式,然后将所有词用"OR"组配;最后将 PICOS 中选用各项目所涉及的检索式用"AND"进行逻辑组配。例如针对"儿童物质滥用的危害"问题制作系统综述,利用 PubMed 数据库检索"儿童物质滥用问题的随机试验",使用的检索词及其组配关系策略见图 5-9。表 5-3 展示了在 OVID 平台的 MEDLINE 数据库检索"使用阿那曲唑治疗乳腺癌的随机对照试验"所构建的检索策略。

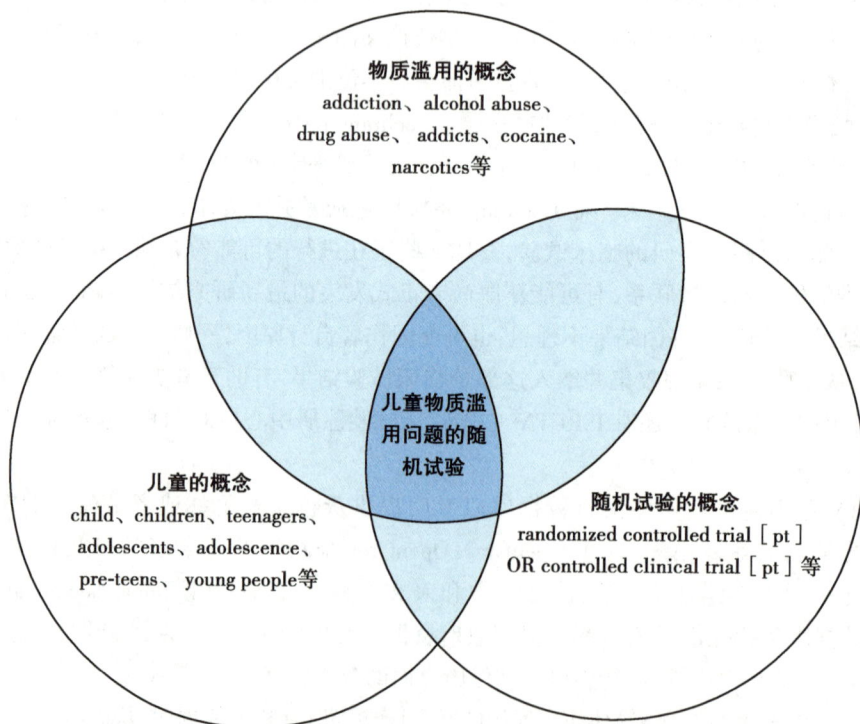

物质滥用的概念
addiction、alcohol abuse、drug abuse、addicts、cocaine、narcotics等

儿童的概念
child、children、teenagers、adolescents、adolescence、pre-teens、young people等

儿童物质滥用问题的随机试验

随机试验的概念
randomized controlled trial [pt]
OR controlled clinical trial [pt] 等

图 5-9　制作系统综述时所用检索词及其组配关系的检索策略示例

表 5-3 基于 MEDLINE 检索"阿那曲唑治疗乳腺癌的随机对照试验"的策略

序号	检索式	序号	检索式
1	randomized controlled trial.pt.	13	(breast adj6 cancer$).ti,ab,kf.
2	controlled clinical trial.pt.	14	(breast adj6 neoplasm$).ti,ab,kf.
3	randomized.ab.	15	(breast adj6 tumour$).ti,ab,kf.
4	placebo.ab.	16	(breast adj6 carcinoma$).ti,ab,kf.
5	drug therapy.fs.	17	(breast adj6 tumor$).ti,ab,kf.
6	randomly.ab.	18	or/12-17
7	trial.ab.	19	exp Anastrazole/
8	groups.ab.	20	Anastrazole.ti,ab,kf.
9	or/1-8	21	Arimidex.ti,ab,kf.
10	exp animals/not humans/	22	19 or 20 or 21
11	9 not 10	23	11 and 18 and 22
12	exp Breast Neoplasms/		

四、检索策略的调整

为制作系统综述而进行文献检索时,通常要多次调整检索策略才能获得适宜数量的检出文献。若检出文献过多或过少,首先应排查检索式是否存在错误,例如:检索词、字段名、逻辑运算符、位置运算符等有无输入错误,是否使用了当前检索平台支持的检索式语法。若存在错误,则修正后重新进行检索。若检索式不存在错误,则考虑调整检索的方案。

缩小检索范围、提高证据查准率的方法参见本章第二节,但运用这些方法可能会增加漏检的风险,应谨慎使用。而制作系统综述的证据检索更注重文献的查全率,故此处介绍扩大检索范围、查全证据的检索策略调整方法。

1. **增加检索数据库** 如检索会议文献数据库、在研试验注册数据库或灰色文献专用库。

2. **结合多种检索方式** 如来源文献检索与引文检索方式相结合,计算机字段检索与人工浏览方式相结合等。由于某些期刊文献的电子版被数据库收录的时间滞后于期刊网站提供的电子版乃至印刷版,会议文献汇编或期刊增刊等常不被电子数据库收录,以及未能发表或其他来源(如药厂试验数据)的灰色文献通过电子检索也难以获取等原因,计算机检索还不能覆盖所有的文献资源。因此,为撰写系统综述而进行文献检索时,仍可能要用人工浏览或手工检索的方式。

3. **重新构建检索式** ①采用自由词检索时,增加检索词的同义词、近义词或相关词,与原检索词用"OR"连接;②使用截词检索;③运用主题词检索时,扩展下位主题词、副主题,并可选用所有副主题词;④若使用"near"等位置运算符检出文献较少时,则可改用"AND"进行逻辑组配;⑤减少字段限定,或选择检索范围较广的字段进行检索,如由"关键词"字段改为"题名/摘要/关键词"复合字段。

(李 范)

本章思维导图　　本章目标测试

第六章 | 医学研究文献与证据质量评价

本章要点

1. 掌握正确的医学文献阅读与评价方法,科学有效地管理好医学专业文献,将有助于开展科研选题、促进临床实践,同时也是临床医生实现自我终身学习、保持与提高临床技能水平的必由之路。

2. 如何获取证据、评价证据、获得高质量证据,是实践循证医学的关键。循证医学倡导使用最佳证据指导临床实践。质量评价是获取最佳证据的重要途径。

第一节 | 医学研究文献与证据质量评价的重要性

一、医学研究文献的特殊性

(一)医学文献数量庞大

医学研究文献比较特殊,首先医学文献数量非常庞大且仍处于快速增长之中,已位居各学科文献量之首。同时医学文献还具有载体多、发表语种多的特点,以及重复发表、发表分散以及滞后发表等一系列问题。

(二)医学文献分类体系复杂且质量参差不齐

文献是指以文字、图像、公式、视频与音频、代码等形式,将信息、知识记录或描述加以存储、传播的一切载体。医学文献就是记录有医学相关知识或信息等载体的总称。

按照载体的属性可分为书写型、印刷型、电子型、微缩型和视听型等文献类型。其中书写型文献专指手工书写与抄写的文献,如病历、实验原始记录、设计草图等。印刷型文献特指纸制出版物,为图书馆收藏的主要类型,种类繁多,包括医药图书(专著、教科书、工具书)、生物医学期刊、学位论文、会议文献、研究报告或官方出版物(如卫生年鉴)、专利文献、医疗器械技术标准以及产品资料、医疗技术档案等。电子型文献是指医学信息以光盘、网络、硬盘等形式存储和传播,目前已成为主要文献载体,且有逐步取代印刷型文献之势。

二、医学研究文献与证据质量评价的重要性

(一)临床医疗实践

在日常临床实践中,要求临床医生掌握临床诊治新技术与新方法,离不开对医学文献的阅读与评价。特别是现在倡导循证医学实践,要求高素质的临床医生结合医疗环境和患者的主观意愿、将最佳证据应用到具体的临床实践之中,从而创造一流的医疗水平、更好地为提高国民健康水平服务。最佳证据来源于高质量的诊断、防治、预后以及病因学/危险因素研究文献。另外,随着患者维权意识的提高,患者及家属也可能利用一些现成的检索资源和检索工具,查阅医学文献,希望掌握疾病诊治相关的知识与信息,并从中找出一些"证据"主动与医生探讨。为维持良好医患关系,这也迫使临床医生及时掌握相关文献信息,以利于医患间的交流与沟通,构建和谐的医患关系。

(二)临床科研

选题立题是开展医学科研的基础。当今社会是"知识爆炸"的时代,由于科技与信息科学的突飞猛进,信息量十分庞大,而新的海量信息又源源不断的涌现,这在医学相关领域表现得尤为突出。在

此背景下,临床医生担负着临床医疗与临床科研的双重使命,临床研究要有所突破创新,需要进行大量的文献复习,以掌握最新的专业进展与研究动态,这也离不开对医学文献的评阅。

(三)医学教育

医学教育的不同阶段对医学文献有着不同层次的需求。例如,处于培训阶段的临床医学生,对医学文献阅读和评价的需求不高,很多入门问题已由专人帮助解决;但过了该阶段,在独立进行临床实践活动中,所遇到一系列临床问题,这就要通过阅读和评价医学研究文献,大多靠自行解决。为此,只有学会正确阅读与评价医学文献,方能实现自我终身教育,使自己的知识水平永葆一流。

(四)卫生决策

卫生政策的制定同样需要借助医学文献的阅读与评价,以从中发现决策所需的重要证据与依据。鉴于卫生服务资源的有限性与医疗卫生服务需求的无限性这一矛盾将长期存在,要实现卫生服务资源的最优分配以及医疗卫生服务的效率最大化,对卫生服务研究文献以及卫生经济学评价研究文献的评阅不可缺少。同时,在国家层面上形成的重大疾病攻关和支撑计划项目指南等,也是建立在大量的文献复习和调研的基础之上的。通过阅读医学文献,可以更好地确定重点疾病与研究重点,从而有针对性地制订项目指南。此外,对于突发公共卫生事件频发的现状,作为卫生政策决策部门,要提前制订处置预案,以防患于未然。而预案的规划与制订,需要学习和借鉴类似事件的处置经验和教训,同样也离不开大量的文献阅读。

第二节 | 医学研究文献与证据质量评价的基本步骤

一、检索医学文献

文献检索分为手工检索和计算机检索。其中计算机文献检索因其检索速度快、范围广、内容新、检索入口多、功能强且用户使用方便,已成为医学生必须掌握的关键技能之一。

(一)医学文献来源与检索资源

医学文献具有来源广、种类多、分布广泛等特点,且有一定规律可循。例如,按照文献可及的数量以及分布密度顺序排列,一般呈现双金字塔分布(图6-1)。其中电子文献检索数据库(电子文献索引或全文数据库),收录了包括指南、系统综述、原始研究以及其他计量研究等绝大多数医学研究文献。

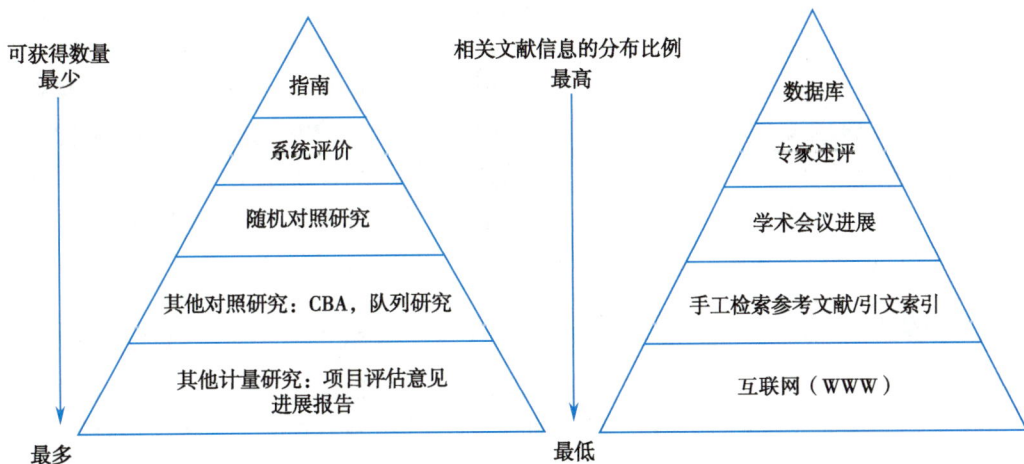

图6-1 医学文献与信息资源分布金字塔图

尽管电子文献数据库是医学文献的主要检索源,但仍存在一些不足。如大多只能收录摘要,未能收录文献全文。其次可能存在发表偏倚,阴性结果文献数量可能被严重低估。另外文献的收录也存在地域性发表偏倚。为弥补电子文献数据库的上述缺陷,常利用互联网查阅一些灰色文献作为常规医学文献检索的重要补充。灰色文献是指由官方、非政府组织、学术机构等非营利单位出版发行的印刷品和电子出版物。形式多种多样,既可以是技术报告、研究报告,也可以是技术文件、技术说明与标准,以及一些非营利性的译文、著作、官方文件等。

(二)文献检索思路

获取医学文献可以通过人工检索或计算机检索,大致分为以下几大步骤:从分析检索题目入手,明确检索要求;进而选择检索工具,制定检索策略。如一般将那些文献类型全、数量大、时差短、途径多、著录标准的检索工具作为首选;最后选择检索途径,检索并获取原始文献。

1. 提出检索问题　围绕研究目的,将特定的研究问题进行规范化和标准化,形成结构化检索问题。

2. 制定检索策略　检索策略(search strategy)是指在解析相关问题的基础上,结合检索目的和信息需求,选择检索系统、确定检索词、构建检索式,从而制定出较为完善的检索计划或方案。

其中检索式构建需要使用检索系统规定或允许的符号(运算符),并用于连接已确定的检索词。检索系统中的运算符有位置运算符、逻辑运算符、限制运算符、截词符等。常使用的逻辑运算符有:①"AND"(逻辑"与"):其作用为缩小检索范围,提高查准率;②"OR"(逻辑"或"):其作用为扩大检索范围,提高查全率;③"NOT"(逻辑"非"):其作用为缩小检索范围,提高查准率。

3. 选择检索数据库及实施检索　选择检索数据库,确定检索方法。一般将那些文献类型全、数量大、时差短、途径多、著录标准的检索数据库作为首选;同时为提高检索效率,在检索内容与顺序安排上,有一定的讲究。一般是先寻找可靠的三次文献,如指南、系统综述等,这些文献综合了大量相关的原始研究结果,且经过了提炼和加工。若无这样现成的文献,再寻找可靠的原始研究文献。

开始使用电子文献数据库时,最好寻求医学信息专业人员的帮助,以尽快熟悉检索方法,提高检索效率。

(三)最佳循证证据

近年来,随着循证医学的推广深入,如何获取证据,特别是高质量的证据,成为实践循证医学的关键。为此,加拿大临床流行病学与医学信息家 Brian Haynes 提出了 6S 证据模型。该模型是由最早的 4S 模型、5S 模型演化而来。6S 类证据从上到下依次为系统类证据(systems,如计算机决策支持系统 CDSS)、指南类证据(summaries,如循证临床实践指南 CPG)、集成类证据(synopses of syntheses,如 DARE、提要类循证医学杂志系列等)、系统综述类证据(syntheses,如 Cochrane 系统综述)、原始研究提要类证据(synopses of studies,如 ACP journal club)、原始研究级证据(studies,如 Pubmed clinical queries、Embase 等)。这 6 类证据均由专业组织或机构分别从专业和方法学质量角度进行严格评价、后经筛选而来的证据,证据质量一般较高。需要注意的是,6S 类证据因入选标准较高、筛选制作要求较为苛刻,同时耗时耗力,生产数量比较少,临床实践中有关病因、诊断、治疗、预后问题,多数情况下并无现成的 6S 类证据可供参考,仍以传统的、未经严格评价的医学文献为主,需要读者对获取到的证据进行科学评价,选择高质量研究证据开展循证实践。

二、阅读医学文献

医学研究文献具有两种属性,一是外部特征,比如题目、作者、作者单位、发表期刊、卷、期、页码、年限、语种等,这些信息由于具有唯一性和指向性的特点,常被用来标识文献,供文献的收集、整理、存储、传播与查询之用;二是内部特征,包括研究目的、科学假设、研究设计、研究方法、研究对象、主要结果、讨论和结论等方面内容,既是文献的核心,又是文献阅读的重点(图 6-2)。

(一)筛选医学文献

结合阅读文献的目的,筛选、甄别、获取相关医学研究文献。开始阅读之前,一定要弄清楚:为什么要阅读文献? 要阅读哪些文献? 带着问题有针对性地筛选、甄别、获取医学研究文献。筛选文献不能无的放矢,根据具体问题,一般先从阅读文献摘要入手,按照与阅读目的的关联性大小以及文献的时效性,依次安排文献阅读的先后顺序,从中遴选出最新、关联程度最高的文献,进而阅读全文。这一点对提高阅读效率尤为重要。鉴于候选文献中的摘要,无论是结构式摘要抑或非结构式摘要,提供的信息量有限,有时难以取舍,需要进一步获取全文,以确认是否最终纳入。

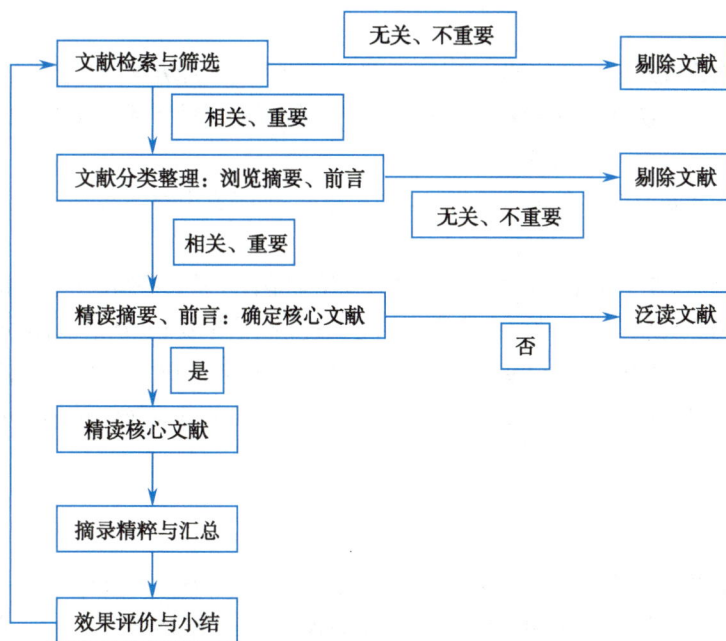

图 6-2　文献阅读的基本流程图

(二) 通览医学文献

包括熟悉文献的基本结构、选择阅读方式和阅读重点。对于纳入的文献,应首先熟悉其基本结构,确定阅读重点。因个人精力和时间有限,最好在正式阅读开始之前,对检索到的文献进行分类和整理,根据个人精力、时间以及与个人关注问题的密切程度,将纳入文献分为:精读文献和泛读文献。如,对于与个人关注问题密切相关的文献可采用选择性精读文献的方法;而对于与个人关注问题关系不密切的文献可以采用泛读的方法进行。

在医学研究领域中,重要文献是指那些对学科发展具有里程碑意义的原始研究文献以及学术权威撰写的综述或述评等。对此类文献应设法获取全文并仔细阅读。其他文献以泛读为主,先阅读题目、摘要,在此过程中,若发现文献有价值可升格为重要文献,再精读全文。若同类文献较多时,考虑精读文献的顺序,新近且重要的文献,优先进行精读。

一篇完整的原始研究文献一般包括摘要、前言、材料和方法(或对象和方法)、结果、讨论(包括结论)和参考文献六部分。阅读目的不同,对同一篇文献的阅读重点有所侧重。如果想了解该文献的结论是否适合于自己的患者,可直接阅读"材料和方法"部分了解其设计方案、病例的选择标准等以判断其结论的应用范围,无须从头读到尾。若为了解学科新进展,应重点阅读文献的"结果和结论"部分;若为启迪研究思路,则应以文献的研究方法为阅读重点,可取长补短、突破固有思维模式,发现创新点;若为临床科研的选题及立题提出依据,先阅读文献的"前言"部分,掌握该研究领域的历史与现状,同时在该文献"讨论"部分查找不足之处、方法学缺陷等,这些就是将来的研究方向与创新点。

(三) 摘录文献精粹

对纳入的文献,即使一篇与自己研究目的高度相关的文献,也不可能全盘照搬,需要从中摘录出精粹部分,可以是文献中的某段话、某种方法,也可能是一幅图表等,宜精不宜多,过多内容会显得杂乱无章,对初学者无益。在摘录文献精粹的基础上,进一步加以系统总结。逐一将文献的精粹部分,

NOTES

83

加以汇总;为方便管理,需要创立一个文档文件,将相关内容作长久保存。同时,在汇总过程中,最好能将文献的读后感,包括阅读后有哪些收获、新启发、新思路等提炼加工后,一并纳入。

一般的文献泛读可以在5~15分钟内完成,精读文献则需要2个小时到1周时间不等。相对文献泛读,精读文献时需要摘录的文献信息更为全面细致,特别是应弄清以下基本问题。

1. **研究目的** 通过阅读前言部分,明确该文献的科学假设、拟解决的关键问题、立题背景和依据是否充分等。

2. **研究方法与研究对象** 在这部分,需要了解具体的研究设计方案、研究方法是否新颖合理、样本来源与样本大小如何、统计分析方法选择是否合适,设置哪些测量指标以及指标的实际价值和意义如何?

3. **主要结果和重要发现** 全面熟悉文献的主要结果,明确文中的新发现、新贡献,用于结果报告的重要图表有哪些?

4. **讨论与结论** 文献的结论是什么?该文的主要结果是否支持这些结论?文中的立题、设计、方法和讨论间是否有内在的逻辑关系?研究目的是否实现?主要不足有哪些?还遗留有哪些问题未解决?

5. **小结** 精读后,最好能加以小结。如与同类文献相比,该文献有什么共同点和不同点?作者的整体思路有无创新之处?必要时,可进行类似SWOT(strengths,weakness,opportunity,threats)分析,找出优势和不足。

三、评价证据

随着循证医学的快速发展,证据(evidence)一词成为循证医学关键要素之一。2000年David Sackett教授将临床证据定义为"以患者为研究对象的各种临床研究结果"。而Gordon Guyatt教授将证据定义为"不管是否通过系统性或非系统性地收集,任何经验性的观察都可以作为潜在的证据"。2005年加拿大学者通过科学研究利用系统评价方法来定义证据:证据是最接近事实本身的一种信息,其形式取决于具体情况,质量高、方法适当的研究结果是最佳证据。鉴于研究本身常不充分、自相矛盾或不可用,其他类型信息就成为研究的必要补充或替代。

最佳证据来源于现代医学的最新研究成果,即通过检索获取的研究文献,应用临床流行病学的原则和方法,经过认真地分析和评价获得的新近的、最真实、可靠且有临床重要应用价值的研究成果。

(一)证据分类

证据分类方法众多,目前尚无国内外公认、统一的分类方法,此处只介绍按照研究方法和按照研究问题分类。

1. **按研究方法分类** 从方法学角度一般分为原始研究证据和二次研究证据。其中,原始研究证据是指直接针对研究对象(患者群体或一般人群)开展研究,收集、整理和分析资料,总结撰写研究报告。常见原始研究设计方法包括随机对照试验、队列研究、病例对照研究、横断面调查等。

二次研究证据是利用原始研究资料为研究对象,通过全面收集针对某类问题的所有原始研究结果,应用科学的方法进行严格评价、整合处理和分析总结而形成的证据综合。是对多个原始研究证据再加工后得到的更高层次的证据。主要包括系统综述、临床实践指南、临床决策分析、临床证据手册、卫生技术评估报告及卫生经济学评价等。

2. **按研究问题分类** 按照研究问题的性质可将证据分为病因证据、诊断证据、治疗证据和预后证据等,具体参见本书第十一章、第十二章、第十三章、第十四章相关内容。

(二)证据分级

证据分级包括证据质量(level of evidence,LOE)和推荐强度(class of recommendation,COR),是解读系统综述/meta分析结果、获取最佳证据的关键,也是制定临床实践指南的重要核心。国内外多个组织和机构先后研发了不同的证据等级分类标准,主要分为三个发展阶段:第一阶段是基于研究设计类型,将随机对照试验作为最高级别证据。其中包括加拿大定期健康体检工作组(Canadian

Task Force on the Periodic Health Examinations,CTFPHE）提出的证据分级评价系统：CTFPHE 证据分级与推荐强度。美国卫生保健政策研究院（Agency for Health Care Policy and Research,AHCPR）发布的 7 级证据 3 级推荐强度；英格兰北部循证指南发展项目（North of England Evidence Based Guidelines Development Project,NEEBGDP）提出的 4 级证据 4 级推荐强度；苏格兰地区学院间指南网络（Scottish Intercollegiate Guidelines Network,SIGN）发布的 SIGN 证据分级与推荐强度。第二阶段是将系统综述结果作为最高级别证据，按不同领域（治疗、预防、病因、危害、预后、诊断、经济学）进行分级。其中包括美国纽约州立大学循证医学中心推出的"证据九级金字塔"和牛津大学循证医学中心（Centre for Evidence-Based Medicine at the university of Oxford,OCEBM）推出的标准。第三阶段针对上述证据分级系统存在的不足,WHO 等 19 个国家和国际组织共同成立了 GRADE（the Grading of Recommendations Assessment, Development,and Evaluation,推荐分级的评价、制定与评估）工作组,由全球临床指南专家、循证医学专家、各权威标准的主要制定者及证据研究者通力协作,制定出国际统一的证据质量分级,并于 2004 年正式推出。GRADE 证据分级系统是将系统综述作为证据综合的方法。其中随机对照试验构成的证据体作为高质量证据,观察性研究构成的证据体作为低质量证据,是目前应用最为广泛的证据分级系统。

第三节 ｜ 医学研究文献与证据质量评价的一般原则和常用方法

质量评价同样需要带着问题,有针对性地进行。评价目的不同,决定了评价范畴和重点。质量评价涉及两个方面的内容,即方法学质量和报告质量。其中,方法学质量是指证据制作过程中遵循科学标准、有效控制混杂与偏倚、使研究结果达到真实可靠的程度,是质量评价的核心内容。报告质量是指文献报告内容的全面性和完整性以及和相应报告规范的符合程度。

一、质量评价的一般原则

阅读医学研究文献的目的,主要是回答 "what" 类问题,以全面了解该文献中的研究目的、对象、研究方法、主要结果和重要结论等内容;而评价医学研究文献质量,则是回答 "why" 和 "how" 类问题,一般选在二轮精读时进行,要求评价者具备批判性思维并掌握一定的评价原则与方法。

质量评价内容主要包括真实性评价、重要性评价及适用性评价。要依次回答下列问题:该研究结果本身是否真实可靠? 有多大临床意义和实用价值? 用于临床实践的可行性及适用程度如何? 其中研究结果的真实性和重要性是评价的重点,只有真实、可靠、重要的研究结果才有利用价值。

1. **真实性评价**　真实性（validity）又称为效度,是指研究收集的数据、分析结果和所得结论与客观实际的符合程度。在进行科学研究的整个过程中由于设计、资料的收集、整理和分析、结果报告的各个环节均可能由于各种因素的影响而导致观察值与真实值不一致,产生误差（error）,从而影响结果的真实性。

评价真实性的关键,在于考核研究过程中是否有效控制了混杂与偏倚对结果的影响。这些因素对结果的影响大小决定了真实性的程度。因此,评价真实性应综合考虑研究结果是来自何种设计方案、有无对照组以及设置是否恰当、研究对象的诊断标准是否可靠、纳入/排除标准如何、样本量是否足够、组间重要的基线状况是否可比、有无相关偏倚因素存在以及是否采取了相应的防止或处理措施、依从性如何、对相应的试验观测指标及资料所采用的整理、统计分析方法是否恰当等等。

2. **重要性评价**　临床重要性（clinical importance）是指研究结果在临床应用的价值,可以通过客观指标来评价其临床意义,如借助于一些定性或定量指标。重要性包括临床重要性与统计学意义两个方面,两者应相互结合,作出综合评价。统计学意义的判定可以通过假设检验和区间估计加以实现。临床重要性的判断,还应做卫生经济学的评价,进行成本效果分析（cost effectiveness analysis）、成本效益分析（cost benefit analysis）以及成本效用分析（cost utility analysis）,力争让那些成本低、效果佳的研究成果,得以推广应用。

3. **适用性评价**　证据的适用性（applicability）又称外部真实性（external validity）,是指研究结果是否可以应用于研究对象以外的其他人群,即研究结果与推论对象真实情况的符合程度。又称为普适性(generalizability),反映研究结果的适用价值与推广应用的条件。

适用性评价同样需要结合阅读文献的目的,是为了指导临床实践、教学,还是为了临床科研所用。若将上述真实性好且有重要临床价值的文献结果在临床实践中加以应用和推广,应结合自己患者的实际病况和接受程度、现有医疗条件和知识技能水平,以及社会经济状况的承受能力等,对其临床适用性展开评价。

若在临床科研、教学过程中,为掌握学科最新进展或发展方向、拓展新思路、新视野之用,也要进行适用性评价,对文献结果是否具有外部真实性,即能否将结果推广应用到研究对象以外的群体或环境时,应考核研究人群与其他人群的特征差异、研究对象类型以及社会环境和经济等因素是否会影响适用性等。

二、质量评价的常用方法

(一)质量评价标准

临床研究常见的类型包括病因学研究、诊断性研究、治疗性研究和预后研究。针对不同的研究类型其采用的原始研究的设计方案和实施方法也不同,因此其评价标准与评价指标也各有特色。有关病因与不良反应研究的评价标准、诊断性研究的评价标准、治疗性研究的评价标准、预后研究的评价标准等参见本书第十一章、第十二章、第十三章、第十四章相关内容。

(二)质量评价工具

为方便评价,针对不同研究类型,已有一些现成的严格评价工具或量表,可供参考借鉴。评价工具大多由一些知名学术机构或组织研发。例如 *JAMA* 杂志发布的用户指导手册系列、CASP(严格评价技巧项目网)提供的系列质量评价标准等,专门用于评估包括系统综述、随机对照试验、病例对照研究、队列研究、描述性研究、诊断研究和经济学评价研究等在内的不同类型文献。评价工具可分为清单(checklist)类和尺度评分(scale)类两种。不同的研究设计,其科学论证强度不同,评价方法及评价工具也有所不同。下面将分别介绍原始研究和二次研究的方法学质量评价工具和报告质量评价工具。

1. **原始研究评价工具**　不同设计类型的原始研究需要选择相应质量评价工具。目前以随机对照试验的评价工具发展最快。由于随机对照试验采用了随机、盲法以及设置对照组,最大限度地控制了混杂和偏倚对结果的影响,确保了结果的真实性,被认为是一种论证强度最高的设计方案,因而在临床研究中备受推崇,相关文献发表也很多,成为临床证据的重要来源,相应的质量评价方法也发展很快。

目前,随机对照试验的方法学质量评价推荐使用《Cochrane 干预措施系统评价手册》中的偏倚风险评价工具(risk of bias,ROB)、改良 Jadad 量表等,报告质量评价推荐使用 CONSORT(Consolidated Standards of Reporting Trials)声明,以及一些拓展更新报告规范,如基于电子登记数据的 RCT 研究可参考 CONSORT-ROUTINE 报告规范、涉及人工智能干预的 RCT 可参考 CONSORT-AI 报告规范等。

观察性研究(包括队列研究、病例对照研究等)的方法学质量评价工具推荐使用纽卡斯尔渥太华质量评价量表(NOS 评分),报告质量评价可以选择观察性流行病学研究报告规范(strengthening the reporting of observational studies in epidemiology,STROBE),和一些拓展报告规范,如针对孟德尔随机化(Mendelian randomization,MR)研究的 STROBE-MR 报告规范、针对运动损伤的观察性研究可选择 STROBE-SIIS(STROBE Extension for Sports Injury and Illness Surveillance)规范等。

诊断研究方法学质量评价工具推荐使用 Cochrane 推荐的 QUADAS(quality assessment of diagnostic accuracy studies)清单,报告质量评价推荐使用诊断准确性研究的报告规范 STARD(standards for the reporting of diagnostic accuracy studies)。非随机对照试验质量评价工具推荐使用 ROBINS-I(Risk of Bias In Non-randomised Studies of Interventions)。此外,疾病诊断与预后模型的报告可参考 TRIPOD(Transparent Reporting of a multivariable prediction model for Individual Prognosis or Diagnosis)声明。

2. **二次研究评价工具**

(1)方法学质量评价工具:目前用于系统综述/meta 分析的方法学质量评价工具量表推荐使用

AMSTAR（A Measurement Tool to Assess Systematic Reviews），AMSTAR 的使用对规范系统综述制作与报告，促进高级别证据的产生和传播起到了积极的促进作用。2017 年在第一版基础上修订和更新推出了 AMSTAR 2，共包含 16 个条目，其中 7 个条目为关键条目，该版本适用于包括基于随机对照研究或非随机干预研究或两者都有的系统综述，细化了各条目的评价标准，并提供了系统综述质量等级的评价标准，是一种值得推荐的系统综述方法学质量评价工具。详见本教材第七章相关内容。

（2）报告质量评价工具：PRISMA（Preferred Reporting Items for Systematic Reviews and meta Analysis）声明主要针对干预性研究的系统综述/meta 分析的报告规范，该标准对改进和提高系统综述/meta 分析报告质量的意义重大。

PRISMA 官方网站上可以下载到 PRISMA 详细的报告条目，PRISMA 声明由一个 27 个条目清单和一个四阶段的信息收集流程图组成。清单包括 7 个方面的内容：①标题；②结构式摘要；③引言（基本原理和目的）；④研究方法（方案与注册、纳入与排除标准、信息来源、检索策略、筛选研究、数据收集过程、数据项、单个研究偏倚的风险、结局指标、结果合成、不同研究之间的偏倚风险、附加分析）；⑤结果（研究选择、研究特征、研究中的偏倚风险、单个研究的结果、结果合成、不同研究之间的偏倚风险、附加分析）；⑥讨论（证据小结、局限性、结论）；⑦项目资助情况。

PRISMA 还发表了一系列相关报告清单：Beller 等人于 2013 年发表了系统综述/meta 分析摘要的优先报告条目 PRISMA Abstracts，旨在规范摘要的报告；Moher 等人于 2015 年发表了 PRISMA protocol，规范了系统综述/meta 分析研究方案的报告；Welch Vivian 等编制了 PRISMA Equity，为报告关于健康公平性系统综述的透明报告提供了依据；2015 年 JAMA 杂志发表了 PRISMA IPD，即单病例数据系统综述/meta 分析的优先报告条目，在标准的 PRISMA 声明的基础上补充了 IPD 的获取、核查、合成以及如何处理未提供 IPD 的研究；为完善网状 meta 分析的研究报告，Hutton 等人于 2015 年发表了 PRISMA NMA，用以指导和改善网状 meta 分析的撰写和报告；PRISMA 伤害清单（PRISMA harms checklist）一共包括 27 个条目，在报道不良事件时，能够确定一套最小化的评价项目，无论伤害作为主要结果还是次要结果，均能提高系统综述中伤害的报道，最终提高益处和伤害评价的均衡性；McInnes 等人于 2018 年在 JAMA 杂志发表 PRISMA for Diagnostic Test Accuracy（PRISMA-DTA）规范了诊断准确性研究的报告；Tricco 等人于 2018 年针对范围性综述（scoping review，SR）发表了 PRISMA Extension for Scoping Reviews（PRISMA-ScR）清单，该清单共包括 20 项必要条目以及 2 项选择性条目，能够用于综合证据并评估文献范围，有助于确定是否需要进行系统综述；Wang 等人于 2019 年发表 PRISMA for Acupuncture checklist（PRISMA-A），规范了针灸干预研究的报告规范；用于检索的 PRISMA Statement for Reporting Literature Searches in Systematic Review（PRISMA-S）于 2021 年发表，该清单包括 16 项条目，每一项均对报告规范与原理进行阐述。

此外，1997 年美国疾病预防控制中心组织专家小组制定了观察性研究的系统综述/meta 分析（meta-analysis of observational studies in epidemiology，MOOSE）的报告规范，该规范包含七大部分内容（研究背景、文献检索策略、研究方法、研究结果、讨论和研究结论），共 35 个条目。主要指导原始研究是观察性研究设计类型，包括队列研究、病例对照研究、横断面研究进行系统综述/meta 分析的研究报告。

（张　玲）

本章思维导图　　　本章目标测试

第七章 | 系统综述与 meta 分析

本章要点

1. 系统综述（系统评价）是针对某一具体临床问题，系统全面地收集全球范围内所有已发表或未发表的临床研究，采用临床流行病学方法严格评价并筛选出符合质量标准文献，进行定性或定量合成，从而得出综合可靠的结论。

2. meta 分析是将多个研究结果合并（或汇总）成为一个合并效应量，以反映多个研究综合结果。

牙菌斑被认为是口腔及系统性疾病（如心脑血管疾病、肿瘤、代谢性疾病）的危险因素。因此，去除牙菌斑被认为在改善口腔卫生状况、从而预防系统性疾病中发挥着关键性的作用。当前有证据显示有效刷牙也可以降低头颈癌的风险，但每天刷牙的次数不同（每天一次、每天两次、每天三次等）。那么，刷牙到底有没有效果？到底应该选择怎样的刷牙频率呢？科学回答这个问题，就需要对已有的相关研究开展系统综述（systematic review）与 meta 分析（meta-analysis）。本章将对此进行阐述，以供读者参考和运用。

第一节 | 系统综述与 meta 分析概述

一、系统综述与 meta 分析的作用价值

（一）应对信息时代的挑战

面对浩瀚的医学文献信息，需要进行科学决策的临床医生、研究人员和卫生决策者往往陷入信息海洋中。系统综述采用全面的检索，严格的选择和评价，合成真实、可靠且有应用价值的证据，可直接为各类决策者提供科学依据，还为研究工作提供信息资料和研究方向。目前，许多国家都非常重视高质量系统综述在临床科研中的价值。2018 年，*Nature* 发文 Meta-analysis and the science of research synthesis，提出"meta 分析作为一种重要的工具，可通过量化已知的数据和结论帮助识别未知来促进科学的快速发展"。

（二）增加客观性、解决分歧或引出新见解

如本章开头案例，针对同一临床问题，一般会有多项临床研究，这些研究的结果会出现如下情况：①结果相互矛盾，这要么会因此导致分歧、要么会导致迷惑；②结果一致，但甲乙的差异很弱，难以有足够的信心；③都是阴性结果，但样本量都小，难以判断到底是不是真阴性。

通过系统综述与 meta 分析：①可以发现某些单项研究未能阐明的问题、可得出对该问题更为全面的认识，亦可解决专家间意见不一不致的局面。② meta 分析扩大了样本量、可增加统计效能和估计效应值的精确度，增强结果的可靠性与客观性。③ meta 分析的结果有时会出现一些研究者事先想不到的结果，从而引出新见解。例如，2015 年的一篇系统综述（Sci Rep，2015，5：12002）展示了等离子双极电切术与单极电切术治疗良性前列腺增生症后的电切综合征的发生情况，该并发症能导致患者死亡；单项研究均显示两者的电切综合征发生率无区别，但经过 meta 分析后，发现双极电切术的发生率显著低于单极电切术，证明双极电切术更安全。

（三）使证据应用更加方便

如果一个临床问题有 10 项研究，那么逐篇阅读耗时耗力，若有一项系统综述或 meta 分析则可显

著节省阅读时间。这在制定临床实践指南时,尤为重要。制作及使用系统综述是制定指南的重要步骤,通过制定指南可将系统综述的研究成果及时转化并推广应用(详见本书第十五章。)

(四)提升研究价值、降低浪费

对当前已有研究整体情况把握不全,充斥着大量低质量的重复研究,导致了宝贵研究资源的浪费,系统综述与 meta 分析可以为选题及立题提供参考,避免重复前人的工作。2016 年,*BMJ* 发文 Towards evidence based research,提出"所有新的研究都应以现有证据的系统综述为前提",以期减少浪费、提升研究价值。该文指出,使用系统综述有助于:①优化确定最终的研究问题;②整合新研究与之前研究的结果;③帮助设计新的研究;④准备用于发表的研究报告;⑤为新研究的伦理审查和资助申请提供论据;⑥对未来的研究提出建议。

(五)医学教育的需要

第一,循证医学是国际及我国对医学教育的基本要求,系统综述与 meta 分析是循证医学教育的重要内容之一。第二,教材因出版周期长,常常难以反映最新动态,因此,医学教育者及医务人员需要不断阅读医学文献以更新知识,系统综述是快速获取相关知识的途径之一;同时,撰写医学教材也应借鉴系统综述方法、及时吸纳系统综述证据。第三,毕业后医学教育是非常重要的,医务工作者因工作繁忙、文献资源有限,可通过阅读有实用价值、结论真实可靠的系统综述,作为学习新知识的继续教育资源。

(六)卫生决策的需要

随着人口增长、年龄老化、新技术和新药物的应用、人类健康需求层次的提高,使有限卫生资源与无限增长的卫生需求之间的矛盾日益加剧,要求各级卫生管理者制定卫生政策时,应以科学、可靠的研究结果为依据,合理分配卫生资源,提高有限卫生资源的利用率。目前许多国家在制定卫生政策时,均要求医学文献资料特别是系统综述结论为依据。例如,全球最为知晓的乳腺癌和前列腺癌筛查决策,就依据系统综述与 meta 分析的结果进行优化。

二、系统综述与 meta 分析的基本内涵

(一)系统综述

系统综述(也译为系统评价)这一术语是现代循证医学的奠基人 Archie Cochrane 于 1979 年提出。2008 年 Miquel Porta 主编的 A Dictionary of Epidemiology 第 5 版定义系统综述:①系统综述是针对某一具体问题的所有相关研究,运用限制偏倚的策略进行严格评价和整合;② meta 分析可能是,但不一定是这个过程的必需部分;③系统综述与 meta 分析的不同之处在于其不包括对结果的定量总结。

Cochrane 协作网定义系统综述:①系统综述是识别、评估和综合所有符合预先设定合格标准的实验性证据,以回答一个特定的研究问题;②进行系统综述的研究者使用明确、系统的方法,以减少偏倚、产生更可靠结果为决策提供信息;③ Cochrane 系统综述(Cochrane systematic review)是发表在 Cochrane 系统综述数据库中有关卫生保健和卫生政策研究的系统综述。

(二)meta 分析

一般认为,1904 年著名统计学家 Karl Pearson 在医学领域首次使用 meta 分析的方法。1976 年,美国教学心理与社会学家 Gene Glass 将 meta 分析命名并定义为"The statistical analysis of large collection of analysis results from individual studies for the purpose of integrating the findings"。此后,尽管许多方法学家纷纷定义 meta 分析,但均倾向于"meta 分析是对以往的研究结果进行系统定量综合的统计学方法"这一核心要义。

2018 年,Miquel Porta 主编的 A Dictionary of Epidemiology 第 5 版中定义 meta 分析:①它是一种统计分析方法,针对独立的研究结果进行;②它需考察研究结果间差异的来源,当结果具有足够的相似性时,方可使用该方法进行定量合成;③ meta 分析具有定性成分和定量成分。

Cochrane 协作网定义:①如果单个研究的结果被组合起来产生一个整体的统计数据,这通常被称为 meta 分析;②许多 Cochrane 系统综述通过从多个试验中收集数据来衡量益处和危害,并将它们组

合起来产生一个平均结果,旨在提供更精确的干预效果评估和减少不确定性;③并非所有的 Cochrane 系统综述数据库中的系统综述均包括 meta 分析。

(三) 系统综述与 meta 分析的关系

为减少机遇而逐渐发展成熟的 meta 分析和为降低偏倚而不断完善的科学综述于 20 世纪 90 年代最终在医学领域融合,诞生了系统综述这种全新证据生产方法。1993 年 7 月在伦敦召开的会议上,英国 Cochrane 中心的方法学家与 *BMJ* 杂志的编辑们正式提出 "Systematic Reviews" 这一术语,并大力进行推广,如今开展系统综述的理念和方法已获广泛接受。

从定义来看,系统综述可以是定性的(qualitative systematic review),即未采用 meta 分析;也可是定量的(quantitative systematic review),即包含了 meta 分析。因此:① meta 分析可作为系统综述的一部分,但也可单用;②制作系统综述时并非必须要行 meta 分析,纳入的研究是否具有足够的相似性、决定了能否 meta 分析;③若纳入研究因同质性不足而无法 meta 分析、仅描述性分析的系统综述称为定性系统综述;④系统综述 ≠ meta 分析;⑤医学领域中,广义的系统综述包括 meta 分析。本章下文所用系统综述均指广义。

(四) 与传统综述的区别

循证医学奠基人之一的 Iain Chalmers 等指出系统综述与传统综述相比较,具有以下优点:①使用明确的方法学及流程以最大程度限制在纳入及排除研究的过程中出现偏倚;②经过正式比较不同研究的结果,能得出概括性与一致性的结果;③可明确异质性产生的原因、对特定亚组产生新的假设;④进行 meta 分析能增加汇总结果的精确性;⑤得出的结论更为可信及精确;⑥大部分信息能迅速被研究者、卫生服务人员及政策制定者采用;⑦缩短了研究发现到有效诊治策略实施之间的时间差。

三、系统综述与 meta 分析的类型

系统综述基于原始研究制作,故可根据所纳入原始研究的设计分为不同类型。不同类型的制作步骤相似,仅在于原始研究特点及研究目的带来的资料提取及整合、方法学质量评价工具、报告内容、结果解读上不同。因此,系统综述类型划分并非严格独立,在不同的划分规则中存在交叉。

(一) 基于制定机构

当前,全球有 4 种权威系统综述:Cochrane 系统综述、JBI 系统综述、Campbell 系统综述和 CEE 系统综述。其中,Cochrane 和 JBI 系统综述与医学直接相关,另外 2 种也包含了医学相关的内容。

Cochrane 系统综述是由 Cochrane 协作网组织制作、由各个系统综述小组负责实施,并定期发表于 Cochrane 图书馆,亦可在得到相关小组批准后发表于其他刊物。

JBI 系统综述由 Joanna Briggs 循证卫生保健中心(Joanna Briggs Institute,JBI)发起,制作完成的系统综述优先发表于 JBI 图书馆,亦可发表在同行评议期刊 International Journal of Evidence-Based Health Care。

Campbell 系统综述是在 Campbell 协作网管理指导下生产的系统综述,优先发表于 Campbell 图书馆,主要关注社会、心理、教育、司法犯罪及国际发展政策等非医学领域。

CEE 系统综述是在环境证据协作网(Collaboration for Environmental Evidence,CEE)管理指导下生产的系统综述,优先发表于 CEE 图书馆及其官方刊物 Environmental Evidence,主要关注与环境政策及实施最相关的证据。

此外,大多数系统综述由研究者或需求机构(如制定指南的机构)自行发起、自由选择发表刊物。

(二) 基于研究设计

按照来源原始研究设计,一般可分为随机试验、非随机试验、诊断准确性试验、队列研究、病例-对照研究、横断面研究、质性/定性研究、病例报道、各类新型研究设计等的系统综述。

(三) 基于研究目的

按研究目的又可分为病因、诊断、筛查、治疗、预后、预防等系统综述。

（四）基于证据获取方式

最常见为基于两两头对头直接比较的（head to head comparison 或 direct comparison）系统综述,以及累积 meta 分析（cumulative meta-analysis）、序贯 meta 分析（trial sequential analysis,TSA）、个体患者数据（individual patient data,IPD）meta 分析、剂量-反应数据（dose-response）meta 分析及前瞻性数据（prospective）meta 分析等。此外,还有基于两两间接比较（indirect comparison）的系统综述、基于多项干预比较的网状 meta 分析（network meta-analysis）,以及以系统综述为基础的汇总评价（overview）。

（五）基于研究领域

按照研究领域的不同,可分为临床医学、护理学、检验医学、基础医学、中医学、药学、中西医结合医学、卫生经济学、预防医学、生态学、医学教育学、医学心理学等的系统综述。

（六）基于数据类型

按照基于数据类型,可分为原始数据类型:二分类数据、有序数据、连续型数据、率值(如生存率、发病率、依从率)等;汇总过程数据:效应量及其置信区间/标准误、p 值、相关系数、Cohen's d 值、Hedges's g 值、均数值等。

第二节 ｜ 系统综述与 meta 分析的制作方法

一、系统综述与 meta 分析制作步骤

制作推荐遵照 Cochrane Handbook for Systematic Reviews of Interventions 中提出的 10 个步骤:①提出要评价的问题;②设置研究的纳入及排除标准;③制定检索策略并检索研究;④筛选研究和收集资料;⑤评估纳入研究的偏倚风险;⑥分析数据并在适合的情况下进行 meta 分析;⑦治理报告偏倚;⑧陈述结果和制作结果摘要表格;⑨解释结果与得出结论;⑩完善和更新。

二、系统综述与 meta 分析注册平台

早在 1993 年 Cochrane 协作网成立之初,就要求研究者对系统综述的题目进行注册,并提交计划方案,且这种模式一直沿用至今。Cochrane 系统综述、JBI 系统综述、Campbell 系统综述和 CEE 系统综述从标题开始就要求强制注册,再撰写研究方案并发表在图书馆,且只有完成研究方案发表后才能开始撰写全文。包括上述 4 种类型系统综述在内各类型系统综述的研究方案均可以发表在公开出版的刊物上。

注册系统综述的作用有:①避免系统综述在实施和报告中的偏倚,保证质量;②避免预期外的重复研究,降低浪费;③保证系统综述制作的透明化;④便于检索使用;⑤加强国际合作。

目前可进行系统综述注册的平台有:Cochrane 协作网、JBI 循证卫生保健中心、Campbell 协作网和 CEE 协作网以及英国约克大学的 PROSPERO 注册平台等。PROSPERO 是当前医学领域非 Cochrane 系统综述注册应用最广泛的机构。

三、系统综述与 meta 分析报告规范

Cochrane 系统综述、JBI 系统综述、Campbell 系统综述和 CEE 系统综述均有自己的报告格式,前两者还有自行开发的制作软件,将报告格式设置在软件中,以 Cochrane 协作网推出的 RevMan 软件最为知名。对一般的系统综述,可以参照这 4 种系统综述的格式,也可用"系统综述/meta 分析优先报告条目（Preferred Reporting Items for Systematic Reviews and Meta-Analyses,PRISMA）"。

PRISMA 基础版共计 27 个条目、1 个流程图。在此基础上,当前已经推出的扩展版本有:系统综述的摘要（Abstracts）、研究方案（Protocols）及检索（Searching）、范围性综述（Scoping Reviews）、针灸（Acupuncture）、诊断试验准确性（Diagnostic Test Accuracy）、生态学与进化生物学（EcoEvo）、健康公平

性（Equity）、危害结局（Harms）、单个患者数据（Individual Patient Data）、网状 meta 分析（Network Meta-Analyses）；正在研发的扩展版本有：儿童系统综述（PRISMA-C）及其研究方案（PRISMA-PC）、结局测量工具（PRISMA-COSMIN）。更多的信息可从 PRISMA 官网获取。

动物实验系统综述的研究方案可参考 2015 年荷兰奈美恩大学医学中心 Rob de Vries 等的报告规范（Evidence-based Preclinical Medicine，2015，2：1-9），全文可参考英国莱斯特大学 Jaime Peters 等的报告规范（J Environ Sci Health B，2006，41：1245-58），中医药实验可参考兰州大学马彬等的报告规范（J Evid Based Med，2022，15：152-167）。

此外，还有其他类型系统综述的专用报告规范，可访问"提高卫生研究的质量和透明度（Enhancing the QUAlity and Transparency Of health Research，EQUATOR）"网站获取。

第三节 ｜ meta 分析方法简介

一、meta 分析的统计模型

无论是基于贝叶斯统计学、还是经典统计学的 meta 分析，常用的统计模型包括固定效应模型（fixed effect model）、随机效应模型（random effect model），以及新出现的混合效应模型（mixed effect model）。

（一）固定效应模型

固定效应模型的理论假设是所有同类研究均来源于同一个固定效应的总体，各研究的方差齐，其综合效应估计的方差成分只包括了各个独立研究内的方差。因此，当纳入研究效应量来自同一同质的总体，具有共同真实效应值时，可以认为各研究间的差异主要由误差所致，此时选用固定效应模型。

（二）随机效应模型

随机效应模型的理论假设是所有同类研究可能来源于不同的研究总体，各个独立研究间具有异质性，其效应综合估计的方差成分既包括了各个研究内的方差，也包括了各个研究之间的方差，故需要在估计总效应量时将两者综合起来估算调整权重。因此，当研究间的差异明显大于研究内的误差时，则说明纳入研究不是来自同一总体，每个研究来源于各自的总体，这些不同的总体参数服从于某种特定分布，如正态分布，此时即选用随机效应模型。

一般来说，随机效应模型得出的结论偏向于保守，置信区间较宽，更难以发现差异。因此，当各项研究结果差异明显时，是否合并应慎重考虑，下结论时也需更加谨慎。

（三）混合效应模型

当实际研究中有多个测量结局时，单变量 meta 分析显然不适用；再者，各个研究或中心的参数估计结果可能具有复杂的相关性，单纯采用固定效应模型或随机效应模型无法解释不同研究间的相关性。混合效应模型包括固定效应和随机效应两部分，当研究间的变异不能完全由固定效应解释时，引入相应的随机效应来描述研究间的额外差异。实际研究中往往遇到各种不同的复杂数据类型，如多变量、多水平或纵向混合数据等。当前，混合效应模型主要用在心理学、气候学领域的 meta 分析，医学领域网状 meta 分析也会使用。

二、meta 分析的异质性检验

（一）异质性定义

纳入同一 meta 分析的原始研究在研究对象、研究设计、干预措施、结果测量上存在差异，这种不同研究间的各种变异称之为异质性（heterogeneity），即 meta 分析中各研究间的不相似性。不相似性可能是由于使用不同的统计学方法（统计学异质性），或是由于研究所评价的是不同类型的患者、不同治疗方法或不同临床结局（临床异质性）所致。

Cochrane 协作网将异质性定义为：①广义上描述研究参与者、干预措施和一系列研究间测量结果的差异和多样性，或那些研究中内在真实性的变异；②狭义上专指统计学异质性，用来描述一系列研究中效应量的变异程度，也用于表明除仅可预见的偶然机会外研究间存在的差异性。

（二）异质性类型

meta 分析的异质性可分为临床异质性、方法学异质性和统计学异质性。三者是相互独立又相互关联的，临床或方法学上的异质，不一定在统计学上就有异质性表现，反之亦然。

1. 临床异质性是指因研究参与者不同、干预措施的差异及研究的终点指标不同所导致的变异。

2. 方法学异质性是由于试验设计和质量方面的差异引起的，如盲法的应用和分配隐藏的不同，或者由于试验过程中对结局的定义和测量方法的不一致而出现的变异。

3. 统计学异质性是指不同试验间被估计的治疗效应的变异，它是研究间临床和方法学上多样性的直接结果。统计学计算异质性以数据为基础，其原理是各研究之间置信区间的重合程度越大，则各研究间存在统计学同质性的可能性越大，相反，置信区间重合程度越小，各研究之间存在统计学异质性的可能性越大。

（三）异质性识别

处理异质性，首先要能够正确、有效的识别异质性，即异质性检验（heterogeneity test）。异质性检验的方法可以为统计量法和图示法两种。

图示法是通过视觉观察对异质性进行判断，主要有森林图（forest plot）、星状图（radial plot）、拉贝图（L'Abbe plot）、加尔布雷斯图（Galbraith plot），以森林图最为常用和易懂。

统计量法最常用的是结合定性检验的 Q 检验法和定量检验的 I^2 检验法。在开展 meta 分析时，当 Q 检验的 $p \geqslant 0.1$ 且 $I^2 < 50\%$ 时，可选用固定效应模型；当 $p < 0.1$ 或 $I^2 \geqslant 50\%$ 时，则选用随机效应模型。

（四）异质性处理

对异质性处理是否得当，是保证 meta 分析结果准确度以及能否 meta 分析的重要环节。常用的方法有：meta 回归（meta-regression）、亚组分析（subgroup analysis）、敏感性分析（sensitivity analysis）、选用随机效应模型、改变效应量、放弃 meta 分析（定性系统综述）。

1. meta 回归（meta-regression）　该方法是通过建立回归方程，来反映一个或多个解释变量与结果变量之间的关系，以试图明确各研究间异质性的来源，从而筛选出导致异质性的重要影响因素。一般认为，meta 回归分析是亚组分析的一种扩展，主要通过对多因素的效应量进行联合分析实现。此外，meta 回归也可作为 meta 分析方法的一种而单独使用。

2. 亚组分析（subgroup analysis）　它是在出现异质性或要回答特定患者、特定干预措施或特定研究效应时，从临床异质性和方法学异质性的角度探讨异质性的来源，根本上解决同质性研究才能合并效应量的问题。比如，可按性别、病情严重程度、参加人群特征、随访时间、方法学质量等进行亚组分析。因此，亚组分析是将所纳入分析数据分成更小的单元，以便在各亚组内能进行比较。

3. 敏感性分析（sensitivity analysis）　这是用于决定一个研究结果的敏感性或探究其对系统综述或 meta 分析影响力的一种分析方法，评估合并结果的稳健程度。

4. 改变效应量　哥伦比亚大学公共卫生院的 Joseph Fleiss 在 1993 年提出，仅仅改变结局指标的效应量也可能达到充分去除异质性的效果。例如，对于一个二分类变量，结局指标的效应量由绝对测量标度（如率差）变为相对测量标度（如 OR），可以降低异质程度；对于连续型变量，由均数差（MD）变为标准均数差（SMD），或转化其为对数形式也是其常用的方法（这种方法需要权衡统计学同质性和临床可解释性）。

三、meta 分析的效应量

meta 分析需要将多个同类研究的结果合并来反映综合效果，即效应量（effect size）或效应尺度（effect magnitude）。

(一) 计数变量

计数变量包括常见的二分类变量、多分类变量及等级变量,这类变量无度量衡单位。meta 分析常用于计数变量的效应量有:相对危险度(relative risk,RR)、比值比(odds ratio,OR)、风险比(hazard ratio,HR)、率差(rate difference,risk difference,RD)等。

1. RR 也称为危险比(risk ratio),是指暴露组中发生结局的频率除以非暴露组中结局的频率,是前瞻性研究中较常见的指标。如果结局在两组中的频率是相同的,则 RR 为 1.0,表示暴露与结局之间没有关联;若结局在暴露组中更频繁,则 RR 大于 1.0,提示暴露与危险性增加相关联;若疾病频率在暴露组中低,则 $RR < 1.0$,提示暴露与危险性下降有关,但不能认为暴露是一种保护性作用。

2. OR 又称为交叉乘积比(cross-product ratio)或相对比值(relative odds),在不同的环境中含义不同。OR 是病例-对照研究中常用的衡量关联的指标,反映在病例组中暴露的可能性除以对照组中暴露的可能性。如果病例组和对照组暴露的可能性相等,则 OR 等于 1.0,提示没有意义;若病例组暴露的可能性高于对照组,则 OR 大于 1.0,提示暴露与危险性增高有关;若病例组暴露的可能性低于对照组,则 OR 小于 1.0,但不能认为暴露是一种保护性作用。

3. HR 是生存资料结局衡量的重要指标,其特点是同时考虑生存时间和生存结局。HR 的解读同 RR 和 OR。

4. RD 是两个发生率的差,即率差,反映两组事件发生率的绝对差(absolute risk difference)。不同于 RR 和 OR,RD 在对照组事件发生率为 0 时需要校正,否则无法计算。因两组时间发生率差值并不一定表示两组差异具有统计学显著性,故不能根据 RD 判断两组效应量的差异是否具有统计学意义。RD 的意义还取决于事件的临床重要性。当 RD 等于 0 时,表示两组等效;当 RD 置信区间不包含 0(上下限均大于 0 或上下限均小于 0),则两个率有差别;反之,RD 的 CI 包含 0,则无统计学意义。通常只有队列研究和随机对照试验的结果可以计算 RD。

(二) 计量变量

计量变量包括连续型变量和离散型变量两类,是指观测每个观察单位某项指标的大小而获得的资料,一般有度量衡单位。连续型变量有时也可按照一定的标准转化成计数变量。meta 分析主要使用均数差(mean difference,MD)和标准化均数差(standardized mean difference,SMD)来描述其效应量。

1. MD 即为两均数的差值。该指标反映一试验原有的测量单位,真实反映了试验效应,消除了绝对值大小对结果的影响,实际应用时也容易理解和解释。

2. SMD 为两组估计均数差值除以平均标准差而得。由于消除量纲的影响,同质性好可以被合并,该指标尤其适用于单位不同或均数相差较大的数值资料分析。但 SMD 是标准差的倍数、本身无度量衡单位,故对 SMD 分析的结果解释要慎重,且 SMD 不适用于尺度方向不同的情况。

由于 MD 和 SMD 采用的是减法,如果结局在两组频率相同,则其值为 0,这与 RD 相同。

(三) 诊断性资料

诊断准确性研究的 meta 分析方法丰富,包括单个指标的合并、综合受试者工作特征(summary receiver operating characteristic,SROC)曲线、双变量模型法(bivariate model)及分层 SROC 法(hierarchical summary receiver operating characteristic curve,HSROC)等。

1. 单个指标合并的实质为将敏感度及特异度作为率,对率进行合并,计算敏感度、特异度及似然比的加权平均。单个指标的合并仅仅适用于无阈值效应的情况下,因此在进行单个指标合并前应对阈值效应进行探索。可通过 ROC 曲线或者统计量(敏感度、特异度的异质性及二者之间的相关系数)进行分析。敏感度及特异度可以采用单个率合并、诊断比值比(diagnostic odds ratio,DOR)可按照 OR 合并。当存在阈值效应时,敏感度及特异度之间存在一定相关性,可以通过计算敏感度与特异度的 Spearman 相关系数来进行统计检验。如果存在阈值效应时,采用加权平均会低估相应的效应值,可选用 SROC 及其他适合模型。

不存在阈值效应时,首先计算敏感度、特异度及其相应的标准误,然后以敏感度及特异度为效应值进行合并;若异质性较大,按随机效应模型进行计算,否则采用固定效应模型。

2. SROC 分析方法于 1990 年提出,最初的 SROC 模型是以 logit(TPR)为因变量,logit(FPR)为自变量进行线性回归,后经完善后成为目前最常用的 SROC 分析方法。该方法主要在存在阈值效应时使用,而像病理诊断要么是肿瘤、要么是非肿瘤,不存在病理诊断阈值时,改用常规方法即可。SROC 曲线下面积(area under the curve,AUC)用来评价诊断试验的准确度。

3. HSROC 曲线。为克服 SROC 曲线的不足,有学者提出分层结构模型(多水平统计模型),其中最具代表的是 Rutter CM 和 Gatsonis CA 提出的 HSROC 及 Reitsma JB 等人提出的双变量随机效应模型。HSROC 是由 Logistic 回归模型演化而来,模型允许纳入患者及研究水平的协变量。由 HSROC 模型绘制的 HSROC 曲线图,其意义与 ROC 曲线类似。

4. **双变量随机效应模型**　由于同一诊断试验的不同研究诊断界点不同,加上其他潜在导致异质性的因素,使每个研究内及不同研究间存在明显的异质性,此时不宜采用固定效应模型,而应采用随机效应模型。双变量模型的基本原理是将各个研究的敏感度及特异度经过 Logit 变换后使其符合正态分布,二者有特定的期望值及方差。双变量模型保留了原始数据的二维特性,同时考虑了敏感度及特异度之间的负相关,实质为随机效应模型,通过模型的拟合可以获得敏感度及特异度的综合估计值及二者之间负相关值。

(四)置信区间

置信区间(confidence interval,CI)又称可信区间,是与上述指标搭配使用的。通常试验组与对照组某指标差值或比值的 95% CI 与 α=0.05 的假设检验等价,99% CI 与 α=0.01 的假设检验等价。

(五)森林图

森林图(forest plot)是以统计效应量和统计分析方法(置信区间)为基础,用数值运算结果绘制出的图形。它在平面直角坐标系中,以一条垂直的无效线(横坐标刻度为 0 或 1)为中心,用平行于横轴的多条线段描述了每个被纳入研究的效应量和 CI,以及 meta 分析合并效应量和 CI;用一个矩形(或其他图形)描述了每个研究的结果,矩形面积代表该研究在 meta 分析中被赋予的权重,同时有一根水平线向点的两端延伸代表 CI(通常是 95% CI)。CI 描述的是与研究结果相一致的疗效/相关性的可变范围,表示单个研究的结果间是否有统计学差异。用菱形表示合并效应量及其 95% CI,更窄的置信区间表明估计精度高。森林图简单、直观,是 meta 分析中最常用的结果表达形式。

现以 RevMan 软件生成的、效应量为 RR 的森林图(图 7-1)为例,进行解读,此外的各种变形森林图,含义均与本图相似,仅在效应指标及呈现有所不同。

四、meta 分析的发表偏倚评价

鉴于报告偏倚(reporting bias)普遍存在,任何一项系统综述都应评估其影响。目前大多报告偏倚评价集中于发表偏倚(publication bias)的大体估计,其中最常用的是漏斗图(funnel plot)法。

1. **漏斗图**　是一种定性测量发表偏倚的常用方法,它是将单个研究的效应量为横轴、研究规模作纵轴所绘制的散点图。所基于的假设是效应量的精度随着样本量的增加而增加,因此小样本研究精度低,分布在漏斗图的底部,且向周围分散;大样本量研究精度高,分布在漏斗图的顶部,且向中间集中;假如不存在偏倚,散点形成一个对称的倒置漏斗型,故此得名。RevMan 4.0 及以上版本中使用 1/SE 对效应量一起作图(SE 为标准误)。图 7-2 展示了 RevMan 5 软件制作的基于固定效应模型的漏斗图,与图 7-1 对应。此外还有很多漏斗图改良版,如:轮廓增强漏斗图(contour-enhanced funnel plot)、剪补法漏斗图(trim and fill method funnel plot)、Egger's 漏斗图、Begg's 漏斗图等,尽管呈现形式有变化,但原理和解释相同。

应注意的是:①漏斗图的对称与否通常没有严格的限定,仅通过目测,故在不同的观察者之间对漏斗图的视觉判断可能存在差异;②无论何时作 meta 分析均应观察相应的漏斗图,若漏斗图不对称,应该找出可能的原因;③当仅纳入少数几个小样本研究时,漏斗图的检验效能不高,偏倚很可能歪曲meta 分析的结果;④漏斗图可使制作者及读者意识到存在的问题,但不能提供解决问题的方法。

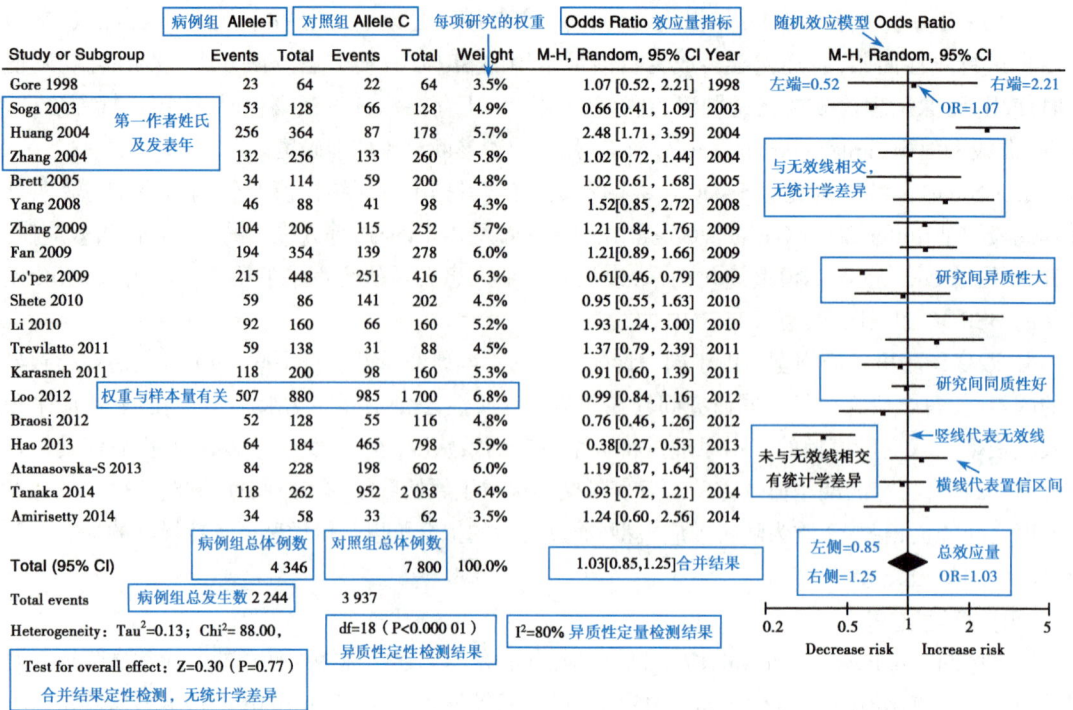

图 7-1　森林图的解读（RevMan 5 绘制）

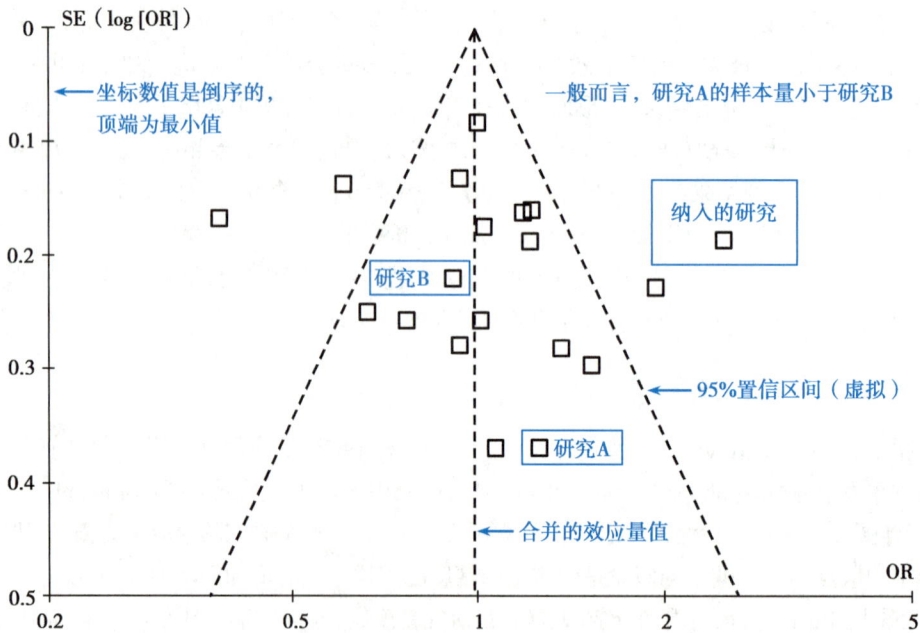

图 7-2　漏斗图的解读（RevMan 5 绘制）

　　除发表偏倚外,导致漏斗图不对称的原因还有:①低质量小样本试验,包括方法学设计差、分析不充分及数据造假;②真实的异质性,即因研究尺度不同导致效应量的差异(例如,因为研究尺度不同而导致干预措施的强度不同或潜在危险因素不同);③假象;④机遇。

　　2. Egger 线性回归法（Egger linear regression test）　该方法是为克服漏斗法的不足而开发的一种简便线性回归法检验漏斗图对称性的定量方法,简称"Egger's 检验"。实际操作中,求出线性回归方程的截距 α 及其 95% CI,再对 α 是否为 0 进行假设检验,以进一步推断漏斗图是否对称,从而判断是否存在报告偏倚。Egger's 检验不能解释漏斗图不对称的原因。

3. Begg 秩相关法（Begg rank correlation test）　该方法是一种采用秩相关检验定量识别报告偏倚的方法,简称"Begg's 检验"。若 $p<0.05$ 则提示存在报告偏倚;反之,则表示报告偏倚发生风险低。

4. 剪补法（trim and fill method）　该方法旨在校正和识别发表偏倚引起的漏斗图不对称。剪补法是建立在漏斗图是严格对称的基础上,然而,实际情况并非如此,漏斗图可能受其他情况的影响而导致不对称,比如试验设计的不同也可能造成漏斗图不对称。另外不足之处就是,采用不同的效应值表达方法可能会得出不同结论。再者,用剪补法识别发表偏倚,易受极端值的影响。

5. 敏感性分析。同本章前述。

五、meta 分析的常用软件简介

meta 分析软件很多,分为非编程软件、编程软件（包括半编程和全编程）,也可按照是否开源分为免费软件、收费软件。常用的几款软件简述如下。

（一）RevMan 软件

RevMan 是 Cochrane 协作网的官方软件,它和 Cochrane 的 Archie 数据库一起组成 Cochrane 信息管理系统,具有写作和 meta 分析两大功能。RevMan 原来为下载安装版本,Cochrane 协作网向系统综述的制作者免费提供该软件,用户不需要拥有 Cochrane 账户,最新为 RevMan 5.4 版,至今仍可正常使用。后来变更为在线版本 RevMan Web,不再发布下载安装本。RevMan Web 可在所有平台上运行,无须安装,并可自动更新,但用户必须拥有 Cochrane 账户才能使用。

RevMan 软件可制作的系统综述类型为:干预性系统综述（Intervention review）、诊断准确性系统综述（Diagnostic test accuracy review）、方法学系统综述（Methodology review）、系统综述汇总评价（Overviews of reviews）,以及可供使用者自行拓展的自由综述（Flexible review）。该软件的查找也可通过官网底部 Community 栏目中的"Software"。

（二）Open Meta-Analyst

Open Meta-Analyst（OMA）软件由美国 Tufts 医学中心下的循证医学实践中心研发,可视为 Meta-Analyst 软件的更新版本。OMA 是一款免费、非编程的操作软件。该软件无须安装,仅需下载压缩包,下载解压后可直接使用。OMA 具备累积 meta 分析、敏感分析、亚组分析及 meta 回归分析等功能,可以实现头对头比较的二分类数据、诊断准确性数据、回归系数、单组率、效应量及置信区间的 meta 分析;特别在诊断准确性 meta 分析方面可实现贝叶斯双变量模型与 HSROC 模型。

（三）Trial Sequential Analysis

Trial Sequential Analysis（TSA）软件由丹麦哥本哈根临床试验中心的科研团队研发,是一款非编程、免费软件。主要用于序贯 meta 分析,不仅能用于估算 meta 分析样本量,还提供了接受无效假设的终止标准;TSA 软件还可与 RevMan 软件保存的数据进行交换,便于在制作 meta 分析时进行 TSA 操作。

（四）R 软件

R 是一种开放性的平台,除了其自身携带的基础程序包外,其他功能性程序包均由自由研究者开发与更新,且均可免费下载与安装使用。目前已有 19 813 个程序包（截至时间:2023 年 9 月 4 日）存放于 R 库（library）中,均可由使用者自行下载。R 是一款编程软件,使用者还可以开发程序包并上传分享。首次使用 R 软件除基础程序包无须下载安装外,其他功能性程序包均需要安装。R 程序包安装分为在线安装与离线安装;安装完成后,在使用前还需要进行程序包加载,才可执行分析。通过 R 可以完成所有类型的 meta 分析。可参阅曾宪涛主编的《R 与 Meta 分析》。

（五）Bayesian Inference Using Gibbs Sampling

Bayesian Inference Using Gibbs Sampling（BUGS）是采用马尔可夫链—蒙特卡罗（Markov chain Monte Carlo,MCMC）方法来进行贝叶斯推断的一款专用免费软件包,于 1989 年由位于英国剑桥的生物统计学研究所研发,目前主要有 WinBUGS 和 OpenBUGS 这两个版本。WinBUGS 是在 BUGS 基础上开发面向对象交互式的 Windows 软件版本,目前最新版本为 1.4.3,但已不再更新;随后,BUGS 软件为了进一步优化软件内在结构与数据迭代效率,开始推出 OpenBUGS 软件。其可完成所有类型的 meta 分析。

第四节 | 常用 meta 分析类型简介

一、间接比较及网状 meta 分析

(一)间接比较 meta 分析

通过干预 A 与干预 C 的比较和干预 B 与干预 C 的比较,间接得出 A 与 B 的相对效果,称为间接比较(indirect comparison),见图 7-3。开展间接比较 meta 分析主要出于两个考量:①无直接比较的原始研究;②有直接比较研究证据,但这些研究数量较少或质量较低。为保留一定的随机性、减小偏倚,现在一般使用调整间接比较,即以 C 作为公共比较组(C 可为安慰剂,也可是阳性对照组)。

(二)网状 meta 分析

在面对一个具体临床问题时,临床医生或决策者通常需要在众多的干预措施中选择对具体患者

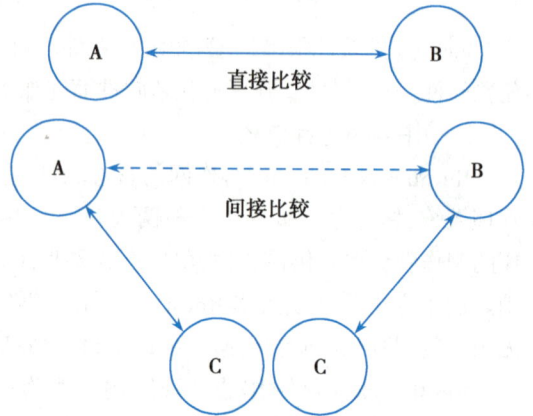

图 7-3 间接比较示意图

最安全有效的措施,如多种备选药物中哪种药物对目标疾病的疗效最好? 多种治疗方案中,哪种方案性价比最高? 等等。过去经典的循证医学证据难以给出答案。

临床试验的对照药物一般以安慰剂或竞争性不强的阳性药为主,只有少数是试验药物与其他竞争性较强的药物的比较。当多种治疗药物可供选择时,它们之间两两比较的试验证据几乎不可能完整获得。此时纳入间接比较的 meta 分析可以提供一种新的手段。

实际 meta 分析中,单纯使用间接比较的情况比较少见,一般是在多种干预措施的比较中,同时合并直接比较和间接比较的证据。多种干预比较 meta 分析对应的英语术语有:network meta-analysis、mixed treatment comparison、multiple treatments meta-analysis 等,国内目前统称为网状 meta 分析。

(三)间接比较和网状 meta 分析的假设条件

间接比较和网状 meta 分析的应用包括三个水平的基本假设(图 7-4)。

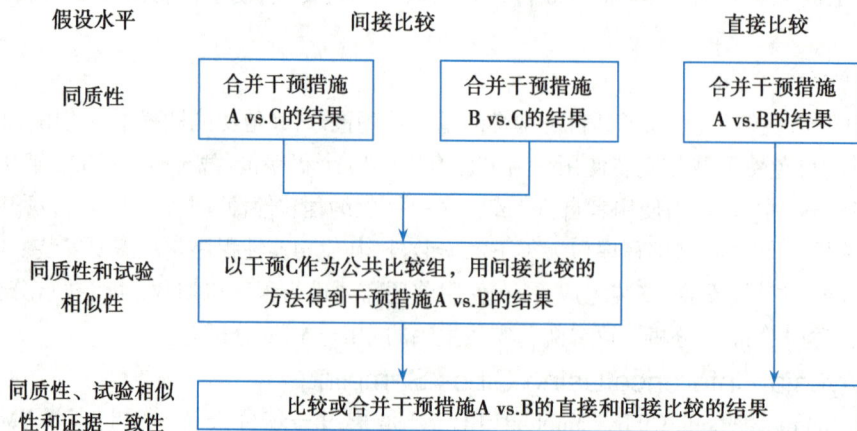

图 7-4 间接比较及网状 meta 分析方法学的三个假设

1. **同质性假设**　与传统 meta 分析相同。一般用 Q 统计量检验法,若检验结果差异无统计学意义,可认为纳入研究具有同质性,采用固定效应模型进行合并,否则,需要探讨异质性来源,当无法解释统计学异质性时,采用随机效应模型进行合并,或者提示不宜对纳入研究进行合并。

2. **相似性假设**　包括临床相似性和方法学相似性。临床相似性指 A *vs* C 和 B *vs* C 的两组试验中研究对象、干预措施和结局测量等的相似性;方法学相似性指两组试验的质量相似性。

3. **一致性假设**　当既有直接比较结果又有间接比较结果,或者同时有多个间接比较结果(如,A 比 B 可以通过 A 比 C 和 B 比 C 获得,也可以通过 A 比 D 和 B 比 D 获得),在决定是否合并这些结果时,需要进行第 3 个水平的一致性检验,倘若各个比较结果之间差异不大、符合一致性假设,可进行合并;倘若出现不一致性,常提示直接比较或间接比较证据存在方法学缺陷,或两者临床特征有差异,或两种情况同时存在,此时需探讨出现不一致性可能的原因并考虑是否应合并直接比较和间接比较证据。

二、序贯 meta 分析

累积 meta 分析常被用来观察效应量随特定顺序(如发表时间等)变化的趋势,判断当前所获得的证据是否足够,以及新的同一主题的随机对照试验是否应该进行。重复检验会增加 I 型错误风险,而累积 meta 分析未对重复检验进行校正,也无法计算拒绝无效假设的检验效能。

借鉴序贯试验原理的序贯 meta 分析(sequential meta-analysis,SMA)可以较为完善地解决累积 meta 分析的弊端,即重复检验造成的假阳性结果发生率增大,同时提供了有效的终止标准以及无效的终止标准。当前序贯 meta 分析方法主要有:①丹麦哥本哈根临床试验研究中心小组提出的试验序贯分析(trial sequential analysis,TSA),最受欢迎;② van der Tweel 和 Casper Bollen 推荐的 Whitehead 双三角检验 SMA;③ Julian Higgins 等提出的半贝叶斯法;④ Jonathan Shuster 和 Josef Neu 提出的 Pocock 法,该方法主要用于前瞻性分析。

三、剂量-反应 meta 分析

在流行病学研究中,如果某暴露因素随着剂量的变化,研究疾病的频率或联系强度亦发生相应变化,则认为这两者存在剂量-反应关系(dose-response relationship)。剂量-反应 meta 分析(dose-response meta-analysis)是对多个原始剂量-反应关系研究进行综合汇总,得出合并剂量-反应关系直线或曲线的一类 meta 分析。暴露与结局存在剂量-反应关系是疾病因果推断的标准之一,高质量剂量-反应 meta 分析对探讨疾病因果的意义重大。

在探讨有序多分类暴露与结局关系的队列或病例-对照研究中,所得效应指标为 *RR* 或 *OR*。常规 meta 分析方法只提取各研究最高剂量组相对于最低剂量组的 *RR* 值或 *OR* 值进行合并,而放弃各研究最高剂量与最低剂量之间的多个组别数据资料,同时各个研究中最高与最低的剂量标准也不尽一致。这种处理方式因损失大量信息而降低合并效应值的精确度。

剂量-反应 meta 分析思路是分两步进行:确定研究的目标后,一般先收集暴露与疾病的病例-对照和队列研究,在每个病例-对照或队列研究中挑选出最高剂量组相对于最低剂量组的 *RR* 或 *OR* 值的 95% *CI* 进行 meta 分析合并,得到一个汇总的 *RR* 或 *OR* 合并值,若合并 *RR* 或 *OR* 值有统计学意义,说明暴露与疾病之间存在关联,则再进一步进行剂量-反应 meta 分析探讨这种关联是否存在剂量-反应趋势。

第五节 ｜ 系统综述与 meta 分析的应用

一、如何使用系统综述的结果

医务工作者应既是系统综述与 meta 分析的生产者,也是应用者,更多的是针对临床问题查询和阅读系统综述。meta 分析采用森林图(forest plot)展示纳入研究的提取数据,正确识图解字将有助于临床医生更好地应用系统综述结果解决临床问题。因此,在阅读或应用系统综述的结论指导临床实践前,必须对其方法和每个步骤进行严格评价以确定系统综述的结论是否真实、可信,否则有可能被误导。

系统综述与 meta 分析的质量评价涉及:方法学质量评价、报告质量评价和证据质量评价,其中报告质量评价工具使用 PRISMA 报告规范。此外,应用系统综述与 meta 分析结果解决临床问题,还要明确结果的临床重要性和适用性。

二、系统综述的方法学质量评价

在应用系统综述与 meta 分析开展实践前,必须严格评价其方法学和每一个步骤,以确定系统综述的结论是否真实、可靠,否则有可能被误导。如同原始研究一样,建议使用现成的方法学质量评价工具,如系统综述方法学质量量表(A Measurement Tool for the Assessment of Multiple Systematic Reviews,AMSTAR)及其 2.0 版本(AMSTAR 2)、系统综述偏倚风险(Risk of Bias in Systematic Review,ROBIS)工具,此外还有 CASP 清单、SIGN 方法学清单、NICE 方法学清单等评价系统综述的方法学质量。

AMSTAR 2 的适用范围包括基于随机对照试验(RCT)或非随机干预性研究(non-randomized studies of healthcare interventions,NRSI)或两者兼有的系统综述,但不包括诊断性研究系统综述、网状 meta 分析、IPD 的 meta 分析、范围性综述和现实主义综述(realist reviews)。

ROBIS 工具旨在评估系统综述的偏倚风险,包括干预性、诊断性、病因性、预后性等多种系统综述制作过程和结果解释过程中的偏倚风险,还用于评价系统综述问题与其使用者要解决的实践问题的相关性。

三、证据质量评价

常见的证据与推荐意见分级系统有:GRADE 系统、英国牛津循证医学中心(Center for Evidence-Based Medicine at the University of Oxford,OCEBM)证据分级系统、JBI 证据等级与推荐意见分级系统;以及定性系统综述的证据分级方法—CERQual 系统等(GRADE 系统详见本书第十五章)。

四、干预性研究系统综述的基本评价原则

(一)系统综述的结果是否真实

1. 是否是对随机对照试验进行的系统综述。作为评价干预措施疗效"金标准方案"的随机对照试验,如能很好地控制各种偏倚因素的影响,由此产生同质性好的系统综述被认为是论证强度最高的证据。而基于非同质 RCTs 及非随机对照试验的系统综述易受偏倚因素的影响,拉低了论证强度。

2. 是否采用广泛和详细的检索策略检索相关文献。从作者报告的文献检索方法中可明确收集的文献是否全面。文献收集越系统全面,结论受发表偏倚的影响越小、可信度越高。目前,多数杂志均要求系统综述作者按照 PRISMA 声明规范报告全文,其中包含检索流程图,要求详细陈述检索结果和筛选流程,有助于读者判断检索的完整性和筛选的合理性。

3. 是否评估了纳入研究的真实性。由于系统综述多为对原始研究资料的再分析和总结,因此,除了进行系统综述的方法要严格外,原始研究的质量非常重要。所以文中应详细描述评价原始研究质量的方法,最好为多人独立评价并有良好的一致性。

4. 是否采用单个病例资料(或每个研究的合成结果)进行 meta 分析。IPD-meta 分析被视为 meta 分析的标杆,优势明显,可将系统偏倚和机遇的影响程度降至最低。

(二)系统综述的结果是否重要

1. 不同研究的结果是否一致。如果纳入系统综述的每个临床研究,其治疗效果相似或至少疗效方向一致,则由此合成的结果的可信度较高。因此,作者应考核各个研究结果之间的相似性,即进行异质性检验,若有统计学意义,则应解释差异的原因并考虑合成结果是否恰当。

2. 系统综述的疗效大小以及疗效的精确性如何。在进行结果合成时,不能通过简单比较阳性

研究结果和阴性研究结果的研究个数来确定系统综述的结论,而应该根据研究的质量和样本含量的大小赋予不同研究相应的权重值,并采用恰当的指标如 OR、RR、MD、防止一例事件发生需要治疗同类患者的例数(NNT)和统计方法如随机效应模型和固定效应模型等合成结果,同时计算相应置信区间。

(三) 系统综述的结果是否能应用于我的患者

系统综述报告的结果是所有研究对象的"平均效应",在考虑结果能否应用于你主管的具体患者时,应从四个方面进行考虑:

1. 我的患者是否与系统综述中的研究对象差异较大、导致结果不能应用。可通过比较我的患者与系统综述中的研究对象在性别、年龄、合并症、疾病严重程度、病程、依从性、文化背景、社会因素、生物学及临床特征等方面的差异,并结合临床专业知识综合判断结果的推广应用性。

2. 系统综述中的干预措施在我的医院是否可行。由于技术力量、设备条件、社会经济因素的限制,即使系统综述中的干预措施效果明显,有时在自己所在的医院却不能实施,难以应用于患者。

3. 自己的患者从治疗中获得的利弊如何。任何临床决策必须权衡利弊和费用,只有利大于弊且费用合理时才有应用价值。例如:告诉患者其患病的真实情况有助于早期治疗和获取患者的配合,但也增加了患者的心理负担,可能降低生存质量。

4. 对于治疗的疗效和不良反应,自己患者的价值观和选择如何。循证医学强调,任何医疗决策的制订应结合个人的专业知识和经验、当前最佳的研究证据和患者的选择进行综合考虑,应以"患者"为中心而不是单纯治病,目前越来越强调患者参与医疗决策。

五、系统综述的局限性

系统综述虽为最高级别的证据,但并非所有临床问题都能从目前的系统综述中找到答案;系统综述的方法学质量再高,也是基于原始研究的二次研究,其结果必然会受到原始研究的影响。其局限性主要有:①某些问题目前虽有系统综述,但因纳入的研究质量不高或相关研究缺乏,尚无确切的结论。②新干预措施面世时间尚短,缺乏足够的研究用于进行系统综述。③罕见疾病研究多以个案报告为唯一证据,缺乏进行系统综述的数据。④评价不良反应时,因系统综述纳入的临床试验样本量和研究时限往往有限,难以发现潜伏期长、罕见、对患者有重要意义的不良反应。⑤因系统综述者自身的检索水平有限,或因商业因素干扰,发生有意识或无意识的检索不全,从而导致系统综述的结果并非当前最客观的结果。⑥受限于纳入原始研究报告的信息,如执行系统综述时原始研究并未全部报告其所有相关的结果,导致系统综述更新后结果变化很大。尤其近年系统综述的结果带来对现有证据的颠覆性观点,每每引起轩然大波。

总之,采用科学、严谨的方法生产的系统综述能为临床医疗实践、医学教育、医学科研和卫生决策提供真实、可靠的信息。作为最高级别的研究证据,系统综述对科学决策是必要的,但非唯一的参考。决策需要同时考虑当地实际情况、资源的可及性、患者的具体特征、意愿和选择等,并在应用系统综述时严格评价其真实性、重要性和适用性。最后,需要注意的是,在使用系统综述时还应进行严格评价,具体评价方法详见本书第六章。

(曾宪涛)

本章思维导图　本章目标测试

第八章 卫生经济学在临床科研中的应用与评价

本章要点

1. 卫生经济学是综合应用经济学与医学中的理论和方法阐明和解决卫生及卫生服务中的现象及问题。临床经济学是卫生经济学的一个重要分支。

2. 经济学评价主要从经济学中的投入和产出进行分析,根据临床效果及其度量衡单位可分为:成本最小化分析、成本-效果分析、成本-效用分析和成本-效益分析。

随着社会的进步和经济的发展,以及人口增长与老化、新技术和新药的广泛应用、人类健康需求层次的提高等一系列因素的影响,卫生总费用一直居高不下,医疗保健的预算远远跟不上医疗费用上涨的速度,医疗资源相对不足已成为全球性问题。医院运营、医保政策决策均面临着如何选择最佳方式,实现以最低的医疗资源、费用消耗获得最有效的全民保健这一共同目标。从经济学的角度研究卫生保健领域资源的合理配置、有效安排、绩效评价等,可为临床科研以及循证医学实践提供有关经济效益方面的证据,从而帮助临床医生利用现有最佳证据、兼顾经济效益和价值取向,真正做到科学的循证决策。

第一节 概　述

一、基本概念

1. **卫生经济学**(health economics)　是经济学的一门分支学科,是经济学在医疗卫生服务领域中的具体应用。就是综合应用经济学与医学中的理论和方法阐明和解决卫生及卫生服务中的现象及问题。旨在解决卫生资源的筹措、配置和利用,探讨医疗卫生服务的需求、定价与供给中的经济学问题以及制定卫生经济的政策与策略等。

2. **临床经济学**(clinical economics)　是卫生经济学的一个重要分支,是在卫生经济学相关理论和方法指导下,对临床使用的药物、诊治方案、仪器设备等干预措施进行经济学评价和分析,为临床决策和政策决策提供证据,进而明确最佳诊断、治疗、预防方案(安全、有效、经济),改善预后,乃至提高卫生资源的配置和利用效率等。本章主要介绍临床经济学内容。

二、卫生经济学产生背景及发展历程

自从人类出现就有了医疗卫生活动,医疗卫生事业的发展与社会经济发展密不可分。进入 20 世纪中叶以来,医疗卫生事业在国民经济中的地位举足轻重。特别是在 20 世纪后期,由于医疗卫生保健体系变革、人口激增、疾病谱的改变等,直接推动了卫生总费用的急剧增长。如 20 世纪 90 年代美国用于医疗卫生及保健服务上的支出占美国 GDP 的 14%～15%,到 2018 年,该比例将达到 1/5。其中,不合理医疗服务、过度医疗服务现象普遍,是造成卫生总费用急剧上升的主因。

鉴于医疗卫生服务领域存在卫生服务资源的稀缺性、而就医需求与愿望的无边际性,因此就产生了如何配置和使用资源以取得更高经济效率的问题—经济学问题。《世界卫生组织纪事》1952 年发表了 Gunnar Myrdal 的论文《卫生的经济方面》,目前被认为是卫生经济学方面的第一篇著作。1958 年 Selma Muskin 在华盛顿出版的《公共卫生报告》上发表了题为《卫生经济学定义》的论文,明确将

卫生经济学定义为"研究健康投资的最优使用的科学"。经过几十年的不断发展,卫生经济学理论体系与方法日臻成熟。上世纪 60 年代以后,卫生经济学的研究在欧美国家进一步开展起来,Arrow 等人在 1963 年又发表经典论文"不确定性与卫生保健的福利经济学"。1968 年世界卫生组织在莫斯科召开了第一次国际卫生经济学讨论会,出版了论文集《健康与疾病的经济学》。此后,卫生经济学进入了全面发展时期。

我国的卫生经济学研究始于 20 世纪 70 年代末期。我国卫生部门分析了卫生管理体制上存在的弊病和造成卫生资源严重浪费的原因,着手改革管理体制,并采取了加强经济管理的措施,从而推动了卫生经济学研究的开展。1982 年建立了中国卫生经济研究会(1984 年更名为卫生经济学会)。

三、卫生经济学在临床科研中的运用与价值

与其他国家一样,近几十年来,我国的医疗卫生服务体系发生了深刻的变革。一是人口绝对数量的不断增长以及人口老龄化问题日趋严重,医疗卫生服务资源的有限性与卫生服务需求无限性的矛盾日益凸显,对医疗卫生服务提出了更多的需求。二是疾病谱的改变,慢性非传染性疾病占据主导地位,疾病负担加剧、卫生总费用不断攀升(表 8-1)。三是高新技术/方法、昂贵设备/高价药品层出不穷,患者从被动接受者向主动的消费者转变等,使医疗卫生总费用上升幅度远超医疗卫生服务预算的增幅。我国作为人口众多、医疗卫生资源相对匮乏的大国,如何最大限度充分利用各类资源、提高医疗卫生服务效率,进行卫生经济学的研究和应用则显得尤为重要。四是目前为了满足药物市场推广和与政府、医保协商定价和目录准入的需求,卫生经济学评价技术已广泛用于药物经济学评价中,通过对药品治疗的成本和产出的全面分析,探讨药物的经济性,以优选经济性好的药品。

表 8-1　我国 1980—2021 年卫生总费用及占 GDP 比例

年份	卫生总费用/亿元	人均卫生总费用/元	卫生总费用占 GDP 比例/%
1980	143.2	14.5	3.15
1990	747.4	65.4	4.00
1995	2 155.1	177.9	3.54
2000	4 586.6	361.9	4.62
2005	8 659.9	662.3	4.68
2010	19 980.4	1 490.1	4.98
2011	24 268.8	1 801.2	5.15
2012	28 914.4	2 135.8	5.41
2013	31 661.5	2 326.8	5.57
2014	35 378.9	2 586.5	5.56
2015	40 587.7	2 952.1	6.00
2016	46 344.9	3 351.7	6.20
2017	51 598.8	3 712.2	6.20
2018	57 998.3	4 148.1	6.40
2019	65 195.9	4 656.7	6.60
2020	72 306.4	5 146.4	7.12
2021	75 593.6	5 348.1	6.50

注:引自国家卫生健康委发布的《2022 年我国卫生健康事业发展统计公报》。

　　运用卫生经济学评价可以解决许多临床研究与实践领域中的决策问题。如：①特定情况下的临床治疗方案选择。像肾功能衰竭的患者选择肾移植还是透析治疗；低位直肠癌患者的手术抉择，是低位括约肌保留切除术，还是选择传统经腹会阴切除术等。②最佳干预时机的选择。例如冠状动脉搭桥手术对象应选择中度心绞痛且伴有单支血管病变者，还是选择严重心绞痛伴有左主干支冠状动脉病变者。③选择提供医疗服务的最佳场所。例如糖尿病患者是选择医院、社区还是家中进行诊疗，门诊治疗还是住院治疗？

　　对上述医疗卫生服务措施的选择，应有令人信服的证据。临床经济学分析和评价就是从社会或其他特定的角度，比较不同医疗卫生措施的成本及临床效果（effectiveness），形成经济学上的证据，以便进行循证决策。

第二节 ｜ 临床经济学评价方法

　　经济学评价主要从经济学中的投入和产出进行分析。大体可分为两种类型：完整经济学评价以及不完整经济学评价。前者是同时从"投入"和"产出"两个方面进行综合分析，后者仅从"投入"或"产出"单个方面入手，进行分析。完整的临床经济学评价必须对两种或两种以上的干预措施同时分析其成本和临床效果，根据临床效果及其度量衡单位可分为：成本最小化分析、成本-效果分析、成本-效用分析和成本-效益分析。

一、成本和健康获益

（一）成本

　　经济学中的投入一般用成本（cost）表示，是指在从事某项生产、服务等过程中所消耗的物化劳动和活劳动的货币价值。医疗服务成本则是医院在提供医疗服务的过程中所发生的物化劳动和活劳动的货币价值总和。其中，活劳动是指医疗服务过程中消耗的医务人员的脑力和体力；物化劳动是指医疗服务过程中消耗一定的物质资料。因此，基于医院的医疗成本包括：

　　1. **直接成本**（direct cost）　是直接提供医疗卫生服务过程中所花费的成本，包括直接医疗成本和直接非医疗成本。

　　（1）直接医疗成本（direct medical cost）：特指医疗卫生服务过程中用于治疗、预防、保健的成本。如住院费、药费、诊疗费、实验室化验费、大型仪器设备检查费、手术费、家庭病房费、康复费及假肢等费用。

　　（2）直接非医疗成本（direct nonmedical cost）：指患者因病就诊或住院所产生的非医疗服务成本，如患者伙食费、交通费、住宿费、家庭看护费、因患病所要添置衣服费用、患者住院后家属探望的往返交通费、外地家属的住宿费等。

　　2. **间接成本**（indirect cost）　又称生产力成本（productivity cost），为社会成本，指因罹患疾病而损失的资源。包括：

　　（1）与病残率（morbidity）有关的成本：即由于病假和疾病引起工作能力减退及长期失去劳动力所造成的损失，如因病假损失的工资、奖金及丧失劳动生产力造成的误工产值。

　　（2）与死亡率（mortality）有关的成本：由于病死所造成的损失，如规定 60 岁退休，患者因病于 50 岁死亡，10 年损失工资、奖金都应计入间接成本。

　　间接成本的计算通常有一定难度，常用方法有人力资本法和意愿支付法。其中人力资本法是用工资率、失业率、期望寿命、退休年龄等计算因病残或死亡造成的收入减少合计。

　　3. **隐性成本**（intangible cost）　是指因疾病或实施预防、诊断等医疗服务所引起的疼痛、忧虑、紧张等给患者和家属带来生理上和精神上的痛苦、不适对生存质量的影响等。这部分成本常难以估计。

（二）健康获益

完整临床经济学评价中的健康获益定量尤为关键。目前有关健康获益的测量方式有：效果（effectiveness）、效益（benefit）、效用（utility）等。

1. **效果**　是指医疗方案实施后所取得的一切结果，既包括好的效果，又包括不好的效果。临床经济学评价中使用的效果是指有用的效果，它是由各种价值构成，具有满足人们需要的属性。效果可以是各种具体的结果，这种结果可以用自然的单位表示，也可用货币表示，或用合成的单位表示，用自然单位作为效果评价指标，称之为成本效果分析，用货币表示则为成本效益分析，用合成单位表示则为成本效用分析。

效果指标包括中间指标和结局指标。中间指标通常是临床效果的改善，如生化指标好转、病灶缩小以及其临床指标恢复等。具体指标应根据各评价方案的内容与目的来决定，所选效果指标应该是可测量兼具客观、灵敏和特异性的临床指标。结局指标通常是指生存率、死亡率、生存年限等长效指标。

2. **效益**　是指将有用效果用货币的形式表现出来，即用货币值表示临床方案取得的有用结果。由于人的生命价值很难用货币来衡量，但实际生活中许多国家对涉及人的生命或健康的赔偿都用货币支付，因此效益测量具有相当难度，甚至涉及伦理问题。这是成本效益分析方法中的一个难点。

临床经济学评价中，可以将效益分为直接效益，间接效益和无形效益。

（1）直接效益：直接效益是指采用某项医疗方案之后所节省的医疗资源。如实施某医疗项目后疾病发病率下降，患者就诊或住院次数降低，从而避免了医院在药品、材料等方面的支出，也减少了人力、物力资源的消耗，这种比原来节省的支出或消耗就是该医疗项目的直接效益。

（2）间接效益：间接效益是指实施某项医疗方案之后所带来的其他方面的经济损失下降。如心肌梗死患者采用了介入治疗手术后，恢复了工作的能力，减少了因病误工带来的生产损失；脑卒中患者进行系统康复治疗后身体功能恢复良好，减少了残疾的发生，避免和减少了患者家属陪护所导致的工资或奖金的损失或雇佣保姆给家庭带来的经济负担。

（3）无形效益：无形效益是指实施某项医疗方案之后避免或减轻了患者身体或精神上的痛苦以及康复带来的舒适和愉快等。

3. **效用**　是经济学中最常用的概念之一，是指对于消费者通过消费或者享受闲暇等使自己的需求、欲望等得到满足的一个度量。临床经济学中的效用是指患者或社会对特定的健康结果，如特定的健康状况或通过一定时间到达的健康状况可能有的偏好（preference）或价值观（value）。效用指标通常用寿命年、质量调整寿命年（quality adjusted life years，QALYs）和伤残调整寿命年（disability adjusted life years，DALYs）表示。伤残调整寿命年也被称为失能调整寿命年。

二、成本与收益的测算

（一）成本测算

医疗机构的成本核算是基于财务会计部门的成本核算数据资料来进行。根据核算对象不同，可以分为项目法、病种法和综合法。项目法是以医疗项目作为核算对象，定期核算每个服务项目的全部成本；病种法是按照不同的病种进行成本核算；综合法是指以各部门、科室作为成本核算对象进行成本测算的方法，也称为作业成本法或科室成本法。

1. **成本测算的内容**　根据医疗服务的性质，我国通常将成本测算的内容分为以下六大类。

（1）劳务费：指支付给工作人员的劳动报酬，包括职工的工资收入、奖金及各种福利、补贴等。

（2）公务费：包括办公费、差旅费、通信费、公杂费等。

（3）卫生业务费：维持机构正常业务开展所消耗的费用，包括水、电、煤和设备维修、更新费等。

（4）卫生材料费：包括化学试剂、敷料、X光材料、药品等。

（5）低值易耗品损耗费：包括注射器、玻片等。

（6）固定资产折旧及大修基金提成：包括房屋、设备、家具、被服等各种固定资产的损耗。

2. 成本的时间调整 成本与效益具有时间效应，由于物价、医疗服务价格不断地发生变化，当某项医疗项目实施持续时间较长时，货币的时间价值也影响着成本，因此成本和效益需要随着变化不断进行调整才能反映其真实的资源消耗。贴现（discount）就是考虑货币的时间价值，把不同时间的成本/效益换算为现在时点的价值过程。贴现时使用的利率称为贴现率（discount rate），贴现后的值作现值（present value：P_V）。其换算公式为：

$$P_V=P_C\times(1+r)^n \qquad\qquad 式（8-1）$$

（P_V：现在的成本；P_C：过去的成本；r：贴现率；n：年限）

如果把现在的成本折算成过去的成本，其换算公式为：

$$P_C=P_V\times 1/(1+r)^n \qquad\qquad 式（8-2）$$

假设某疾病 2020 年测算出的治疗成本为 5 000 元，考虑到货币的时间价值，贴现率为 3%，其 2021 年成本为 5 000×（1+3%）=5 150（元），2022 年成本为 5 000×（1+3%）^{2}=5 304.5（元），2023 年成本为 5 000×（1+3%）^{3}=5 463.6（元）。

（二）收益的测量

1. 效益测算

（1）**人力资本法**（human capital method）：是将人个体当作有价值的商品资本来衡量，通过测量未来生产潜力来体现其生产价值加以评估。如测量医疗方案实施后患者因健康改善能够返回工作岗位、从而在将来对社会的生产价值。人力资本法常采用个人的平均收入，考虑货币时间价值贴现后进行分析。

（2）**支付意愿法**（willingness-to-pay method）：是一种用以测量健康改善，包括生命延长，疾病治愈，身体和精神痛苦减轻所带来的价值的方法，它是建立在健康效用理论基础上的。健康效用理论认为人的健康效用由两部分组成，一是人的健康状况，二是人的收入。人的健康状况决定了人的生命效益，所以有时可用人的生命效益来表示健康状况，人的生命效益包括未来的劳动力收入、非劳动力收入（包括资本收入、房产收入等）、非市场活动（如享受，感情）等。支付意愿法弥补了人力资本法对人的疼痛、悲伤等效用评价不足的短板。因此有学者认为支付意愿法比人力资本法在理论上更正确，在实践中更全面、更有价值。

（3）**摩擦成本法**（friction cost method）：摩擦成本主要指患者离开工作岗位至其他人接替其工作期间造成的生产损失或培训新人的上岗成本，也就是说疾病导致的损失取决于厂家恢复生产所花的时间。

2. 效用测量 临床经济学评价研究中，效用通常是指人们通过各种临床措施后对自己健康状态改善的满足程度。效用结果的判断通常用取得的生命质量来表示，代表指标有质量调整寿命年（quality adjusted life years，QALYs）和伤残调整寿命年（disability adjusted life years，DALYs）以及挽救年轻生命当量（saved-young-life equivalent）等，其中以质量调整寿命年最常用。效用常用的测量方法有直接测量法和间接测量法。

（1）**直接测量方法**：生命质量的评估可以采用等级衡量法（Rating Scale：RS）、标准博弈法（Standard Gamble：SG）和时间权衡法（Time Trade-Off：TTO）来进行判断（详见本书第十七章），最终结果以效用值加以呈现，效用值范围在 0～1 之间，其大小反映被评估者对生存质量、生命价值和失能程度的自我偏好。

（2）**量表测评法**：除以上 3 种直接测量效用值的方法，还可以用量表测量法间接测量，量表包括通用量表以及疾病专用量表。

通用量表主要包括：欧洲五维量表（EQ-5D）、六维健康状态分类系统（SF-6D）、健康效用指数（Health Utility Index）、健康质量量表（Quality of Well-Being Scale）等。这些量表均由若干条目组成，从多个维度,如躯体功能、生理功能、身体疼痛、精力、情感、精神健康以及社会功能等进行测量,提供一个总分或指数来表示生命质量。本章主要介绍 EQ-5D 和 SF-6D。

1)EQ-5D:欧洲五维健康量表是由欧洲生命质量研究学会(EuroQol)开发的量表,分为 EQ-5D 描述系统和 EQ-VAS 两个部分,EQ-5D 描述系统五个维度:行动能力(mobility),自理能力(self-care),日常活动能力(usual activities),疼痛或不舒服(pain/comfort),焦虑或抑郁(anxiety/depression),每个维度包含五个水平:没有困难,有一点困难,中等困难,严重困难,无法进行/有非常严重的困难。EQ-VAS 是一个 20cm 长的垂直视觉刻度尺,底端为 0 分代表"心目中最差健康状态",顶端为 100 分代表"心目中最好健康状态",让被试者在刻度尺上标记他/她自认为当天的健康状态作为判断本人的健康量化指标。

2)SF-6D 是基于偏好在 SF-36 基础上创建的通用型量表。SF-6D 有六个维度:躯体功能、角色限制、社会功能、疼痛、精神健康及活力,每个维度有 2~6 个层次,一共可描述 18 000 种健康状态。除健康状态等级表外,SF-6D 还有一个效用值积分体系,可与生命质量量表配套使用,将量表中对健康状态的定性测量结果转换为健康效用值。效用值范围在 0(死亡)到 1(完全健康)之间。

EQ-5D 相对简单易行,应用最为广泛。但有研究表明 SF-6D 在很多疾病领域测量健康效用值时具有更高的效率,测量结果可靠性更高。

疾病量表用于特定疾病测量。如癌症患者生活功能指数(Functional Living Index-cancer:FLIC),慢性呼吸系统疾病问卷(Chronic Respiratory Disease Questionnaire:CRDQ)、汉密尔顿抑郁量表(HAMD)、汉密尔顿焦虑量表(HAMA)、成人哮喘患者生命质量量表(AQLQ)、儿童哮喘生命质量量表(PAQLQ)等。

三、临床经济学评价的类型

(一)最小成本分析

最小成本分析(cost minimization analysis,CMA)也可称为成本确定分析(cost identification analysis)。最小成本分析是假定两个或更多临床医疗服务干预方案的结果相同,通过分析和比较每个干预方案的成本,以成本最小为最佳方案。

该类型适用于多种医疗措施的治疗结果相同或相似情况下,比较不同医疗措施所消耗的成本,以成本最低者作为首选。例如骨髓炎患者提前出院在门诊继续用抗生素治疗和常规住院治疗相比,前者花费 2 271 美元,比常规住院 2 781 美元的费用低,最小成本分析结果显示早期出院方案每例患者可节约 510 美元。由于该法只能比较同一种疾病且结果相同时的成本,故使用范围有限。

(二)成本效果分析

成本效果分析(cost-effectiveness analysis,CEA)是将成本和临床获益结合在一起考虑,主要是评价获得单位健康效益所消耗的医疗资源数量。表示为每一健康效果单元所耗费的成本(成本效果比)或每增加一个健康效果单元所消耗的增量成本(增量比)等。在比较两种不同的医疗措施时,因评价单位相同,可直接为临床决策者提供科学的依据。

成本效果分析是完整经济评价方法中最为常用的一种,可用来防治方案的优选。例如一项成本效果分析结果显示,对于终末期尿毒症患者,每延长一个寿命年的成本,连续腹膜透析成本为 33 400 美元,而血液透析的成本达到 48 700 美元。在效果相同(即延长一个寿命年)的情况下,连续腹膜透析成本低,成本效果更佳,成为首选。

1. **效果评价指标**　成本效果分析中的效果可以同时或分别使用中间替代测量指标(intermediate measures)和健康结局指标(health measures)。前者包括症状、危险因素或有关临床测定的结果,例如溃疡的愈合率、乙型肝炎病毒 E 抗原的阴转率、血压下降程度等。后者包括病残、死亡、寿命年延长等。例如在高血压的治疗项目中,血压下降百分率为中间替代测量指标,而减少卒中后死亡则是最终健康结局指标。

2. **成本效果比**(cost-effectiveness ratio,C/E)　也可以称为效果成本比(ECR),是指每单位效果所花费的成本或每单位成本所产生的效果。如挽救一条生命、延长一个寿命年所消耗的成本,或每消耗一单位成本所改善的血糖值等。除了罕见病和个案报道外,单一的成本效果比意义不大,主要用于两个或两个以上结果指标相同的医疗方案比较。例如,比较纤维结肠镜和乙状结肠镜加钡剂灌肠两种措施对治疗下消化道出血及结肠癌的诊断价值。成本效果分析结果显示:治愈一例下消化道出血的成本,前者为 2 319 美元,后者为 2 895 美元;诊断一例结肠癌成本,分别为 2 694 美元和 2 896 美元。结果还显示纤维结肠镜诊断的敏感度(80%)、特异度(95%)均高于后者(分别为 57% 和 80%),最后选定纤维结肠镜。

3. 增量成本效果比(incremental cost-effectiveness ratio,ICER)　即每获得一个增加的效果单位所消耗的增量成本,表示一个方案的成本效果与另一个方案的成本效果的头对头比较结果。常以效果最低的方案作为参照,其他方案与之相比而得,增量成本效果比越低说明该方案增加一个效果单位所追加的费用越低,该方案的实施意义越大。

(三) 成本效益分析

成本效益分析(cost-benefit analysis,CBA)是用相同的货币单位来分析比较成本与健康获益之间的关系,成本和健康效果都用货币单位表示。成本效益分析方法包括:

1. 净现值法(net present value,NPV)　即效益现值减去成本现值的差值。它是根据货币时间价值的原理,消除货币时间因素的影响,计算实施卫生规划方案期间,各年的效益现值之和与成本现值之和的差值。反映项目执行期内的获利能力。为方便比较不同时期的货币值,选定某一个时点作为基准点来计算不同时间的效益和成本的价值。

需要注意的是,贴现率(年利率)的选择对于净现值的计算及方案的评价结论影响很大;倘若各个方案周期不同,净现值法难以直接判断方案的优劣;净现值未考虑投入资金的利用效率。NPV 计算公式:

$$B-C=\sum_{t=1}^{n}\left[\left(B_t-C_t\right)/\left(1+r\right)^t\right]$$

式(8-3)

(NPV:净现值之和;B:效益;C:成本;r:贴现率;t:时间)

评价标准:单一方案,NPV>0,即效益>成本,则方案可行;NPV<0,即效益<成本,则方案不可行。多个方案,以 NPV 大的方案为优选方案。

2. 效益成本比率法(benefit-cost ratio)　它是医疗方案的效益现值总额与方案的成本现值总额之比,其计算公式为

$$B/C=\sum_{t=1}^{n}B_t/\left(1+r\right)^t/\sum_{t=1}^{n}C_t/\left(1+r\right)^t$$

式(8-4)

评价标准:单一方案:B/C≥1,方案可行;B/C<1,方案不可行。多个方案:以 B/C 大的为优选方案。如一项风疹疫苗预防项目提示如用于 12 岁以上女性,其效益/成本比为 25:1,而用于 2 岁以下的男女儿童,则效益/成本比为 8:1,显然前者优于后者。

(四) 成本效用分析

成本效用分析(cost-utility analysis,CUA)是通过比较项目投入成本和经质量调整的健康产出来衡量卫生项目或治疗措施效果的一种经济学分析方法。它是成本效果分析的一种特殊类型。特别是在比较两个完全不同的卫生项目、效果指标又各异时,如肾移植治疗慢性肾功衰与抗高血压预防卒中,因两种干预措施、干预对象不同,而且产生的临床结局也不同,此时难以进行 CEA。倘若将其分母单位都统一为质量调整寿命年(quality adjusted life years,QALYs),利用成本效用分析就可直接比较两者优劣。如有研究显示肾移植项目每获得一个 QALY 花费的成本为 4 710 英镑,而抗高血压预防卒中为 940 英镑/QALY,显然后者更佳。

(五) 临床经济学评价类型间的比较

三种常用临床经济分析方法的比较见表 8-2。

表8-2　三种临床经济分析方法的比较

基本条目	CEA	CUA	CBA
比较方式	C/E	C/U	B-C 或（B/C）
成本单位	货币单位（元）	货币单位（元）	货币单位（元）
结果单位	健康效果自然单位	QALYS	货币单位（元）
可比较的措施数量	2个或2个以上	2个或2个以上	1个或1个以上
可测定的目标	1次测定1个	1个以上	1个以上
需测定健康结果	效果测定	效用测定	健康效应转为货币
健康结果测定方法	随不同结果单位而定	标准概率法 时间交换法 等级尺度法 量表	人力资本法 支付意愿法 显示偏好法
可比性	随结果测定而变化	理论上可比	理论上可比

第三节 ｜ 临床经济学评价的基本步骤

临床经济学评价的基本步骤见图8-1。

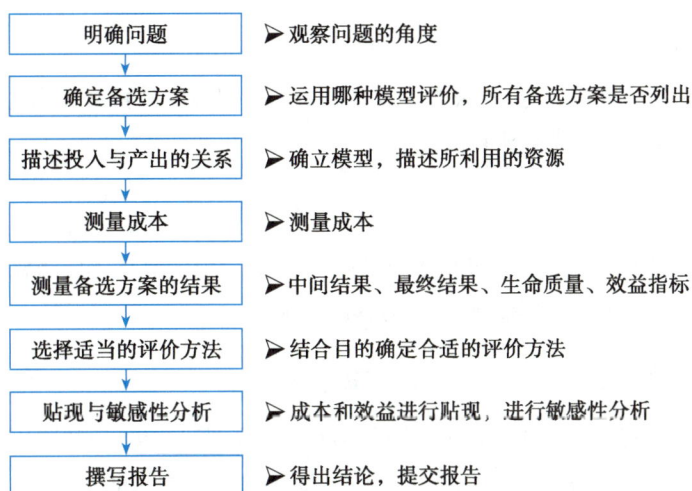

图8-1　临床经济学评价的基本步骤

一、确定要分析的项目及要比较的方案

1. 确定研究问题时，不仅要阐明研究的方法，还要描述研究对象的人口学特征。如一项不同抗幽门螺杆菌（Hp）方案治疗十二指肠溃疡的经济学评价研究，应首先描述患者基本特征:年龄、性别、病程、溃疡大小、溃疡数目等。

2. 应写明欲比较方案的选择理由和依据。例如在上述研究中，拟比较质子泵抑制剂加阿莫西林与 H2 受体拮抗剂加双抗生素两种方案，应说明为什么选择这两种方案进行比较，其合理性和依据如何。

3. 详细描述所选的具体治疗方案及其在各种治疗方案中所处的地位。例如描述这两个方案中各自药物的具体剂量、用法和疗程,还应进行文献复习,比较其在众多候选治疗方案中的地位,以及是否为临床一线方案等。

二、确定经济学评价的角度

明确表明立足点(角度)是临床经济学评价的基础,这决定了在评价中有关成本和结果的定义、范围与内涵。选取何种评价角度主要取决于评价的目的,不同的评价目的、其评价角度不同。评价可从患者、医疗服务提供者、医疗费用支付方(如保险)或社会等角度进行。

三、确定经济学评价的方法

评价方法包括 CMA、CEA、CUA 和 CBA,根据研究问题及研究目的,选择适宜的评价方法,并说明选用该评价方法的理由。

四、确定资料获取的研究方法

可选以下任意一种或方法组合,如随机对照试验、系统综述、观察性研究等,陈述理由。一般是基于随机对照临床试验进行 CEA 或 CUA。

五、增值分析

经济学评价除了比较成本/效果(效用、效益)比外,还应报告增值分析的结果,即在额外措施造成成本增加的同时,健康效果(效用、效益)相应增加的幅度。具体可表示为一个项目比另一个项目多付的费用,与其对应的效果(效用、效益)增幅之比,称为增值比($\Delta C/\Delta E$、$\Delta C/\Delta U$、$\Delta C/\Delta B$)。

六、成本的确定

所有相关的成本都应确定、收集并报告。成本的测量应尽量反映机会成本的概念,包括人头费、管理费等。成本主要包括直接成本和间接成本。

七、确定结果测定的方法

如 CUA 分析时,应报告质量调整寿命年(QALYs)和效用值的具体测定方法,是用标准概率法、时间交换法还是等级尺度法,并阐明这些方法的具体步骤。

八、对发生在将来的结果和成本作贴现计算

当某一医疗措施的实施需数年完成时,为了准确估计成本和效果,应扣除因物价上涨带来的影响,对发生在将来的成本和效果(效益或效用)进行贴现处理,换算为当前的价值。

九、敏感性分析

在得到上述经济学评价结果后,进一步做敏感性分析(sensitivity analysis)。即当其中几个主要变量如价格、成本、贴现率、结果判断标准发生变化,或者采用不同经济学分析方法时对评价结果的影响程度,称为敏感性分析。倘若稍微改变一下变量参数,其经济评价的结论就发生改变,则表明结果的稳健性较差。

由于对将来发生的某些情况如工资、失业率、期望寿命、治疗费、年贴现率等不能肯定,因此应将敏感性分析作为经济学评价中一项必要步骤。研究中所有不肯定的结果都应报告,建议使用关键参数的置信区间等概念。

十、撰写报告

基于上述分析、形成结论，还要进行文献复习，与其他研究结果进行横向比较，特别注意方法学上的区别。例如对间接成本的处理以及不同的人群的差别，这对确定研究结果的推广应用价值非常重要。

第四节 ┃ 临床经济学评价研究文献的评价

临床经济学评价研究也应从真实性、重要性和适用性三个方面进行评价。

一、临床经济学评价研究的评价原则

（一）真实性评价

1. 是否是一个完整的临床经济学评价研究　一项完整的临床经济学评价必须是对两种或两种以上方案的临床疗效和成本同时进行比较。因此需要考虑比较方案实施的时间、地点、对象、方法等，是否有重要的方案遗漏，是否需要考虑空白对照等。经济学分析需同时兼顾成本和结果两个方面，单纯的成本研究或成本比较作为决策证据还不够充分。

2. 是否陈述了临床经济学评价的角度　临床经济学评价的研究角度可从患者、卫生服务系统、医疗保险部门，甚至从全社会角度出发进行评价。

3. 是否有足够证据证实干预措施的效果　临床经济学评价研究中干预措施效果应最好通过随机对照试验及其系统综述/meta 分析证实，若是通过观察性研究数据、专家经验或者假设，需考虑其效果评价的结果是否有潜在的偏倚。

4. 是否准确测量所有相关成本和结果　完整临床经济学评价涉及成本和结果两个方面，要考虑各方案中是否包含了有关成本和结果的所有重要信息。

5. 临床经济学评价类型是否合适　评价方法包括：成本最小化分析、成本效果分析、成本效用分析、成本效益分析四种类型，主要差别在于对治疗方案健康结果的测量方式不同。

（二）重要性评价

1. 干预措施的成本效果比或增量成本效果比是否有临床重要性　临床经济学评价中需要考虑干预措施的比较或者获得单位效果的增量成本是否有临床重要性，需要权衡临床获益的额外成本是否价有所值。

2. 经济学分析结果是否对成本或效果等变化敏感　临床经济学评价研究中，常常存在很多不确定的因素，比如在不同人群、不同角度、不同场合、医疗成本变化较大等，这些都可能影响研究的结果。应采用敏感性分析，评价成本或效果参数改变等对结果影响的大小和结果的稳健性。

（三）适用性评价

1. 患者是否有相似临床特征及预期相似的临床结果　任何一项研究结果应用到实际患者身上都需要考虑研究人群的特征是否与自己的患者相似，是否自己的患者能获得预期相似的临床结果。

2. 我们的患者是否有相似成本　临床经济学分析应报告成本事件的构成、成本资料的来源、成本的测算，使读者能确定各种医疗方式及费用是否与自己的临床实践相似。

3. 增量成本效果比和敏感性分析结果如何帮助决策　在临床实践中经常面临新措施疗效增加，成本也增加了的问题，可用增量分析的结果辅助决策。

二、临床经济学评价研究文献的评价工具

除以上基本原则外，也可以选用一些临床经济学质量评价的工具如一些清单、量表或问卷帮助评价研究质量，例如 CHEERS 清单、QHES 量表、PQAQ 问卷以及 Drummond 量表（表 8-3）等。

表 8-3　Drummond 量表

评价标准	是	否	不清楚
1. 研究是否回答了关于经济学评价的问题			
2. 对所要比较的方案是否作了详细的描述			
3. 有无健康结果测定的有效证据、结果的测定是否真实可靠			
4. 是否对每一组重要的成本和结果都作了测定			
5. 成本与结果的测定单位是否恰当			
6. 成本结果估计的可信度			
7. 对发生在将来的成本和结果是否作了时间校正,贴现率是多少,如何确定,贴现后经济学评价结果如何			
8. 有无进行增值分析			
9. 是否作了敏感性分析			
10. 研究报告中的结果和讨论是否包括了读者所关心的问题,是否作了伦理学上的讨论			

(李晓枫)

本章思维导图　　　　本章目标测试

第九章 | 临床研究项目申报书的撰写

本章要点

1. 临床研究通过严格的科学设计、大样本的观察和实验，为临床实践提供了可靠的数据和证据。

2. 遵循临床科学研究的基本程序、规范化撰写研究项目申报书，有助于开展高质量临床研究，推动医学的进步和创新。

临床研究是医学研究的重要组成部分，是以患者为主要研究对象，以疾病的病因、诊断、治疗、预后和预防为主要研究内容，着眼于临床诊疗水平提升和患者生活质量改善，由多学科人员共同参与、组织实施的科学研究活动。临床医学研究是医学发展的重要驱动力，通过研究不断提高临床治疗水平，促进人类健康，全面助力医学科学发展。

第一节 | 概　述

一、科学研究的基本程序

科学研究的基本程序通常包括以下几个步骤。

1. **提出研究问题**　研究问题是指研究者想要探索和回答的问题。在开始科学研究之前，需要选准研究问题、明确研究目标和方向。

2. **文献复习**　提出研究问题后，需要进行文献复习，全面把握相关领域的研究现状、进展和不足。这有助于确定研究角度和切入点，避免重复研究。

3. **形成假设**　假设是指研究者对研究问题的初步答案和解释。假设可以通过实验或观察加以验证。

4. **进行实验或观察**　在形成假设后，需要进行实验或观察来验证假设。实验或观察是科学研究的核心，通过这些方法可以获得研究数据。

5. **分析数据**　获得研究数据后，需要进行数据分析。这包括对数据进行整理、统计和可视化等处理，以便得出结论。

6. **形成结论**　根据实验或观察的结果，得出结论。如果实验结果与假设相符，则支持假设。如果不符，则需要重新考虑假设或设计新的实验。

7. **撰写研究报告**　形成结论后，需要撰写研究报告，将研究过程、结果和结论进行总结和展示。研究报告通常需要包括引言、方法、结果、讨论和结论等部分。

以上是科学研究的基本程序，不同领域和具体研究可能会略有差异，但总体上大同小异。

二、临床科研的基本类型

按研究任务来源、科技活动类型和研究方法可归纳为以下几方面。

(一) 按任务来源分类

按任务和经费来源可分为纵向科研项目、横向科研项目及自由选题项目。

1. **纵向科研项目**　是指政府科技主管部门或机构批准立项的各类计划(规划)、基金项目，包括：

①国家级项目。一般指中华人民共和国科学技术部、国家发展和改革委员会、中华人民共和国财政部、国家自然科学基金委员会、国家社会科学基金委员会下达的项目。②省部级项目。一般指省科技厅、省发展和改革委员会、财政厅、自然科学基金委员会下达的项目,以及除了中华人民共和国科学技术部、国家发展和改革委员会、中华人民共和国财政部以外的国家其他部委下达的部级项目;③厅(局)级项目。一般指除省科技厅、省发展和改革委员会、财政厅以外的其他厅级(局)单位以及市科技局下达的项目。

2. 横向科研项目 是指政府、企事业单位、民间机构等委托的各类科技开发、科技服务、科学研究和咨询等方面的项目,以及非政府间的国际科技合作项目,研究经费一般由委托单位提供。

3. 自由选题项目 是指医生或研究人员在临床实践中,针对某些特定疾病或治疗方法由研究者自己提出的研究项目。根据发起方不同分为两类:一类是由制药企业发起的临床研究(industry sponsored trial,IST),主要以产品注册上市为目的,旨在对药物的安全性、有效性和不良反应进行客观、科学评价,从而为药品审评和审批提供重要依据;另一类是由研究者发起的临床研究(investigator-initiated trial,IIT),以个体或群体为研究对象,不以药品医疗器械(含体外诊断试剂)等产品注册为目的,研究疾病的诊断、治疗、康复、预后、病因、预防及健康维护等的活动。

(二) 按科技活动类型分类

按科技活动类型可分为基础研究、应用基础研究及应用研究。

1. 基础研究(fundamental research) 又称基础理论研究,旨在增加科学技术的新知识,探索自然现象及新的领域,或纯理论的研究。这类项目主要关注疾病的发生机制、分子生物学、细胞生物学等方面的研究。基础研究成果常常成为普遍的原则、新理论或定律。基础研究项目的目标是为进一步的应用研究提供理论基础和科学依据。

2. 应用基础研究(applied fundamental research) 以应用为目的的基础研究。既有针对一定的实际应用目的去发展基础研究成果的性质,又是为某些特定的和预先确定的实际目标提出新的方法或途径。包括临床医学研究和基础研究的一部分内容,旨在为应用研究提供理论和技术支持。

3. 应用研究(applied research) 也称开发研究,是以基础理论为依据,旨在解决临床实际问题、提高诊断和治疗水平,如新的治疗方法(药物配伍、外科手术等)、新的诊断技术研究等。

(三) 按照研究方法分类

按照研究方法分类可分为原始研究和二次研究(图 9-1)。

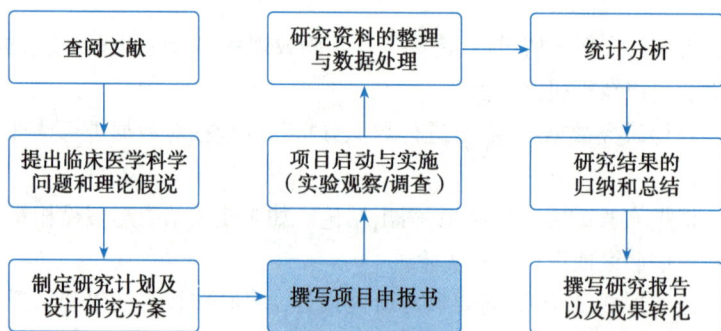

图 9-1 临床研究的分类

原始研究指研究人员基于临床研究目的,从研究人群中直接获得的第一手数据,进行统计分析后,总结得出的结果,是传统临床研究的主要方式。原始研究根据是否存在人为干预措施,分为观察性研究和实验性研究两大类。

二次研究是对一系列的原始研究结果进行再次研究、综合和创新。二次研究主要方法和技术支持包括流行病学、统计学、大数据和人工智能技术最新成果。目前常用的二次研究方法包括系统综述/meta 分析等。

三、科研项目申报前的准备

科研项目申报是科研工作者进行科学研究的必由之路,也是获取科研经费的主要手段。科研项目申报需要遵循一定的方法步骤,申报准备工作包括:

1. 确定选题与明确研究方向　科研项目申报前需要确定选题和明确研究方向,应结合自己的研究兴趣、研究经验、研究领域的前沿和热点等综合考量。同时,还要考虑课题的可行性和实用性,以及是否符合国家和地方科技发展战略。

临床医生从临床实践中发现并提出问题,通过文献复习、提出科学假说、凝练科学问题,是开展高质量临床研究的前提。进而将患者利益放在首位,在保证患者安全的前提下,通过控制偏倚,并在时间允许和资金支持条件下,设计出可以解决科学问题的可行性方案。

2. 了解申报政策和要求　在确定研究方向和课题后,需要了解申报政策和要求,以确保项目符合国家和地方的科技发展战略。项目指南是项目主管部门集中了众多专家、学者意见,经过多轮讨论、反复修改后发布,具有明确的导向性和目的性。科研人员通过项目指南可以了解资助的方向和重点,同时,还能了解项目经费来源、立项安排、申报流程、申报方式、申报注意事项等关键信息。

3. 组建研究团队　科研项目申报需要组建研究团队,团队成员需要具备相关的研究经验和技能,能够共同完成研究任务。同时,还需要考虑到团队成员之间的协作和沟通,以及团队成员的分工和职责。

4. 研究基础与预实验　明确与本次选题相关的研究基础,若无现成的文献资料可供参考,也可进行预实验或小规模的预调查。科研工作中的预实验非常重要,甚至决定了一个正式实验是否值得继续开展。预实验是按照研究设计方案开展的小样本研究,旨在发现项目申报书上制定的各种实施项目是否切实可行,并对设计方案不当之处,有针对性地修改、补充和完善。此外,还可利用预实验数据核实样本量是否合适等。

总之,科研项目申报前的准备需要充分了解研究领域的情况,明确研究目的、研究方法和预期成果,确定合适的申报途径,并了解相关的政策和要求。这些准备工作有助于提高项目申报的成功率。

第二节 ｜ 研究项目申报书的基本内容与撰写

科研项目申报书是进行科研项目申报时所编写的计划书。作为选拔和评审科研项目时必不可少的一种文件,同时也是展示申请人研究计划、研究方向和研究方法的主要途径。申报书要充分表达研究项目的必要性、科学性、创新性、可行性,全面反映申请者及研究团队的科研作风、学术水平、科研基础以及综合能力。申报书主要包括以下内容:项目基本信息、项目背景与意义、研究目标和内容、研究方法和技术路线、研究创新点和预期成果等。

一、项目名称及摘要

(一)项目名称

题目有吸引力和可信度,表达简洁明了、语言修辞正确,主要内容一目了然,突出特色、深度及创新点。项目名称要字斟句酌,反复修改,画龙点睛并吸引读者高度关注。

(二)项目摘要

是项目申报书的第一部分,言简意赅、层次清楚、高度概括整个申请书的核心要素:课题科学问题及其重要性的陈述;科学假说的论证与提出;验证科学假说的核心研究内容及其目的;拟开展的工作预期达到的研究成果及其科学意义。

项目摘要撰写格式如:"……是……防治的瓶颈,但其机制尚未明了。本课题拟采用……手段(模型、技术、方法),研究……机制(环节),特别是……的规律(作用)。应用……,进一步探讨……的新方法(技术)。为……提供科学的理论依据和安全有效……方法,必将具有广阔的应用前景"。

摘要应包含本项目关键词,且注意摘要与项目名称和正文连贯性和一致性。

二、立项依据

立项依据是整个研究项目的立论基础,紧紧围绕凝练的科学问题和学术思路,结合文献复习,展开分析和论证,讲清楚"为什么要研究这个课题"。

立项依据要围绕关键科学问题提出、分析和解决的主线进行撰写。明确提出拟开展研究的创新科学问题,并充分论证如下问题:拟开展的研究是否会对所在领域有新贡献、有何预期成果和潜在价值、是否有明确的研究目的。

申请书中的国内外研究现状、科学意义和社会价值等内容,是支撑申请题目的立题依据。主要内容包括:

(一) 介绍申报项目提出的重要科学问题及项目的研究意义

立项依据中的科学问题要确切、研究思路的凝练要令人信服,所关注的一定是国内外尚未解决或者亟待解决的重要科学问题,以及临床实践中发现的、有重大意义的研究问题。同时要结合科学研究发展趋势论述科学意义,或结合国民经济和社会发展中迫切需要解决的关键科技问题论述应用前景。

(二) 国内外研究现状及发展动态分析

通过文献复习、充分把握该领域研究现状及发展动态,精练归纳分析现有文献,层次分明地阐明:该课题具有重要性、值得由申请人来研究该课题。除了引用本领域经典文献以及对本课题提出有启迪的重要文献,还要注意引用国内外同行最近发表在主流学术期刊的相关论文,申请人可在立项依据中展示自己在该领域的研究结果,既增加实现预期目标可信度,又可获得评审专家的认可。

(三) 申报项目的科学假设推理和研究思路

从科学问题入手、明确研究方向,围绕关键问题拟采用的技术方法进行介绍或分析,提出申报项目的理论设想或假设,以及拟通过什么研究方法和技术手段、重点解决哪些问题。比如,拟论证某种新药效果,可通过随机对照试验,比较新药和常规药物的疗效及安全性。

(四) 参考文献的引用

参考文献是申请书的一个重要组成部分。特别是对其创新性、科学性和应用价值等的阐述和论证,要有可靠权威的文献材料来支撑(包括引用相关文献中的论题、观点、概念、理论、方法、结果、结论或重要事实、数据等)。参考文献的引用不仅反映了申请人对本领域学科发展状况的了解程度,在一定程度上还反映申请人的研究层次和水平。通过追踪和引述本研究领域近期发表的相关文献,特别是顶级期刊最新最佳的重要文献,全面把握国内外最新研究进展和发展动态,阐明本项目的前沿性或新颖性,提出创新点;同时可适当引用国内同行文献,避免低水平重复;还可引用自己以前发表的文章,表明自己研究基础。

鉴于生命科学领域重要的研究成果多数发表在英文期刊,参考文献应以英文文献为主,并适当引用国内同行知名专家的文献;要尽量引用与本项目有密切关联的最新(指近期发表的包括本年度发表的论文)和最重要的文献(指发表在顶级学术期刊的论文)。除了引用与本研究观点一致的文献,还应引用观点不同的论文,做到客观、公正、无偏。此外,适当引用自己前期的工作,说明自己研究工作的层次、水平及已具备的研究基础。

参考文献引用中常见问题:文献陈旧不够新,引用文献太少(少于 20 篇)或太多(大于 50)篇;引用自己的论文过多尤其是一般水平的论文,可能使立项依据变成一家之言。

三、研究目标与研究内容及拟解决的关键科学问题

(一) 研究目标

研究目标通常包含选题依据和在研究周期和资助范围内可达成可实现的研究内容、研究方法、研

究基础、创新之处,以及预期效益。研究目标需要明确(说清楚要开展的研究,突出关键科学问题)、具体(清晰的研究领域和边界),并且能够实现(经济、技术、政策、能力)。

撰写研究目标,可参考如下格式:通过……(技术和手段),解决……的问题,证实(验证、阐明)……的科学假设(假说), ……环节? 解决(揭示)……的关键科学(技术)问题,预期达到……目的。

(二) 研究内容

研究内容是指课题研究过程中,为了解决研究问题,达成研究目标,所设定的具体研究事项,是围绕研究目标的科学问题和科学假说来阐述。研究内容是实现研究目标的载体,也是研究目标的具体化,是一份申报书的核心内容之一。有什么样的研究目标,就应该写出相应的研究内容。撰写"研究内容"时,要围绕研究目标逐层、逐次展开,强调为了实现研究目标,研究分几个步骤进行,拟从何处入手,重点研究哪个方面,主攻什么方向,达到什么样的预期效果以及有哪些具体的考核和衡量指标等。

(三) 拟解决的关键科学问题

所谓"关键问题"是指在研究过程中对达预期目标有重要影响的某些研究内容、因素,或者是为达预期目标所必须掌握的关键技术或研究手段。关键科学问题是对达到预期目标有重要影响的某些内容如某些理论问题,项目能否成功很大程度上与这些问题的解决相关,只要把这一点或几点关键问题解决了,所涉及的各个问题及整体问题就可迎刃而解了。标书中要"解决的关键问题"实质上就是要解决和证实申请者所提出的"科学假说"。这些关键问题决定了研究能否有科学新发现、实验方法学有新突破、技术有创新等。撰写要求不仅要找出关键问题,还要陈述对关键问题的解决办法。比如:从植物药中筛选抗肿瘤单体,单体的快速提取分离是关键,否则,没有大量的单体何来筛选?

四、研究方案与可行性分析

(一) 研究方案

研究方案是保障创新性思路得以实现的具体实施路径,主要反映一项课题的研究要"做些什么"和"怎样做",是在研究目标和研究内容确定之后,对项目具体实施方案的详尽描述。研究方案应该是申报书中文字篇幅最大的部分,申请人需要对方案的总体设想和具体细节两方面都要有所把握。撰写方法可因人而异,以时间顺序为主线或以研究内容为主线描述研究方案均可,但要分大小标题,突出逻辑关系,详细地写清楚每个具体步骤,具体阐述研究方法和技术路线,只要不是涉密或大家熟知的常识,就应详细描述。包括实验模型、观察对象、分组、各种技术、方法的选择、各项观察指标、各个实验实施的详细过程(某些方法技术可能需要附参考文献)。对复杂的技术路线和研究方法可采用流程图或图表来说明。方案撰写要注意叙述清晰详细和上下文逻辑性,过简、过繁都不可取。

1. **研究因素和研究结局**　一项研究在决定了研究目标和内容后,就应该确定合适的研究因素,即研究变量。描述所选择的变量(因变量和自变量)及其规定,因变量也叫结局变量,一般指发病、死亡、伤残、治愈、有效、无效、某个观察指标变化等事件。自变量就是影响或者决定因变量的有关因素,如疾病史、家族史、疾病类型、基础疾病、药物种类、剂量以及行为生活方式(饮食习惯、食物种类等生物因素,体力活动等行为因素)。一项研究中涉及的自变量和因变量可能很多,大多能通过病历、专门设计的调查表和记录表等途径加以测量。在选择变量,特别是确定自变量时一定要充分考虑到它与因变量之间的生物学关系及逻辑学上的合理性。

申报书应介绍研究变量的规定和说明,将这些规定书写成文,例如,疾病的诊断及预后标准等等。

2. **研究方法**　研究方法与研究目标直接关联,也就是阐明将使用何种实验设计、技术条件和实验手段,完成研究目标。尽可能使用经典、公认的研究方法,否则应解释该方法比经典方法的优势、可信度等。研究方法一般有两种书写方式:以方法为主线写,即每种方法研究的内容及解决的问题、收集的数据和资料等;以研究的内容为主线写,即每项研究内容用哪种或哪几种研究方法完成。研究方法撰写过程中注意避免过于简化,在方案中只罗列方法名称而无具体步骤;或过于繁杂,大篇幅阐述一些常规的实验方法。

(1)研究设计类型:应明确研究中用人群研究方法,还是动物实验或体外研究。人群研究的设计类型主要有观察性研究和实验性研究。可用现况研究方法调查某一疾病在人群的患病率,如慢性肾病的流行病学调查;用病例对照研究和队列研究进行病因学和危险因素的研究,如中青年脑梗死危险因素的病例对照研究,妊娠期高血压对低出生体重影响的队列研究等;用临床试验方法评价药物疗效,如某新药治疗原发性高血压的多中心随机对照临床试验等。

(2)生物学技术与方法:介绍项目所用的细胞生物学技术、蛋白分析技术、核酸分析技术等。如用流式细胞仪测定活细胞的某种蛋白,用酶联免疫吸附试验测定血清中某种蛋白,用实时定量 PCR 的方法扩增核酸等。

(3)干预方法:临床医学研究中的干预措施至关重要,是决定研究成败的关键之一。干预措施种类繁多,干预方法各有不同,要详加阐述。如某种药物的疗效评价,干预措施为给予研究对象某种药物,要确定并详细介绍干预组和对照组用药的药物名称、生产厂家、剂量、疗程、给药途径、疗效和不良反应的观察方法、不良反应的处理措施等。当然,疗效评价研究中所用干预措施还可以是一种治疗方案和策略或其他干预措施的疗效评价。对照组种类很多,标准对照即给予常规药物,安慰剂对照需给予安慰剂,常规药物和安慰剂用药情况同样应做详细介绍。另外,干预措施的依从性是影响药物疗效的重要问题,提高依从性和依从性监测的方法要有合理的安排。

(4)资料收集方法:资料的收集方法是临床研究设计的重要内容。获取资料的方法一定要介绍清楚,一般有两种,一种是指按研究设计方案通过专门调查或检查检验所收集的资料,如现场询问、信访或电话访问,医学检验、体检或直接观察中获得;另一种是从病历或某些部门的资料(人口普查、生命统计、死亡登记、疾病登记、电子健康档案)中获得。

调查表是资料收集的最主要工具之一,成为绝大多数研究资料或信息采集的首选。申报书后要附所用调查表,并且应介绍保证调查真实性的具体措施。

要介绍生物学材料如血、尿、便或组织标本等的采集方法,储存条件,实验室检验或其他检测方法,以及所用仪器设备的型号、生产厂家等。

(5)统计学分析方法:申报书中要介绍统计分析的主要项目及指标、所应用的统计学方法,如血压值比较方法、有效率及治愈率比较方法,多因素模型的建立方法,对建模因素的选择、混杂因素的处理以及因素间的交互作用分析等。要介绍统计学分析方法的名称,如卡方检验、相对危险度及其 95% 置信区间、Logistic 回归、Cox 比例风险模型等等,具体何种研究采用何种分析方法,参见有关医学统计学专著。

3. 研究对象和样本大小　根据研究目的、研究内容、研究方法选择研究对象,介绍选择研究对象的依据,研究对象来源、纳入及排除标准、随机抽样和分组的方法、样本量估算依据和方法等。

4. 技术路线　清晰的技术路线图能够帮助评审人员更好地了解研究的整体思路和实施步骤,评估项目的可行性和价值。一般用简要文字加框图描述。技术方法中的关键技术要有文献出处,最好是自己实验室发表的,或者有文献支持的技术方法。如果本单位力量弱,可与较强的研究机构合作,完成课题才有保证。关键实验材料必须已经具备,或可以获得。这些均要附有相应的佐证和支撑材料。

申报书中的技术路线可以采用文字、流程图、思维导图等多种形式。

(1)文字:文字形式是技术路线的基本表达方式,可以详细地描述研究的步骤、方法和预期结果等。但文字表达可能会比较烦琐,不够直观,评审人员需要花费更多的时间和精力来理解。

(2)流程图:流程图是一种图形化的技术路线表达方式,可以清晰地展示各个步骤之间的逻辑关系和依赖关系,使得评审人员更容易理解和评估研究的整体思路和实施步骤。

（3）思维导图:思维导图是一种树状结构的图形化表达方式,可清晰展示研究各个方面的关系和层次。思维导图能够更好地呈现研究的整体结构和逻辑关系,使申报者更好把握研究的整体思路和实施步骤。

总之,申报书中的技术路线应采用简洁、清晰、易于理解的形式。同时,申报者也需要注意技术路线的可操作性和可重复性,确保研究能够顺利实施并取得预期的研究成果。

5. 质量控制　质量控制应该贯穿临床研究全过程,包括方案设计、组织实施、监查、稽查、记录、分析、总结和报告。研究者应当遵守研究方案,凡涉及医学判断或临床决策应当由临床医生作出。参加研究实施的研究人员,应当具有能够承担临床研究工作相应的教育、培训和经验。所有临床研究的纸质或电子资料应当被妥善地记录、处理和保存,能够准确地报告、解释和确认。应当保护受试者的隐私和其相关信息的保密性。研究药物的制备应当符合临床试验用药品生产质量管理相关要求。药物使用应当符合试验方案。质量管理体系应当覆盖临床研究全过程,重点是保护研究参与者、确保结果可靠及遵守相关法律法规和利益冲突回避原则。

（二）可行性分析

通过对项目主要内容和配套条件,从技术、经济、人员、实验条件等方面进行调查研究和分析比较,并对项目预期经济效益及社会影响进行预测,为项目决策(如项目是否资助和如何实施等)提供依据的一种综合分析方法。

可行性分析(feasibility analysis)是在项目启动之前,通过系统、全面、客观、科学的评价和分析,评估项目是否可以实现预期目标,同时确定项目的实施计划、所需资源和成本等。可行性分析应从理论、技术方法、实验方案、已有实验工作基础、已掌握实验技术、已具备实验条件包括空间和设备、团队成员掌握的实验技术等不同方面描述。具体包括:

1. 理论可行性　指从理论上考虑某个项目、方案或想法是可行的,符合科学的原理和规律。

2. 条件、技术及资源可行性　已具备项目所要的实验环境条件、设备材料、技术与物资,以及可从医院或社区收集到的研究所需的病例及其他研究对象,所用实验动物等。课题组前期相关工作积累已为所申请项目创造了条件。

3. 研究团队可行　人员结构合理,如研究团队中有教授、副教授,或主任医师及副主任医师作指导,掌握关键技术的技术人员,研究团队成员的前期工作或研究背景与本次申请项目密切相关,能够胜任申请项目所承担的工作。具备了完成课题的能力。

五、项目的特色与创新之处

即对包括项目的立项论依据、研究内容、研究方法、技术路线及实验方案上的研究与创新点进行概括、提炼并集中反映项目的特色与创新性。特别要注意:项目所在的领域、方向在科学上的重要意义并不等同于本项目在科学上就具有创新性及特色。通过描述本项目与既往研究相比具有的创新点,如研究视角、选用方法技术、实验方案设计,本研究预期结果的科学性以及研究结论的科学意义等,全面展现项目的创新性及特色。

创新包括:①原始创新,即填补空白或修改传统的理论,以及新技术、新方法的发明创造。②跟踪创新:在前人工作基础上补充、丰富现有理论,对原有技术、方法完善后能产生 1+1＞2 的效果。

创新点可以体现近期的研究成果,更要突出深入和延续研究的必要性。非常清晰地归纳为几个方面,用词要恰当,不能太轻,也不要太夸张。特别注意:①创新点应在充分文献复习基础上提出,切忌弄虚作假,或想当然;②创新点应具有必要性和可行性,不可为创新而创新;③创新点不可过多,一般为 2～4 条,创新点过多反而失去特色或被认为实施困难。

特色和创新之处可以做如下描述:"本研究的特色是从……方面入手,对……的问题进行研究,期望阐明……,揭示……机制。这些研究在国内外鲜有报告。此外,通过……的研究,为临床的应用提供……依据"。阐述项目的特色与创新要精练、到位、可信。

六、年度研究计划及预期研究结果

(一) 年度研究计划

合理划分年度计划进展,所制定的目标能够按期完成。此部分撰写的目标基本上是按照课题的研究内容、研究方法和技术路线所制定的方案进行。一般为准备或预实验预调查阶段、项目实施阶段、项目总结阶段。各阶段完成的目标任务、具体实施计划,以及不同阶段之间的衔接要具体明确。按年度列出研究内容及其阶段目标,应切合实际,不可贪多,且注意时间进度安排的合理性。年度研究计划的撰写要注意以下几个方面。

1. **阶段性**　根据课题技术路线对研究内容作阶段性的安排。一般以年度为单位,也可根据课题研究中具有代表性的研究内容来分割,如以3~6个月为一个工作单元安排计划。

2. **连续性**　每一工作单元的研究内容应具体、可行,并有明确、具体、客观的进度考核指标,如观察病例数及病历等。

3. **特殊性**　实验内容的安排时间应合理、具体,如观察某年度某个虫媒传播传染病的流行情况,观察时间应与该昆虫的季节消长相一致。

(二) 预期研究结果

预期研究结果是对项目实施的效果预测,包括研究结果及研究成果。前者描述研究结束期望得到的实验或临床观察结果,要与研究目标呼应,并合乎逻辑地推断和预测。不同类型的课题,预期研究结果的侧重也不同。

1. **基础研究或应用基础研究**　拟发表何种水平文章若干篇或获什么专利、成果等,特别是学术上预期解决什么问题,得到什么技术成果或学术论点等。

2. **应用性研究**　侧重推广应用的前景及其间接的经济效益和社会效益预测。医学研究关注于应用推广价值,包括提高治愈率、降低发病率以及环境保护等效益的分析及预测。

3. **开发性研究**　侧重于直接获得的经济效益或社会效益。

预期研究成果表现形式包括:①理论成果:建立/丰富/补充/填补……该研究可能得出的结论;②技术方法:建立/完善……该研究可能产生的新的方法和应用价值;③专利:可望获得……;④论文:国际、国内发表文章的数目等;⑤人才培养:培养青年科技骨干、博硕研究生等等。

七、研究基础与工作条件及研究团队

(一) 研究基础

研究基础指申请人及整个研究团队与本项目相关的研究工作积累和已取得的研究工作成绩。该部分内容的描述应充分展示申请人既往从事的与本项目相关的研究工作及成果,表明有足够能力完成项目。工作基础包括:与本项目相关的实验数据、结果和已发表的相关学术论文。申请书中在工作基础和申请人简历两部分要提供学术论文目录。前者是与本研究相关的研究论文,而后者是申请人的全部论文(有时研究者会有不同研究方向的论文)。

研究基础撰写时要介绍申请项目前期的工作积累,特别是通过前期工作所发现的与本次研究相关的问题与线索。如:创建的某一方法学技术、搭建的某种疾病专病队列等。工作基础不仅仅指申报者本人的工作基础,还要展现整个研究团队、学科或者学校的相关工作基础、人员和设备的资源。

(二) 工作条件

工作条件包括已具备的实验条件,尚缺少的实验条件和拟解决的途径,以及利用国家重点实验室或部门开放实验室的计划与落实情况。

(三) 研究团队

研究团队即项目组成员,指在项目组内对学术思想、技术路线的制订与理论分析及对项目的完成起重要作用的人员。项目组成员必须形成合理梯队,既有设计指导者,又有主要操作者,还应有必要的辅助人员,分工必须明确,工作不互相重复。研究团队组成结构要合理,包括职称结构、年龄结构、知识结构等。

研究团队的介绍内容包括申请人情况及主要成员情况。如申请人的学历、职称、从事研究和科研训练经历、主要研究方向,与本题相关的研究工作和课题(特别要说明本次申请项目是否为既往参加或主持的研究工作延续),以及与项目有关或者相关获奖和成果,代表性论文与级别等。主要成员一般为 6~10 名,一般有高级研究人员 1~2 人,中级研究人员 2~3 人,技术人员及研究生 3~5 人。

八、经费预算

经费预算也是课题申请书中的重要内容之一。按照政策相符性、目标相关性和经济合理性原则,实事求是编制项目预算。编制预算要考虑两点:一是经费预算额度不能超过资助方规定的额度;二是列支预算项目要合规。以《国家自然科学基金项目申请书预算表编制说明》为例,直接费用应按设备费、业务费、劳务费三个类别填报,每个类别结合科研任务按支出用途进行说明。对合作研究单位资质及资金外拨情况、自筹资金必要说明。

(一)直接经费

1. **业务费**　课题项目研究中的材料费,测试化验加工费,燃料动力费,出版、文献、信息传播、知识产权事务费,会议、差旅、国际合作交流等费用。其中:①材料费是指课题项目研究消耗的各种材料,包括材料的采购及运输、装卸、整理等费用;②测试化验加工费:课题项目研究的检验、测试、化验及加工等费用;③燃料动力费:课题项目研究使用的仪器设备、科学装置等运行产生的水、电、气、燃料消耗费用等;④出版、文献、信息传播、知识产权事务费:课题项目研究中出版书籍,查询文献产生的费用,软件购买、专业通信、专利申请及其他知识产权事务等费用;⑤会议、差旅、国际合作交流费:开展的学术研讨、咨询以及协调项目等活动而发生的会议、差旅、交流费用。

2. **劳务费**　课题项目研究中支付给课题组成员、临时聘用的研究人员、科研指导专家等的劳务费。通常占总费用 15% 左右。

3. **设备费**　课题项目研究中购置或升级专用仪器设备、软件工具;以及租赁使用外单位仪器设备而产生的费用。占总费用的 30% 左右。国家自然科学基金规定:对单价≥50 万元设备需详细说明,对单价<50 万元设备费用分类说明。

(二)间接费用

包括三个科目,分别是房租、水电、气暖、项目管理、绩效支出费用。小于等于总费用的 40% 左右。

九、伦理审查

由于医学科学研究对象的特殊性,所有涉及人的生物医学研究都需要在课题立项前对其进行伦理审查并将伦理审查结论作为立项的先决条件,因此在涉及临床研究的课题申报和实施过程中,伦理审查成为必不可少的环节。如在国家自然科学基金委员会项目申请指南中,医学科学部明确要求:"由于医学科学研究对象的特殊性,请申请人注意在项目申请及执行过程中严格遵守相关医学伦理和患者知情同意等问题的有关规定和要求,包括在申请书中提供所在单位或上级主管单位伦理委员会的纸质证明",也就是说,在临床科研项目申报之前,伦理委员会应提供纸质版的审核意见。

医学伦理学问题应严格遵守 1964 年由世界医学会联合会制定、2013 年修订的《赫尔辛基宣言》和 1982 年由世界医学组织和国际医学委员会发表的《人体生物医学研究国际道德指南》中制定的涉及人体对象医学研究的道德原则,包括以人作为受试对象的生物医学研究的伦理原则和限制条件,人体生物医学研究政策和伦理标准以及已确立的伦理审查机制等。伦理审查遵循四大基本原则:尊重原则、不伤害原则、有利(有益)原则和公平原则。

十、临床研究注册登记

临床研究注册是为实现医学研究设计、实施过程和结果的公开透明化、可溯源而建立的规范,要求临床研究的设计、实施、监管和研究结果的相关信息在国际认可的注册中心公开,任何人均可免费获取卫生研究的相关信息。

临床研究注册需要在第一例受试者入组前开展,在公认的机构如世界卫生组织(WHO)一级注册机构或国际医学期刊编辑委员会(International Committee of Medical Journal Editors,ICMJE)批准的注册平台进行登记,公开研究内容,并跟踪、公布研究结果。

美国最早在1970年首次提出了临床试验注册登记概念,并于1977年成立了全球首个临床试验注册中心——癌症临床试验注册中心。随后2000年北美临床试验注册中心(Clinical Trials.gov)成立,2003年英国国际标准随机对照试验注册中心正式运行(International Standard Randomised Controlled Trial Number Register,ISRCTN),2005年中国临床试验注册中心(Chinese Clinical Trial Registry,ChiCTR)建成,随后日本、荷兰、德国、伊朗、斯里兰卡、韩国等国家陆续建立了区域临床试验注册平台。

临床研究注册是医学研究伦理的要求,也是研究者的责任和义务。注册登记制度的实施体现了前瞻性临床研究的特点,提高临床研究透明度,又可在结果发表后核对方法学的准确性和完整性,从而降低选择性结局报告的偏倚和发表偏倚,确保临床研究结果真实可信。

同时注册登记能够及时共享研究信息、避免人力与物力的浪费、增加研究结果的透明度、减少医学期刊的发表偏倚、保证研究结果的真实性和科学性。其次,研究注册后参与者就会扩展到涉及所有与研究有关或对研究感兴趣的人群,既增加了对研究的监督力度,还能够保护研究参与者的权利,有助于开展二次研究。

综上所述,在了解临床医学研究的种类及研究基本程序的基础上,从临床研究与实践中提出研究问题,查阅分析目前有关研究证据,建立科学假说。按照临床医学研究项目申报书要领,合理设计研究的各个要素,逐一加以明确和完善,撰写出高质量的申报书。既增加了研究的科学严谨性、提高研究成功率,同时也是学术水平和综合研究能力的具体体现,以及学科发展的重要标志。

(王　军)

本章思维导图　　　　　本章目标测试

第十章 | 临床医学论文的撰写原则和报告规范

本章要点

1. 医学论文的基本内容包括题目、摘要、前言、材料和方法、结果、讨论、致谢、参考文献。

2. 不同的设计方案均有各自相应的论文撰写原则和报告标准,如随机对照临床试验撰写需要遵循 CONSORT 声明。

临床医学论文是临床科研工作的系统总结,通过对临床问题的研究,既提升理论认知水平,同时又获得一定的可推广、可借鉴的结论,以更好地指导临床实践。本章将重点阐述临床医学论文的临床研究和临床实践价值。

第一节 │ 临床医学论文的格式和撰写原则

国际医学杂志编辑委员会(International Committee of Medical Journal Editors,ICMJE)讨论制定了医学论文的统一格式和要求,包括题目、摘要、前言、材料和方法、结果(图和表)、讨论、致谢、参考文献。一般论著性文章字数不超过 4 000 字(不包括图表和参考文献)。具体格式和撰写要求如下。

一、题目和作者

题目必须醒目、简单、扼要,一目了然,字数不能太多,以 20~30 个汉字以内为宜,并且标题的表达方式要能吸引读者,同时文题相符,题目不能太大。

标题不可缩写,但可有副标题(subheading),副标题常常是将主要研究方案列出附在主标题之后,如"氯霉素一线治疗儿童急性感染性结膜炎:随机双盲对照试验"。题目中最好能明确研究设计方案,如"出生体重与环境因素对儿童青少年超重肥胖影响的队列研究"。

文题下作者署名按序排列,首页左下方脚注为署名单位名称及邮政编码。参与署名作者应至少满足一项:①参与选题与设计,或参与资料的分析和解释者;②起草或修改论文中关键性的理论或其他主要内容者;③能对编辑部的修改意见进行核修、学术答辩,并最终同意该文发表者。仅参与一般事务性管理的人员不宜列为作者,对其贡献的肯定应列入致谢部分。通信作者对论文结论、修改负有主要责任。集体署名文章必须注明对该文负责的关键人物或执笔人。

二、摘要和关键词

摘要(abstract)放在论文正文的最前面,但应该在完成整篇论文后最后撰写。摘要分为结构式摘要(structured abstract)和非结构化摘要。

国外期刊大多采用 Brian Haynes 等提出的格式,包括目的(objective)、设计(design)、研究场所(setting)、患者或其他研究对象(patients or other participants)、干预措施(interventions)、主要结果的测量方法(main outcome measures)、结果(results)及结论(conclusion)共 8 项(表 10-1)。

我国大多数医学期刊和一些国外杂志将其简化为:目的、方法、结果和结论四部分,并采用第三人称撰写,不用"本文"等主语,文字要简明扼要,字数限于 250 字左右。

"目的"一般用 1~2 句话阐述研究背景和研究目的。"方法"主要介绍设计方案、研究对象、干预方法、主要和次要观察指标、对结局指标的测量方法和重要的统计分析方法等。"结果"包括纳入研究的人数、纳入分析的人数、主要观察指标一定要有具体数据和置信区间、重要的不良反应。"结论"中不写具体数据,是对结果的总结和解释,一般也是 1～2 句话。倘若是临床试验,最后需注明临床试验注册号及注册机构。

表 10-1　结构式摘要的内容

八项结构	四项结构
1. 目的	1. 目的
2. 设计	2. 方法　包括设计、研究场所、研究对象和干预措施,以及测量方法
3. 研究场所	
4. 研究对象	
5. 干预措施	
6. 主要结果的测量方法	
7. 结果	3. 结果
8. 结论	4. 结论

摘要下面标出 3～5 个关键词(key words)。关键词主要用于索引所要标出的重点内容,便于读者检索文献,力求准而全,仅在研究方法中提及的手段不予标出。尽量使用美国国立医学图书馆 Index Medicus 最新版的医学主题词表(MeSH)。

三、序言或引言

论文正文起始部分称为序言或引言(introduction),字数不宜过多,一般 300～500 字左右。

序言主要阐述研究问题的来源、背景,重点讲明本文的研究目的。使读者一目了然,知道本文所研究问题的来源和重要性,以及研究目的是什么。引言的内容不能与文中内容重复,例如初写者常错将引言内容和讨论部分重复。

引言一般按照"从大到小""从面到点"方式写作。例如:急性髓细胞白血病 2 种治疗方案的疗效比较,先简单介绍急性髓系白血病常用的治疗方法和治疗现状,再介绍存在的问题并引出拟研究问题,说明比较这 2 种治疗方法的理由及研究的必要性,最后明确本研究的目的和假设,以及采用何种研究方案来验证研究假设。

四、材料与方法

论文正文的第二部分"材料与方法"(material and methods),也称为"对象与方法"。这部分是论文的重要组成部分,约占正文 1/3 篇幅,一般分析性和实验性研究大约需要 1 500 字。该部分内容需要详细撰写,以便读者看后能重复、审稿者能复核。具体如下:

(一) 研究对象

1. 研究对象入选的方法,即如何从目标人群抽取样本人群,将研究对象的来源介绍清楚,既可评估样本代表性和抽样误差,同时还能帮助读者了解论文结论的适用范围。撰写时可以使用下列术语:随机样本(random sample)、基于人群的样本(population-based sample)、转诊样本(referred sample)、连续样本(consecutive sample)、志愿者样本(volunteer sample)、方便抽取样本(convenience sample)等。

2. 诊断标准和纳入/排除标准,如有公认诊断标准应写明出处,切不可笼统地冠以"全部研究对象符合全国统一诊断标准"。

3. 入选研究对象的样本量,如有拒绝入选者应注明人数。写出计算样本量的具体方法和估算依据。

4. 研究对象的分组方法,是否随机分配,采用何种随机分配方法,是简单随机、区组随机抑或分层随机,切不可用"随机分组"一笔带过,应描述随机分配方案隐藏机制和如何实施随机化。

（二）研究方法

1. **要详细说明研究设计方案以及具体设计细节**　如：治疗研究常用随机对照试验，要描述如何随机、如何选择对照、是否盲法以及样本量估算依据。

2. **研究场所要写清楚**　如："人群或社区""医学中心""基层医院""门诊""住院"等。

3. **试验措施及执行方法应详细交代**　药物应写明化学名、商品名、生产厂家；中药还应注明产地，并详细说明每日剂量、次数、用药途径和疗程；试剂应写明生产厂家；试验方法若为作者新提出者应详述，常规方法应注明出处，采用仪器、设备须注明型号及生产厂家等。

4. **资料收集方法**　应具体说明盲法实施情况，包括安慰剂的制作，保证盲法成功的措施等。写明施盲对象：研究对象、观察医师、统计人员等，进而注明是单盲或双盲临床试验。

5. **结果测量指标及判断标准**　主要观察指标和次要观察指标要明确，不能仅仅罗列出所有的指标，分不清主次。暴露及疗效确定标准要用公认的标准，如缓解标准、生存时间的起始点、无病生存的定义等等。

6. **保证研究质量以及控制偏倚发生所采用的措施**

（三）统计分析

包括具体数据分析方法及其统计软件。如比较两组正态分布的计量数据采用 t 检验，三组以上数据采用方差分析；计数资料组间比较采用 χ^2 检验等。必要时，说明是否进行亚组分析和多因素校正分析等。

五、结果

结果（results）是论文的核心部分，须如实呈现观察结果或试验结果，约占全文 1/4～1/3 篇幅。

1. **数据表达要完整**　列出随机分组例数和纳入分析的例数，报告结果的例数应与实际入组例数相符。剔除例数及其理由应交代、失访例数及其原因应注明、数据缺失或不完整者宜详加描述。临床试验应该按照随机对照试验报告规范（CONSORT 声明）的要求提供受试者流程图（图 10-1）。

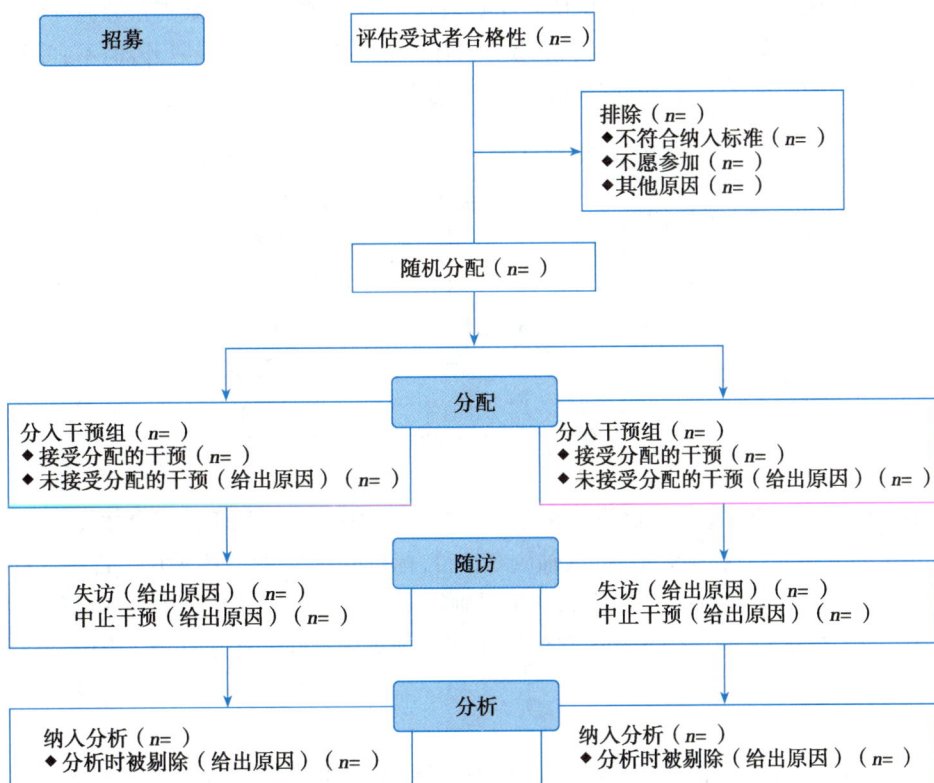

图 10-1　CONSORT 受试者流程图

2. 描述临床基线特征　如两组或多组比较,应列出临床基线特征(baseline)并进行组间均衡性比较,检验组间是否均衡可比(表10-2)。

表10-2　3组患者铁剂治疗前的基线比较

指标	多糖铁复合物 (n=31)	硫酸亚铁控释片 (n=36)	琥珀酸亚铁 (n=38)	F 值	P 值
中位年龄/岁	40	41	39		
性别/(男/女)	2/29	3/33	6/32		
血红蛋白/(g/L)*	70±16.2	74.9±12.6	70±12.6	1.26	0.29
网织红细胞/%*	1.35±0.7	1.28±0.6	1.5±0.9	0.48	0.62
平均红细胞体积/fl*	71.76±5.1	74.6±13.6	68.6±13.0	1.69	0.19
血清铁蛋白/(nmol/L)*	8.61±10.6	9.5±6.1	9.8±7.3	1.63	0.44

注:* 均数 ± 标准差。

3. 结局指标　在设计阶段确定的研究假设及主要测量指标,所有结果均应报告,不宜只报告有意义的阳性结果,有任何计划外变更,应补充说明与解释。诊断性研究应报告诊断效能指标,如敏感度、特异度、预测值、似然比及受试者工作特征(ROC)曲线等。

4. 统计分析结果应完整报告　基于变量性质,合理选择统计描述方法,如计量资料考虑均数、中位数,计数资料使用百分数、率、比例,相对数和绝对数宜同时报告,如 10/20(50%),而不能仅报告50%;正确选用统计推断方法,同时报告统计量、P 值以及 95% 置信区间(95% CI),若差异无统计学意义,应进一步说明是否有临床意义。复杂统计分析方法要着重说明和解释。

5. 结果呈现尽量使用图表　文字表达和图表内容不要重复。文字表达应当是要点式叙述、逐项逐条撰写,每一项报告一组数据,读者能一目了然。图表使用应符合统计学的规定。

统计表应包括标题(研究)、横标目(观察项目)、纵标目(横标目对应的统计指标),横标目列在表的左侧,纵标目列在表的上端。指标度量单位须注明,表内数字准确无误,小数点位数应一致。线条不宜过多,一般采用三横线表(顶线、表头线、底线),如有合计可再加一条横线隔开,但不宜用竖线。不列入表内的内容,可用 "*,†,‡,#" 等符号标注在表下面(表10-3)。

表10-3　急性髓系白血病非长生存和长生存患者基线实验室指标

组别(例数)	血小板/(10^9/L)	白细胞/ (10^9/L)	骨髓原始 + 幼稚 细胞/%	血红蛋白/ (g/L)
长生存组(n=150)	70.6±51.3	6.65(1~82.6)*	77.0±35.8	71.5±22.9
非长生存组(n=878)	59.3±49.9	10.3(1.25~163)*	73.8±42.0	72.9±27.7
t 值	2.55	5.47	0.88	0.59
P 值	0.01	<0.01#	0.38	0.56

注:*:中位数($P5$~$P95$);#:非参数检验。

统计图比统计表更便于理解与比较,但统计图仅能标注有限数据,还不能完全替代统计表。图的标题应置于图的下端,图有纵轴和横轴,两轴应有标目,标目应注明单位,横轴尺度自左至右,纵轴尺度自下而上,尺度须等距,数值按由小到大,一般纵轴尺度必须从 0 点起始(对数图等除外)。图的长、宽比例一般以 7:5 为宜。常用的统计图有直条图、百分直条图、线图、直方图、散点图、饼图等。

六、讨论

讨论(discussion)部分非常重要,是全文的精华所在。归纳起来,讨论部分应表达下列内容。

1. 应围绕本文研究所获得的重要发现,以及从中引出的结论展开讨论,而不宜重复结果部分的内容。特别是要对新的发现、文献尚无报道的内容进行深入讨论,包括可能的机制、临床应用范围以及对总体的推论,特别要注意所作的推论必须恰当。

2. 应着重讨论本文发现和同类研究文献的结论有何异同,哪些文献是支持本文发现的,哪些与本文结论不同。切忌冗长综述式的阐述,应紧扣本文新发现、有针对性加以讨论。

3. 客观陈述本文不足之处(limitations)并深入讨论:可能存在的偏倚及其来源,研究结果的内部真实性和外部真实性如何,对将来研究有哪些指导价值等。

4. 讨论的最后一段是全文结论(summary/conclusion),即对全文的重要发现和应用价值加以总结。

七、致谢和其他

那些对本文有贡献但不符合作者条件者放在致谢(acknowledgements)中,涉及具体个人时,需要征得书面同意。

利益冲突声明(conflicts of interest)也可放在该部分,或单独列在后面。当获得医药企业或其他来源的资助,可能影响到研究行为和研究结论时,应该声明。例如:研究经费由某医药企业提供,但企业不参加研究设计、资料收集、数据分析和结果解释。

若有基金资助(funding),应写明资助的来源和项目编号。

八、参考文献

依照其在文中出现的先后顺序用阿拉伯数字标出,尽量避免引用摘要、未公开发表文章及私下提供的个人信息作为参考文献,也不要把相关文献中的参考文献不经阅读而直接"转引"。参考文献中的作者,1~3名全部列出,3名以上只列前3名,后加",等"。外文期刊名称用缩写,以 Index Medicus 中的格式为准,中文期刊用全名。

【举例】

[1] 王小钦,陈子兴,陈书长,等. 成人骨髓增生异常综合征难治性贫血生存率和预后因素分析. 中华血液学杂志,2008,29(7):491-493.

[2] LI N,ZHAO G,WU W,et al. The Efficacy and Safety of Vitamin C for Iron Supplementation in Adult Patients With Iron Deficiency Anemia:A Randomized Clinical Trial. JAMA Netw Open. 2020;3(11):e2023644.

第二节 | 临床医学论文的报告规范和投稿要求

一、论文撰写报告规范

为规范撰写、提高报告质量,目前不同研究设计的论文均有相应的报告规范和指南。如随机对照试验的 CONSORT 声明,非随机干预研究的 TREND 规范,观察性研究的 STROBE 清单,病例报告的 CARE 标准,诊断试验评价的 STARD 标准,基于随机对照研究 meta 分析的 PRISMA 以及基于观察性研究 meta 分析的 MOOSE 等(可在相关网站获取,如 equator)。

CONSORT 声明(CON solidated Standards of Reporting Trials,CONSORT)为最早发布的报告规范,分为报告清单(表10-4)和受试者流程图(图10-1)两部分。清单共有25个条目,分别对题目、摘要、方法、结果和讨论等需要撰写的内容都提出了具体要求。在研究设计和论文写作之前应该认真阅读和理解,论文完成后也应检查是否都报告了这些内容。投稿时多数杂志要求作者逐条核对清单,并且标注报告的页码,说明是否均按照要求完成了相关的内容报告。CONSORT 声明尚有多种扩展版,如针对群组随机试验、非劣效和等效试验、非药物治疗、植物药干预以及实效性试验等均有相应 CONSORT 版本。

表 10-4　CONSORT 2010 对照检查清单（Checklist）

论文章节/主题	条目号	对照检查的条目	报告页码
文题和摘要			
	1a	文题能识别是随机临床试验	_____
	1b	结构式摘要,包括试验设计、方法、结果、结论几个部分(具体指导建议参见 "CONSORT for abstracts")	_____
引言			
背景和目的	2a	科学背景和对试验理由的解释	_____
	2b	具体目的和假设	_____
方法			
试验设计	3a	描述试验设计(如平行设计、析因设计),包括受试者分配入各组的比例	_____
	3b	试验开始后对试验方法所作的重要改变(如合格受试者的入选标准),并说明原因	_____
受试者	4a	受试者合格标准	_____
	4b	资料收集的场所和地点	_____
干预措施	5	描述各干预措施的具体细节、足以让他人能够重复,包括何时、何地、如何实施等	_____
结局指标	6a	完整准确说明预先设定的主要和次要结局指标,包括何时、如何测评	_____
	6b	试验开始后对结局指标是否有任何更改,并说明原因	_____
样本量	7a	如何确定样本量	_____
	7b	必要时,解释中期分析和试验中止原则	_____
随机方法			
序列的产生	8a	产生随机分配序列的方法	_____
	8b	随机方法的类型,任何限定的细节(区组如何划分、区组大小)	_____
分配隐藏机制	9	用于执行随机分配序列的机制(如隐匿按序编码的方法),描述干预措施分配之前为隐匿序列号所采取的步骤	_____
实施	10	谁产生随机分配序列,谁招募受试者,谁给受试者分配干预措施	_____
盲法	11a	倘若实施了盲法,如何实施及具体施盲对象(如受试者、医护提供者、结局评估者)	_____
	11b	如有必要,描述干预措施的相似之处	_____
统计学方法	12a	用于比较主要和次要结局指标的统计学方法	_____
	12b	附加分析的方法,诸如亚组分析和校正分析	_____
结果			
受试者流程(强烈推荐流程图)	13a	随机分配到各组的例数,接受已分配治疗的例数,以及纳入主要结局分析的例数	_____
	13b	随机分组后,各组脱落和被剔除的例数,并说明原因	_____
招募受试者	14a	招募期和随访时间的长短,并说明具体日期	_____
	14b	试验中断或停止的原因	_____

续表

论文章节/主题	条目号	对照检查的条目	报告页码
基线资料	15	用一张表格列出每组受试者的基线数据,包括人口学资料和临床特征	_____
纳入分析的例数	16	各组纳入每一种分析的受试者数目(分母),以及是否意向性分析	_____
结局和估计值	17a	各组每一项主要和次要结局指标的结果,效应估计值及其精确性(如95%置信区间)	_____
	17b	对于二分类结局,建议同时提供相对效应值和绝对效应值	_____
辅助分析	18	其他分析结果,包括亚组分析和校正分析中,哪些是预设的,哪些是探索性分析	_____
危害	19	各组出现的所有严重危害或意外效果(具体指导建议参见"CONSORT for harms")	_____
讨论			
局限性	20	试验的局限性,报告潜在偏倚和不精确的原因,以及出现多种分析结果的原因(若存在该种情况)	_____
可推广性	21	试验结果可推广性(外部可靠性,实用性)	_____
解释	22	与结果相对应的解释,权衡试验结果的利弊,并且考虑其他相关证据	_____
其他信息			
试验注册	23	临床试验注册号和注册机构名称	_____
试验方案	24	若有,何处可以获取完整的试验方案	_____
资助	25	资助和其他支持(如提供药品)的来源,资助者角色及作用的说明	_____

二、论文投稿要求

论文投稿前应仔细阅读各个杂志的投稿须知,按其格式要求、网上在线投稿。目前国际上大多数杂志采用国际医学期刊编辑委员会(ICMJE)制定的生物医学期刊投稿须知,主要包括3个方面:①与研究实施和报告相关的伦理问题,如临床试验注册、伦理委员会、知情同意书、利益冲突声明等;②与在生物医学期刊发表论文相关的出版和编辑问题,如发表阴性结果的义务、重复发表、一稿多投、电子版等问题;③文稿准备与投稿的技术问题,如文章格式、参考文献格式、图表、统计要求等。

投稿国外杂志时需要按照稿约规定,先注册、后投稿,依次准备下列材料:

1. 给编辑的信 Cover letter
2. 题目页 Title page
3. 摘要和关键词 Abstract and key words
4. 引言 Introduction
5. 材料和方法 Materials and methods
6. 结果 Results
7. 讨论 Discussion
8. 致谢 Acknowledgments
9. 参考文献 References
10. 表格 Tables
11. 图 Figures

12. 图注 Legends for figures

给编辑的信即投稿信,主要说明该文的题目和创新点,是首次发表、还是再次发表或已将某一部分投稿他处。注明稿件属于何种文章类型。声明可能导致利益冲突的经济关系或其他事宜。写明推荐审稿人或需回避的审稿人。说明原稿已征得所有作者同意且均符合作者资格,以及是否愿意支付版面费用等。

题目页包括论文题目,所有作者的姓名和所在单位,有些杂志希望提供作者的最高学历。通信作者包括姓名、通信地址、电话、传真号码、E-mail 地址。资助基金、药物、仪器和其他资助的来源、项目名称等。

提供页头题目(running head),有些杂志在页头或页脚需要作者提供精练概括主要内容或研究方向的小题目,小于 40 个字符(包括字母和空格);同时提供全文(不包括摘要、致谢、图的注解和参考文献)的字数,注明文中图表数量。

图表一般放在参考文献后面,单独成页,图注附在图后,也要单独成页。文字用 12 号字体,用双倍行距。

所有临床研究均要通过伦理审查,方能开展。干预性临床试验需要提前注册,在投稿和发表时需要提供相关信息。

投稿后将会收到同行评议,一般有 3~5 位专家的评审意见,需要逐条认真回答每位专家的问题并进行修改,在答编辑信中说明已经修改的内容有哪些,并在论文中用不同颜色标明修改内容、保留修改痕迹。倘若不认可评审专家的意见,可在申诉信中说明不修改的理由,并附上参考文献或支撑资料。

(王小钦)

本章思维导图　　　　　　本章目标测试

第十一章 | 病因危险因素研究与循证实践

本章要点

1. 查明疾病的病因或危险因素,对于人群疾病控制有着重要意义。

2. 病因证实是一个严密的逻辑推理过程,要注意推导逻辑与流行病学方法学的有机结合,得出客观可信的结论。

3. 病因证据用于人群,要注意证据的真实性、重要性和适用性。

疾病三级预防中的第一级预防即为病因预防,指在疾病尚未发生时针对病因(cause of disease)或危险因素(risk factor)采取阻断措施,降低有害暴露水平,以预防疾病发生或降低疾病发生概率。鉴于病因或危险因素发现的至关重要性,基础、临床和预防医学各学科专家都致力于疾病病因研究,研究方法、手段,考虑问题的角度等有所不同,甚至对病因理解及判断病因的标准也不完全一致。

学习了解病因问题的概念、方法、再评价对于临床医生进行临床决策具有重要意义,对于疾病预防和控制的政策制定、方案施行也具有较强的指导价值。本章将围绕病因和危险因素的基本概念、主要研究方法、病因证据评价以及开展循证病因实践等加以详细阐述。

第一节 | 病因危险因素研究的概述

病因学研究就是探索疾病发生的原因及相关因素间的相互效应以及各因素对疾病发生、发展的影响。病因学研究先后经历了从单一病因论到多病因论,由机械决定论到概率论的发展过程。病因学研究属于因果关系研究,因此任何与疾病有关联的暴露因素都必须在结局发生之前存在,但发生在疾病之前的暴露却未必都是病因。

一、病因与危险因素研究意义

病因学研究是正确认识疾病发生发展机制和流行规律的基础,也是正确诊断、有效防治的关键。病因学研究的意义包括:

1. 有助于疾病预防。在病因学研究基础上,通过让人群及时了解疾病的病因和危险因素,改变行为生活方式,可在人群层面上预防和减少疾病的发生。

2. 有助于疾病的临床诊断与治疗。通过病因学研究弄清病因,掌握其发病机制和转归,探明可能致病的直接病因和危险因素,可以帮助医生对患者进行正确地诊断,对因治疗,精准施治,从而获得好的疗效。

二、病因与危险因素

(一)疾病病因概念的发展

公元前5世纪,中国古代哲学思想中衍生出了阴阳五行学说:金、木、水、火、土,这一学说被后人用来去解释人体生理现象和病理变化的规律,即疾病的发生与外环境的物质(金、木、水、火、土)有关,从而产生了朴素唯物主义的病因观。同一时期西方也出现了类似的观点。Hippocrates 在 "Airs, waters and place" 著作中提出,疾病的发生与水源、土壤及风等因素有关,夏季常见脾大、发热及腹泻,冬季多见生痰及喉咙嘶哑。19 世纪上半叶,Sydenham 等在"瘴气学说(miasma theory)"提出,不洁的水和土壤里散发出来的污浊之气(瘴气)是使人发病的原因,应设法清除贫民窟和其他不卫生的地方的"瘴气"以减少疾病。由此可见,古代到近现代的国内外医者都注意到疾病是与环境密切相关的。

近代以来,病因理论得到长足发展,从单一病因论,到多病因论和概率论因果观等。

1. **单一病因论**　意大利 Fracastoro(1479—1553)最早提出特异的疾病与特异的"传染物"有关,拉开了特异病因论的序幕。随着疾病微生物理论的发展,19 世纪 Henle 和他的学生 Koch 提出了"推断致病微生物导致特异性疾病"的 Henle Koch 法则,奠定了人类病因学研究的理论基础。该法则共有 4 条:①病原微生物必然存在于患病动物体内,而在健康动物体内不应出现;②从患病动物分离得到的病原微生物可以做纯培养;③将分离出的纯培养物人工接种易感动物,会出现该疾病所特有的症状;④从人工接种的被感染的动物体内可再次分离出性状与原有病原微生物相同的纯培养物。Koch 于 1876 年证明炭疽病符合这一标准,随后在许多传染性疾病中也得到了证实。

尽管该标准有些绝对化,但却是人们在病因学认识方面的伟大进步,即病原微生物是传染病的必要病因,而且每种传染病都有各自特异的病原微生物。随着 19 世纪末期微生物学的出现和发展,逐渐形成了疾病单一病因论的"特异病因学说",即每一种疾病必定是某一种特异的病原物所致。但该学说无法解释复杂的病因效应,因为即使是单一的病因,也可引起多种疾病,更不用说绝大多数疾病的发生是包括社会、环境等多种因素共同作用的结果。因此,单一病因论存在明显的局限性。

2. **多病因论**　在长期疾病防治实践中,人们逐渐发现疾病的产生并不完全依赖特异的病原物,还和环境及人体自身的多种因素有关。如在一些非传染性疾病的病因学研究中发现,一种疾病的发生往往是多种因素共同作用的结果,多种致病因素同时存在的危害往往要比单一因素更为严重。即使是传染性疾病,也是多种因素共同作用的结果。如肺结核病的发生除了需要有结核分枝杆菌的存在,个体的遗传易感性、营养状况、情绪状况、居住环境等因素均与肺结核病的发生有关。再比如在冠心病多病因交互效应研究中,以单纯的收缩压水平为基础,分别与血清胆固醇/高密度脂蛋白浓度比、糖尿病史、吸烟以及左心室肥厚(心电图)等多种危险因素联合观测 5 年以上,探讨这些因素对 55 岁男性发生冠心病的结果(发病率)(图 11-1),发现具有 5 项危险因素者发生冠心病的危险性为正常者的 21.5 倍,具有 2 种危险因素者也达 6~10 倍。

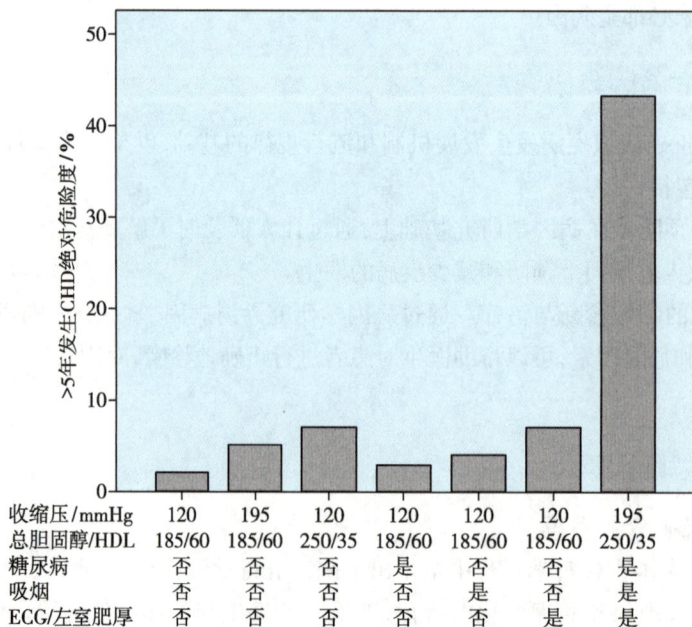

图 11-1　冠心病的多病因交互效应图

注:引自 circulation:1991;83:357-363

3. 概率论因果观　人类对因果关系的认识一直处于发展之中。从古希腊学者亚里士多德（Aristotle）提出四因说，到近代培根（Bacon）和休谟（Hume）提出决定论的因果观和经验论的因果观，其间走过了一个漫长的历程。然而上述因果观仍难以很好阐释生命现象中的因果关系。现代科学产生了概率论的因果观或称广义因果定律（law of causation）。概率论的因果观认为原因就是使结果发生概率升高的事件或特征，即一定的原因可能导致一定的结果。该观点为解释生命科学中的因果关系奠定了理论基础。

Lilifield 从概率论的因果观层面阐述了流行病学的病因概念：即"那些能使人群中发病概率升高的因素就可以认为是病因，当其中的一个或多个因子不存在时，人群中疾病频率就会下降"。因此，流行病学的病因观是符合概率论因果观的，流行病学层面的病因一般称之为危险因素（risk factor），这无疑又体现了多病因论的思想，冲破了单病因论的束缚。概率论因果观的病因学定义不仅具有病因学理论上的科学性和合理性，而且具有重要的公共卫生学意义。

（二）病因模型

在病因概念发展历程中，由于对疾病病因的因果关系的不同理解或各有侧重，出现了多种类型的病因模型，其中具有代表性的包括生态学模型、疾病因素模型和病因网络模型。

1. 生态学模型　该类模型将机体与环境作为一个整体来考虑。常见的有流行病学三角模型（又称病因-宿主-环境模型）和轮状模型，该类模型给出了寻找病因的分类大框架，模型简明、整体性强。

（1）流行病学三角模型（epidemiologic triangle model）：流行病学三角模型表达了疾病的发生是由病因、宿主和环境三要素综合作用的结果。三要素各占等边三角形的一个角，当三者处于平衡状态，表现为健康；若某个因素发生变化，三者失去平衡，则引起疾病。

在病因学研究中，尤其是传染病病因学研究，流行病学三角模型得到了广泛的认同。该模型（图11-2）认为疾病的发生必须有病原物（病因）、机体（宿主）及环境三个要素的协同作用，任何一个因素的变化都会改变疾病发生的概率。在工业革命以前疾病谱呈现以传染病为主的特征，因此，三角模型特别强调病原体的作用，将其从环境因素中分离出来，单列为流行病学三角中的一个重要部分。

随着社会进步和科学发展，疾病谱已发生了很大变化，在以慢性非传染性疾病为主的今天，疾病的发生可能与社会经济、精神心理等多种因素有关，这些因素间的相互关系远非三角模型所能涵盖。即使对于传染性疾病，流行病学专家也更倾向于将病原微生物纳入到环境因素中，从而可以更全面地反映各因素之间的相互作用。

（2）轮状模型（wheel model）：1973年Susser提出了疾病病因的轮状模型用以表示机体（宿主）与环境的关系，轮状模型是把环境和宿主作为一个整体，宿主处于环境之中，类似轮状（图11-3）。轮状模型以宿主为轮轴，模型由外环和内环两部分组成，外环指的是环境，包括生物、理化和社会环境；内环指的是机体，包括人的自然特征（如年龄、性别）、营养状况、免疫力、内分泌水平和遗传等，其核心是遗传基因。外环生物环境包括病毒、细菌等各种病原微生物和作为食物、制药原料的动植物等；理化环境包括气候、水、大气、土壤、光、辐射和各种化学物质如农药、杀虫剂和职业污染物等；社会环境包括社会经济水平、文化水平、政治制度、职业、居住条件、精神因素、个人行为方式等。轮状模型各部分的相对大小随不同疾病而有所变化。

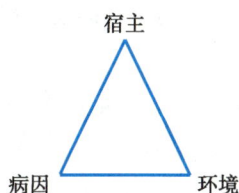

图 11-2　流行病学三角模式　　　图 11-3　病因轮状模式

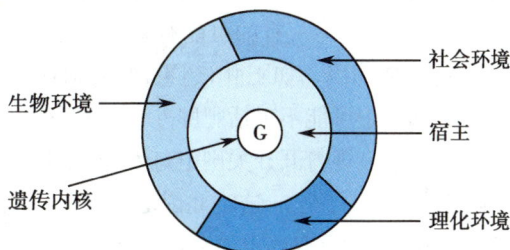

2. 疾病因素模型　该模型在病因分类上具有较强的临床实践指导意义。该模型将病因因素分为两个层次：疾病发生机制的近因和与疾病发生相关联的远因（图 11-4）。远因包括社会经济、生物学、环境、心理、行为和卫生保健因素。基础或临床医学的病因一般是指发病机制的近因，而临床流行病学的病因学研究则强调以临床为基础，兼顾近因与远因。

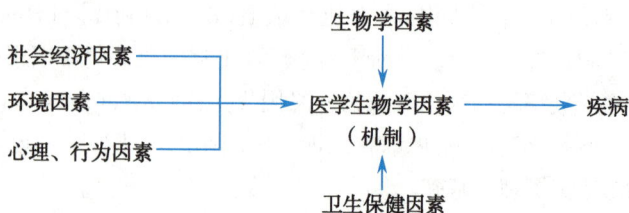

图 11-4　疾病因素模型

3. 病因链与病因网络模型　1970 年 MacMahon 等提出了病因作用的网络模型，即疾病的病因因素按时间顺序连接起来构成病因链（chain of causation），多个病因链交错连接构成病因网（web of causation），呈现了因果关系的完整路径。MacMahon 等指出，任何结果都不是由单一的孤立原因所致，而是各种因素互相交错，各种因素又各有其前因后果，其复杂程度远超我们的想象。例如，肝癌的病因网可能是由乙型肝炎病毒感染、饮用沟塘水、食用黄曲霉毒素污染的食物、遗传倾向和过量摄入乙醇等多条病因链交错构成，其中每条病因链又由多个环节连接构成，如饮用沟塘水可能是由于水中的藻类毒素引起了肝细胞恶变。

病因网络模型的优点是表示直观、具体，为病因阐述提供了依据，具有较强的临床指导价值，但其分析的技术难度较大。

三、病因分类

随着病因学研究不断深入，已发现越来越多的疾病是多病因性的，而且存在一病多因、一因多病和多因多病等复杂情况。多病因学说已被医学界所接受，按照病因与疾病间的作用方式、作用程度及传统哲学观点，病因常见分类方法有：

1. 必要病因与充分病因　按照传统哲学观点，凡是效应都有"必要条件"和"充分条件"之分，因而任何疾病的发生也都有相应的必要病因和充分病因。

必要病因（necessary cause）是指相应疾病发生以前，必定（概率为 100%）有该因素存在。倘若缺乏该因素即不会引起某疾病，则该因素为该病的必要病因。如结核分枝杆菌感染就是结核病的必要病因，无结核分枝杆菌感染就不会发生结核病。绝大多数传染性疾病、职业病等都有一个比较明确的必要病因，而大多数慢性非传染性疾病目前尚未发现它们的必要病因。鉴于大多数慢性非传染性疾病是多因性的，此类疾病是否存在必要病因仍待探究。

充分病因（sufficient cause）是指若有该病因存在，某疾病必定（概率是 100%）会发生。对充分病因的理解应注意三点：①对大多数疾病而言，充分病因不是一个，而是一组因素集合（组分病因）。如结核分枝杆菌感染是结核病的必要病因，但并不是充分病因，因为大多数结核分枝杆菌感染者因自身抵抗力强而不发生结核病；只有在机体特异性和非特异性抵抗力显著降低的特定对象中，结核分枝杆菌感染才会成为结核病的一个充分病因。②对于大多数疾病而言，其充分病因目前仍未明了，一般只证实或初步证实充分病因中的个别或几个因素。③对于大多数慢性非传染性疾病来说，目前认为其充分病因（组分病因）不止一个，有的可能有多个充分病因，各充分病因的组成因素可能不同，因而这些疾病就可能没有必要病因。如肥胖（超重）是高血压的一个"病因"，但有的高血压患者并不超重，提示高血压的充分病因中可能不包括肥胖。

在日常生活中人们发现打开开关则电灯发光，于是便认为电灯开关是"因"，电灯发光是"果"，只要启动因，则必然获得果（灯亮）。这时此因对其果来说是必要而且充分的原因。但在电灯开关与电灯发亮的因果关系中，实际上有些重要因素被省略了，例如电线、灯泡、灯头、电流等，这些环节的任何一个都与开关同样重要，任何一个环节的缺少都会影响结果的产生。因此可以认为，任何结果的出现必然是由一组作用协调的因素共同作用,这就是充分病因。所以"充分病因"可以定义为:一组必然导致疾病最低限度的状态或事件。这里的"最低限度"是指状态或事件的任何部分均是不可少的。这些组成充分病因必不可少的部分称为组分病因或成分病因(component causes)。

2. 直接病因与间接病因 基于病因链和病因网络模型,引起疾病的诸多因素有时按顺序起作用,即病因1导致病因2,最终导致疾病。可简要表示为:病因1→病因2→疾病。这里的病因2称为直接病因(direct causes),病因1称为间接病因(indirect causes)。直接病因是指只有该因素作用于人体才能够引起发病,对应于上述疾病因素模型中的近因。例如乙型肝炎病毒是乙型肝炎的直接病因;结核分枝杆菌是结核病的直接病因。间接病因实际上反映了引起疾病的阶段性或中间性过程,指可促成和加速疾病发生的某些因素,其存在与疾病发生间接关联,对应于疾病因素模型中的远因。如营养不良、居住条件差、机体免疫力低下、社会经济环境恶化等都可能增加疾病的易感性,这些因素被称为间接病因。

以世界卫生组织(WHO)2005年提出的主要慢性病的病因链(图11-5)为例,高血压、高血糖、血脂异常和超重/肥胖这些因素就是所谓的直接病因或近因,在病因链上距离疾病结局近,病因学意义相对明确。但要注意:越靠近疾病结局近端的因素,涉及的人群面越窄,预防的机会越少。而从个体层面来看,不合理膳食及过多的能量摄入、体力活动少、吸烟则是上述直接病因共有的、最重要、可干预的危险因素,有效干预这三种危险因素可预防80%心血管疾病、2型糖尿病以及40%的肿瘤;再往病因链更远端看,还有"病因的原因",即社会经济、文化、政治和环境因素,称之为"健康社会决定因素"(social determinants of health,SDH)。此类远端影响因素作为间接病因,与疾病的因果机制可能不那么明确与直接,但涉及人群面广,预防机会大,及时阻断这些因素可降低总疾病负担。这些关于病因的认识和探讨势必会对疾病防治策略的调整产生深远的影响。

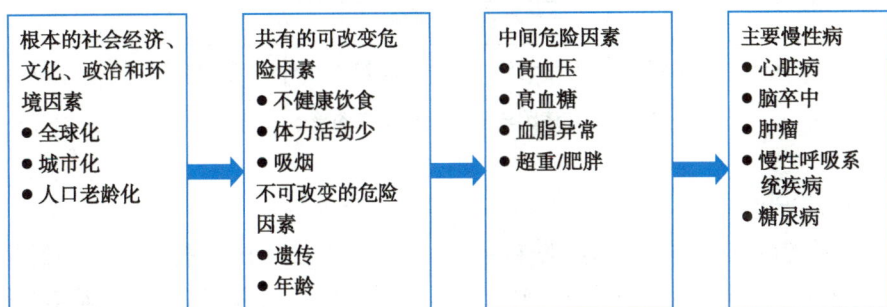

图 11-5 主要慢性病病因链

3. 危险因素 目前慢性非传染性疾病已成为危害人类健康的主要疾病,慢性疾病由于发病比较隐匿,病程缓慢,病因复杂,从单一的患病个体去研究疾病病因十分困难。因此,需要以相应群体作为研究对象对有关的发病因素进行宏观分析,因而提出了危险因素这一概念。如前所述,一般将流行病学层次的病因称为危险因素,它是指疾病的发生与该因素有一定的因果关系,且消除该因素时,疾病发生概率也随之下降,但尚无可靠的证据能够证明该因素参与致病。在病因学研究中,将这类与疾病发生有关的因素称为危险因素。

四、疾病自然史对病因学研究的意义

疾病自然史是指在不给予任何治疗和干预措施的情况下,疾病从发生、发展到结局的整个过程。疾病的自然史包括四个时期,生物学发病期(biologic onset)、亚临床期(subclinical stage)、临床期(clinical stage)、结局(outcome)。不同疾病其自然史差异很大,各期经历的时间长短及其表现千差万别。了解疾病自然史对病因学研究有重要意义,主要表现在以下两个方面。

(一)避免临床早期病例作为病因学的研究对象
为保证病因学研究结果的真实可靠,应避免将处于生物学发病期和亚临床期病例作为"非患者组"纳入而造成选择偏倚（错分偏倚）。这就要求在选择研究对象时，采用高敏感度的诊断试验，以发现处于生物学反应期和亚临床期的病例，避免误纳早期患者而影响对真实病因的分析判断。

（二）确定有效的随访期、防止产生假阴性结果

慢性病发病后的自然病史往往有一个较长的时间过程，其中生物学发病期和亚临床期经历的时间往往也比较长。而在病因学的研究中，从暴露于可能致病因素之后到出现临床表现，需要一个时间上的效应过程，故应设计合适的致病效应观测期。若观测期短，可能有些病例处于生物学发病期或亚临床期而未能被确诊，因"假阴性"结果而被漏诊，从而影响研究结果的真实性。根据疾病自然史确定合理的随访期，并采用特异度和敏感度高的诊断试验方法，有助于早期或不典型病例的确诊。

第二节 ｜ 病因危险因素研究的过程与方法

病因与危险因素作为重要的临床问题之一，可根据对疾病的认识和掌握资料的程度循序渐进、分阶段进行研究（图 11-6）。

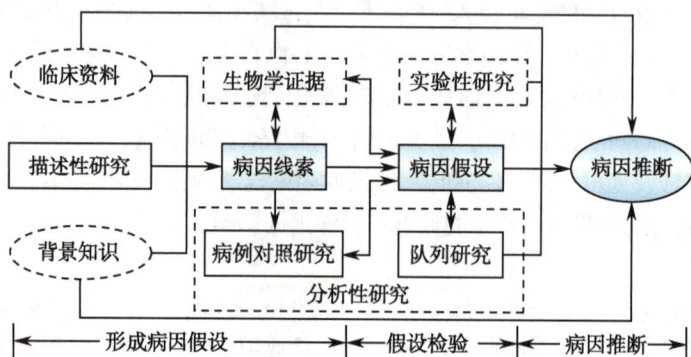

图 11-6　病因与危险因素研究的基本过程

一、提出病因假设

某种疾病倘若病因不明，会为正确诊断和有效防治带来很大的困难，需要对该疾病的发病原因进行研究。在临床实践或人群流行病学研究中，当发生了某种疾病，需要尽快根据其基本背景知识、流行病学史、临床体征、相关的实验室或特殊的检查资料建立病因假设，并尽快开展验证研究。

（一）发现病因线索

在临床实践中，可通过病例报告、病例系列分析、监测数据、横断面调查等方法，结合可利用的临床资料和背景信息，通过描述和分析，发现病因线索。

如 1957 年沙利度胺（又称反应停）首次在联邦德国上市，并很快销售到 46 个国家和地区。1960 年欧洲地区的新生儿畸形比率异常升高，这些婴儿四肢未发育或发育不全，或手脚比正常人短，形同海豹的肢体，因此被称为"海豹畸形儿"。一年后澳大利亚产科医生 William McBride 首次发现他们医院 4 例海豹畸形儿的母亲均有服用沙利度胺史，提出反应停可能是婴儿畸形的病因线索。

（二）提出病因假设

假设是科学研究中一种广泛应用的方法，它是根据已知的科学原理和科学事实，对未知的自然现象及其规律所给出的假定性说明或推测性解释。对于原因不明的疾病，提出病因假设是关键的一步。

对不明病因疾病进行病因学研究，首先必须面对被研究的疾病，依据它在人群中的分布特点、临床表现、病理损害的定位及其损害的程度，以及现有水平的各种化验、检查结果，作出一系列的排除诊断，进而在检索相关文献、系统综合分析的基础上，提出可能的"病因假设"。上例"反应停"事件研究，有人研究了 34 个案例均未发现家族史，但发现孕期均有服用反应停药物史，提出短肢畸形儿可能与从胚胎期到发病期的反应停暴露史有关的假设。

（三）形成病因假设的逻辑方法

假设形成过程中常用的逻辑方法主要是归纳演绎法,这对于病因研究的因果假设有重要理论和实际指导价值。

1. **归纳法(Mill 准则)**　哲学家 JS Mill 1856 年在他所著《逻辑系统》中的科学实验四法常被用于分析流行病学研究中形成假设、设计研究方案和进行病因推断。后在科学实验四法基础上将同异并用法单列,发展为科学实验五法。

（1）求同法(method of agreement):又称契合法或"异中求同法",指对不同的事件或事物找出它们的共同点——共性。如在反应停事件新生儿短肢畸形病例对照研究中,新生儿短肢畸形病例组的母亲在孕期都有或几乎都有反应停药物史;队列研究中,有反应停药物暴露者其新生儿短肢畸形发病率较高,提示孕期服用反应停药物可能是新生儿发生短肢畸形的危险因素。

（2）求异法(method of difference):又称差异法或"同中求异法",指在相似的事件或事物之间找不同点。仍以反应停事件研究为例,在病例对照研究中,对照组多数未服用反应停药物;在队列研究中,未服用反应停药物(非暴露)组的新生儿短肢畸形发病率低于服用反应停药物(暴露)组的发病率,提示两组与新生儿短肢畸形发生有关的差异之一是有无暴露于服用反应停药物。

（3）同异并用法(joint method of agreement and difference):求同法和求异法并用,相当于同一研究中设有比较组,控制干扰因素。同异并用法是比较性研究(有对照组)设计的逻辑学基础。如孕早期服用反应停药物的新生儿短肢畸形发病率增加,反应停药物销售率同新生儿短肢畸形发生率趋势一致,这是求同;在反应停药物未上市的国家地区中基本无相关病例,这是求异。因此提出反应停药物可能进入胎盘屏障从而出现致畸作用。

（4）共变法(method of concomitant variation):可以看成是求同法的特例。指研究因素的暴露程度不同时,疾病发生频率也发生相应的变动。如在反应停药物使用率不同的地区中,使用率越高的地区短肢畸形发病率也越高,支持反应停是新生儿短肢畸形的病因假设。

（5）剩余法(method of residues):可看成求异法的特例,指当人们已知某复合结局事件(A、B、C)的有关暴露因素在特定的范围(a、b、c),通过事先的归纳又知道 b→B,c→C,那么剩余的 a 必定→A。剩余法就像算术中的减法,即在一组复杂的现象中把已知联系的现象去掉,探寻其他(剩余)现象的联系。如在反应停药物导致新生儿出现短肢畸形的病因研究中,短肢畸形发病率除去了遗传、病毒、孕期 X 线、清洁剂、避孕药等因素,未能解释部分可能归因于暴露因素范围内"剩余"因素,如集中出现的病例在孕期服用了反应停药物。

需要注意的是:Mill 准则对列出病因假设清单并不能提供指导,倘若病因假设清单中未覆盖真实的病因,Mill 准则就无能为力,甚至要寻找的"那个"因素是否在清单内也无定论。

2. **演绎法**　演绎是从一般到个别的推理。它是根据已知的规律来推论未知事物的方法,故又称类推法。假设形成后,假设演绎法同检验假设一起进行分析性研究。

例如,在新生儿短肢畸形高发的欧洲地区,长期流行病学调查表明短肢畸形病例发生与孕期服用反应停药物有关,生态学研究也发现反应停药物的销售量曲线趋势与短肢畸形病例数的时间分布一致,从而为后续开展分析性流行病学研究提供了线索并形成了相应的工作假设。这一假设形成的原理本质上是假设演绎法(hypothesis deduction method)。整个推论过程为:从假设演绎推出具体的证据,然后用观察或实验验证这个证据。如果证据成立,则支持假设的成立。从逻辑上看,反推是归纳性的。从一个假设可推出多个具体证据,证实的具体证据越多,或证据的条件越多种多样,则归纳支持这个假设的概率越大。如果由假设演绎出来的具体证据不成立,并不能简单地否定假设,还需考虑其他影响因素存在。

二、验证病因假设

（一）验证病因假设

提出病因假设后,可以采用病例-对照研究进行可疑病因的筛选,形成初步病因假设,并收集支持假设的生物学证据,强化形成的病因假设。例如,William McBride 在提出病因假设后,将 50 例短肢畸形新生儿作为病例组,以同期入院 90 例无短肢畸形者作为对照组,采取非匹配病例对照研究,基于同异并用法原则,发现孕期服用反应停药物与新生儿短肢畸形有关。

(二)验证假设的注意事项

1. 假设验证需进一步深化　假设是否正确,需要进一步采用队列研究、试验性研究,以及实验病因学研究对病因假设进行验证。如果是证实了假设,应该进行全面研究,以探索在哪些条件下符合、哪些条件下不符合,明确该假设的适用范围和局限性,深入研究内在联系,找出规律与机制,争取由假设上升到理性认识并指导工作实践。

2. 假设验证的结果应正确对待　对于科学发展来言,证实和证伪都具有重要意义。没有证实,不能肯定正确的假设;没有证伪,也不能否定错误的假设。因此,对于任何假设的验证结果,应持科学态度,实事求是、具体分析。一般而言,凡实验结果或观察到的现象与假设截然相反,或面对检验结果即使补充假设也无法自圆其说时,则应当放弃原有假设;如果出现虽屡遭失败,但检验结果并不能否定假设的核心,或虽难以证实,但无直接否定假设的证据时,则不应随便放弃原假设,仍应从不同的角度或侧面,对其进行检验。

3. 验证假设切忌主观偏倚　对于任何研究的假设无非有三种情况,第一为通过验证,被确认为真理;第二是受有关偏倚、混杂因素的影响得出虚假的因果联系;第三则为非科学的行为导致错误的因果联系。在病因学研究检验假设时,应避免或防止出现第二、三种情况。英国生理学家 Thomas Huxley 曾经说过:"我要做的是让我的愿望符合事实,而不是试图让事实与我的愿望契合。要像一个小学生那样坐在事实面前,准备放弃一切先入之见,恭恭敬敬地按照大自然指的路走,否则,就将一无所得"。只有与事实相符的假设,才有可能发展成为理论,进而促进科学的发展。

三、验证病因/危险因素假设的主要研究方法

对于病因/危险因素不明的疾病,从背景知识或临床或流行病学的角度,发现病因线索并提出病因的假设,也许这种假设已存在一些有说服力的证据,但都不能肯定或否定真正的病因,因此,必须通过科学的分析性或试验性研究方可获得病因学的真实结论。

验证病因/危险因素假设的常用研究方法有病例对照研究、队列研究和随机对照试验,三种方法对病因的论证强度呈递增关系,但可行性呈递减关系。

(一)病例对照研究

病例对照研究(case-control study)是以确诊的患有某病的患者作为病例组,选择可比的未患该病的人群作为对照组,比较研究因素的组间差异、探讨因果关联的观察性研究方法。病例对照研究是分析流行病学中最基本的研究类型之一,性质上属于回顾性研究。由于病例对照研究是从"果"到"因"的回顾性研究,且存在未知的混杂因素,论证强度相对较低。

例如:为探讨新生儿短肢畸形与母亲在妊娠第 4～8 周服用反应停药物的关系,研究者通过调查获得 50 例短肢畸形新生儿作为病例,以同期入院的 90 例无短肢畸形者作为对照,采取非匹配设计的病例对照研究,结果见表 11-1。

表 11-1　母亲服用反应停药物与新生儿短肢畸形关系的病例对照研究

母亲孕期服用反应停药物	病例组	对照组	合计
有	12(a)	2(b)	14
无	38(c)	88(d)	126
合计	50	90	140

结果显示孕期服用反应停药物与短肢畸形有关,$OR=(12\times88)/(2\times38)=13.89$。

（二）队列研究

队列研究（cohort study）是在特定人群中按照目前或过去是否暴露于某待研究因素，自然分为暴露与非暴露组，随访观察一段时间后，比较目标疾病的发病率、验证因果关联的观察性研究方法。队列研究符合先因后果的时间顺序，可以确定暴露与疾病的因果关系，是一种重要的、可行性良好的验证病因/危险因素的研究方法，可以直接验证因果关联，具有较强论证强度。

例如：德国儿科医生 Lenz 博士对 1959—1961 年间这种短肢畸形儿的病因验证运用的就是队列研究，结果见表 11-2。

表 11-2　孕妇早期服用反应停药物致短肢畸形的队列研究

暴露	短肢畸形	无短肢畸形	合计	发生率/%
服用反应停药物	10（a）	14（b）	24	42
未服用反应停药物	51（c）	21 434（d）	21 485	0.24
合计	61	21 448	21 509	0.28

结果显示，孕妇早期服用反应停药物系新生儿短肢畸形发病的危险因素，相对危险度（RR）=$[a/(a+b)]/[c/(c+d)]$=175.53；归因危险度（AR）=42%–0.24%=41.76%；病因学分数（EF）=（RR–1）/RR=0.99；NNH=1/AR=2.39。

其中，NNH（number needed to harm，害-需暴露人数），NNH=2.39 表示孕妇服用反应停药物 3 年中每 2.39 人就发生 1 例短肢畸形儿。

（三）随机对照试验

随机对照试验（randomized controlled trial）是将研究对象随机分成试验组和对照组，分别施加试验措施和对照措施，并追踪随访两组目标结局的干预性研究方法。随机对照试验是一种人为施加干预因素，并且控制研究条件的前瞻性的研究方法，比较给予不同干预因素后试验组与对照组的结局，借以判断干预因素对结局的影响，可以证实病因假设，是病因论证强度最高的研究方法。除随机对照试验（RCT）外，也可采用非随机试验的设计模式。例如：鉴于服用反应停药物后短肢畸形儿临床报告越来越多，反应停药物于 1961 年 11 月底被召回。基于当时药品销售期和畸形胎儿病例出生数量的时间分布图发现：反应停的销售总量曲线的峰时（1959 年年底—1960 年年初）与短肢畸形胎儿病例出生曲线的峰时（1960 年年底—1961 年年初）间隔恰好为一个孕期，而停止销售反应停 10 个月后，短肢畸形胎儿也不再出现，时间间隔也是一个完整孕期，因此，可证实反应停药物与畸形胎儿的因果关系。

然而多数情况下，随机对照试验并不适合病因学研究，将某种致病因素和危险因素施加于人体不符合伦理要求。但在某些特定的条件下，随机对照试验也可以用于病因学因果效应研究。应用的前提是：尚无充分证据证明某种可能致病因素对人体有危害，但又不能排除它与疾病的发生有关。一旦证明该因素对人体有害，就不再允许进行随机对照试验。

（四）实验病因学研究

实验病因学研究是指从微观的角度去检验病因，借助生化实验、分子生物学实验、微生物学实验、动物实验等基础研究，阐述病因的作用机制，为验证病因假设提供生物学证据，这对于认识疾病的本质以及指导疾病的有效诊治具有重要价值。发病机制研究能进一步肯定病因假设，加深对病因和致病过程的理解；但由于基础医学中模拟的人体内环境或者是动物实验均不可能代替人体本身，因此，实验结果外推到人体需要谨慎。

四、病因学因果关联的统计学指标

用于病因学因果关联分析的常用指标有发病率、比值比、归因危险度及归因危险度百分比、相对危险度、NNH 等。其中：①发病率（incidence）为人群暴露于有关可疑病因或危险因素后，发病人数的占比。②比值比（odds ratio，OR）或优势比，主要指病例组中暴露人数与非暴露人数的比值与对照组中暴露人数与非暴露人数的比值之比，是病例对照研究中用来估计相对危险度的指标。③归因危险度（attributable risk，AR 或称绝对危险度 absolute risk，AR，又称率差 rate difference，RD）为暴露可疑病因组人群和非暴露可疑病因组的人群的发病率之差。④归因危险度百分比（attributable risk percent，ARP，AR%）或称病因学分数（etiologic fraction，EF），是指暴露人群中发病或死亡归因于暴露的部分占全部发病或死亡的百分比，即绝对危险度与暴露组发病率的比值。⑤NNH（number needed to harm，害 - 需暴露人数）指需要多少例人群接触致病因素后才出现一例发病，用 1/AR 值表示。NNH 是临床和卫生决策中十分有用且容易理解的指标。在疗效评价不良反应研究中，可称之为害 - 需治人数，其对应于 NNT（number needed to treat）。⑥相对危险度（relative risk，RR）为可疑病因暴露组的发病率与对照组的发病率之比，常用来表示暴露与疾病联系的强度，反映暴露的病因学意义大小。

上述各指标均可计算 95% 置信区间（95% CI）来反映指标的精确度高低，区间大说明精确度低，反之亦然。95% CI 不包含 1（或 0）时有统计学意义。是否存在因果关系，则需要结合关联大小、关联精度以及疾病情况和专业知识进行综合判定。

五、因果关联的注意事项

（一）设计阶段应避免选择偏倚

研究对象选择不当可能导致入选者与未入选者某些特征有系统差别而产生的误差称为选择偏倚。如病例对照研究常因非随机抽样而产生选择偏倚；基于医院选择的病例可能是特定病例群体，不能代表目标病例人群；诊断标准不明确或不具体的病例组内构成不一致等。最佳方法是随机抽样和连续性纳入，可避免人为的选择性偏倚对关联分析结果的影响。

（二）实施阶段要防止信息偏倚

调查病例组和非病例组的暴露史可能因采取不同的标准和收集手段导致信息偏倚。如调查孕妇的高血压病史，先兆子痫组孕妇能详细查阅病历记录，而正常孕妇组则通过口头询问提供资料，不同获取方式的资料可比性差，从而产生偏倚。此外，研究对象回忆模糊，或者有意或无意夸大或缩小暴露情况，不同组之间应答率不同，观测者结果判读的主观倾向等，均可导致信息偏倚。需统一资料收集方法，盲法收集，提高参与积极性、依从性，并尽量补救无应答偏倚。

（三）分析阶段需防止混杂偏倚

混杂（confounder）因素是干扰病因学因 - 果效应的重要偏倚，可歪曲研究结果而引起误导。例如：吸烟量越大、烟龄越长，致肺癌风险越高。同时年龄越大，癌症发生概率也越高，年龄既与烟龄烟量有关，也与肺癌发生有关，成为吸烟导致肺癌的混杂因素。为获得准确的吸烟与肺癌的因 - 果关系，应防止年龄干扰。常用办法是匹配病例组和对照组年龄、性别或统计学方法进行分层分析或多因素分析，以消除混杂因素的影响。

（四）注意关联的几种形式

1. **虚假关联**　在研究过程中存在偏倚混杂，可夸大或掩盖暴露因素与疾病之间的关联强度，导致结果失真，甚至出现完全虚假的关联。

2. **间接关联**　当排除虚假关联后，不一定说明暴露因素与疾病肯定存在因果关联。当两类毫不相关的事件，如两种疾病都与某因素有关联时，这两种疾病会呈现明显的统计学关联，这种关联称为间接关联。为了避免与间接因果关联混淆，也称其为继发关联（secondary association）。继发关联是由混杂偏倚引起的关联，即可疑的病因（暴露 A）与疾病 B 并不存在因果关联，但由于两者有共同的原因 C，因此观察到 A 和 B 与 C 均存在着关联。如有调查发现，有伤寒病史者的痢疾发生率明显比无伤寒病史者高，研究者进一步排除了虚假关联，提示伤寒病史（A）可能与以后发生痢疾（B）相关。基于现代医学理论，伤寒病史与痢疾发生无关，属继发关联，两者均受到卫生状况差及不良个人卫生习惯（C）的影响。

当暴露因素与疾病既存在直接关联，又存在间接（继发）关联时，混杂会干扰暴露与疾病直接因关联的程度或方向,歪曲关联估计值。例如,静脉吸毒与性乱都是人类免疫缺陷病毒(HIV)感染的危险因素,吸毒者倾向于发生性乱行为,即吸毒同 HIV 感染既存在直接关联,又存在间接关联。在这种情况下,需要控制性乱的影响,避免性乱对静脉吸毒与 HIV 感染的直接因果关联起混杂或歪曲作用。

3. 因果关联(causal association)　统计学关联是判断因果关联的前提,但只有部分统计学关联属于因果关联。因果关联有直接关联和间接关联之分,随着研究的深入,直接关联和间接关联可以相互转化,原来认为是直接病因的可以被后来的研究证明是间接病因。可以用因果关系判断标准(病因学研究评价原则)来推断所研究的因素是否为病因。因果关联的判断过程见图 11-7。

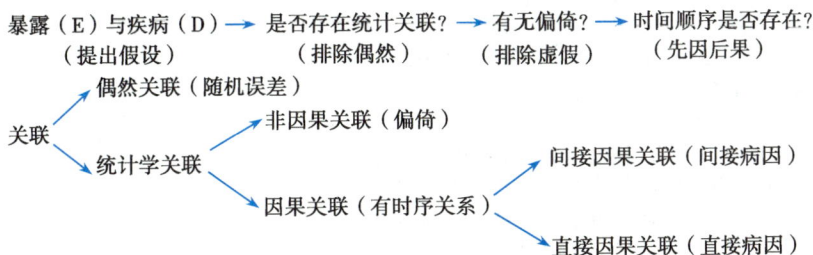

图 11-7　因果关联的判断进程

第三节 ｜ 病因危险因素研究的评价原则

病因与危险因素研究证据应用于临床实践时,应首选论证强度最高的系统综述(systematic review)。在应用于实践之前,需采用相关的方法学评价工具,如 CASP 清单,对其真实性、重要性和适用性进行评价,详见本书第七章。若无系统综述证据,则继续查找高质量的流行病学研究,相关病因危险因素研究结果能否明确病因、研究水平和价值如何,同样需要对其严格评价。病因学研究的评价原则(表 11-3),可作为因果关系推断的参考标准。

一、真实性评价

1. 是否采用了论证强度高的研究设计方案? 病因学研究方法不同,其因果关系论证强度各异。描述性研究一般用于提出病因假设,论证强度最弱。病例对照研究论证强度一般,队列研究论证强度较强,随机对照试验最强。

随机对照试验是以人为对象开展的真正临床试验,人为将研究对象置于不同暴露环境中,通过比较不同暴露组别的结局来判断暴露因素的致病效应,因果论证强度最高。但在健康人群中施加危险因素进行病因学试验,违背伦理原则、不可行,而去除可能的致病危险因素、进行干预性研究则可以尝试。倘若采用针对性措施阻断可能的致病危险因素或病因之后,能使目标疾病发生率下降或流行随之减少,对证实病因或危险因素的意义重大。

2. 暴露因素之外的其他暴露是否组间可比? 混杂因素可能已知、也可能未知,对病因研究结果影响颇大。因此,在拟探讨的致病因素之外,应注意是否存在混杂、混杂程度,是否采用了适当的控制或消除办法,如样本量足够、对组间重要潜在因素进行匹配、随机等均能有效降低混杂因素的影响。

3. 组间因果效应的测量方法是否一致? 在病因学研究中,对两组研究对象(暴露组与非暴露组)应采用同样的观察或调查方法、对暴露(不良反应)结果应使用相同的测量手段和指标。且应尽可能采用盲法来评价暴露结果,有利于防止测量偏倚或信息偏倚,使各项因果测试的方法、指标一致,增加可疑病因与疾病关联分析的真实性。

4. 随访观察时间是否足够长? 研究结果是否包括了所有随访病例? 任何致病因子引起人体发病都有一个致病的时间效应关系。急性及自然病程短的疾病则致病效应期短,如急性传染病;而慢性非传染性疾病则其致病效应期往往较长。因此,研究慢性非传染性疾病发病危险因素的致病效应时,需要足够时间才能观察到结果的发生,观察期过短会获得假阴性结果。另外,随访期间失访过多会影响研究结论的真实性(一般失访率应<20%),因为中途退出的研究对象可能在某些特征上有别于仍然留在研究中的研究对象,导致其结果不能真实反映客观事实。

表 11-3　病因学研究的评价原则

一、真实性评价
1. 是否采用了论证强度高的研究设计方案
2. 暴露因素之外的其他方面是否一致
 ● 包括 RCT、队列研究、病例对照研究
 ● 其他已知的预后因素是否一致或经过了调整
3. 各组有关因果效应的测量方法是否相同
 ● 有回忆性偏倚、调查偏倚吗
 ● 是否采用了盲法
4. 随访时间是否足够长? 研究结果包含了所有随访病例吗
 ● 随访不完全的原因
 ● 失访病例与未失访病例的危险因素是否相似
5. 是否有因果效应的时间先后顺序
 ● 暴露先于结果
6. 有剂量-反应关系吗
 ● 随着暴露剂量、持续时间增加,结果的危险性增加
7. 病因学研究的结果是否符合流行病学的规律
8. 病因致病的因果关系是否在不同的研究中反映出一致性
9. 病因致病效应和不良反应发生的生物学依据是否充分

二、重要性评价
1. 暴露与结果联系的强度如何
 ● *RR*、*OR* 或 *EF*、*NNH* 等
2. 危险估计的精确性如何
 ● 置信区间(95% CI)
3. 样本量是否足够

三、适用性评价
1. 你的患者与文献中的研究对象是否差别较大而不适用
2. 你的患者发生疾病/不良反应的危险性有多大
3. 确定你的患者喜好和希望解决的问题
4. 是否应终止接触暴露因素或更改治疗措施

5. 是否满足先因后果的时间顺序? 致病因素引起发病,必然是因在前,果在后,时序性是构成因果关系的基础。在评价某一病因或不良反应研究时,若能明确危险因素的出现早于疾病或不良反应的发生,则研究结果的真实性就高。对于实验性研究和队列研究,可以确定因果效应的时间顺序,而横断面研究和病例对照研究则很难确定因果效应的时序性。因此在确定病因致病的因果顺序时应选用敏感、特异的测量指标,制定明确的诊断标准,证明"病因"暴露早于疾病发生。

6. 是否存在剂量-效应关系? 剂量-效应关系是指暴露因素的剂量、程度与疾病发生的进展及程度存在显著相关关系。常见于化学性和物理性有害因素的损害作用,暴露剂量越大、暴露时间越长,累积剂量越大,致病效应越明显、损害越大。若能证明存在剂量-效应关系,则该因素使该疾病病因的可能性大大增加。

7. 病因学研究结果是否符合流行病学的规律? 病因学研究结果符合流行病学在致病因素、机体和环境等方面的宏观规律,并且可疑病因暴露的分布与疾病的地理分布、时间分布及人群间分布符合或基本符合,则病因成立的可能性更大。

8. 不同研究的结论是否一致? 对于某一疾病的病因,在不同地区、不同人群中采用不同的或者相似的研究方法,并采用相关评价指标进行的病因研究,所得到结论如果均一致,那么该病因致病的结论就较为可靠。基于 Mill 准则中的求同法则,结论是否一致是病因推断的重要依据。

如关于吸烟与肺癌关系的病因学研究,全球范围内已有众多病例对照研究和至少7次以上较大规模队列研究,均表明:肺癌与吸烟有很强的关联。可重复性能提高因果关联的信度。鉴于病因学研究过程较为复杂,在研究设计及实施过程中不同研究会有所变化,结论并非都能反映真正的因果关联,因此,一致性分析中要持谨慎的态度,权衡研究设计、实施过程及其结果的科学性。

9. 病因学效应的生物学依据是否充分？ 如果病因学研究揭示的因果关系在生物学上可解释,则可增加因果联系的论证强度。随着生命科学研究的飞速发展,把临床流行病学对致病因素的宏观研究结果与基础医学的分子生物学、细胞生物学、分子病理学、组织学水平、遗传学和免疫学等微观研究结果相结合,对病因的认识将更为深入、更加明了。

二、重要性评价

倘若病因学研究结果有着良好的真实性,应进一步评价该结果的重要性。

1. 关联的强度如何？ 病因学研究中常采用流行病学指标量化暴露与疾病的关联程度,如随机对照试验以及队列研究常用相对危险度(RR)、归因危险度(AR)、RRI、NNH 等；病例对照研究则多用比值比(OR)。一般这些指标的数量大小反映了关联强弱,关联越强,则因果关系存在的可能性越大,该病因也越重要。

在判断 RR 和 OR 的意义时,还要进行敏感性分析(sensitivity analysis),这有助于对潜在的混杂因素进行"调整"或"修正"。若调整后 RR 或 OR 与调整前相比不变或反而增大,则该因果关联的真实性较大。若调整后 RR 或 OR 明显变小,则判断因果关联需要谨慎。

2. 关联的精确度如何？ 上述反映关联强度的指标还需评价其精确度,方法是计算关联效应95% CI,若95% CI 范围较狭小、则其精确度就高,下限和上限值不包括1或者0,表明关联具有统计学意义。关联的精确度指标对于判断因果关联也非常重要。例如,某项研究中暴露组与非暴露组相比,RR=10.0,95% CI(0.8,22.0),相似研究中的 RR=5.0,95% CI(4.5,5.5),则后者结果更加重要。

3. 样本量是否足够？ 病因学研究中混杂的存在、暴露导致疾病的组内异质性等,都可能影响病因学研究结果。只有研究对象、暴露因素评定、目标疾病检测等方法正确,才能得出可信的结论。此外,样本量不足、随机误差影响变大。样本量足够可在一定程度消除混杂因素、内部异质性等影响,增加研究结果的把握度。

三、适用性评价

如果病因和危险因素研究结果具有良好的真实性,而且又具有临床或公共卫生学的重要意义,应结合实际情况来探讨上述病因学证据能否用于我们自己的临床或公共卫生实践。

1. 你的患者与文献中的研究对象是否差别较大而不适用？ 当考虑研究证据的适用性时,首先要比较你的患者与研究证据中的研究对象在年龄、性别、经济收入、文化背景等社会学特征,疾病严重程度、病程、用药剂量、依从性、对治疗的反应性等临床特征等方面与文献证据是否有差异。如果存在影响病因证据的重要差异,可能该证据就不能用于解决你的患者问题。

2. 你的患者发生疾病/不良反应的危险性如何？ 针对单个患者的问题,需要根据研究证据提供的信息,估计你的患者发生疾病/不良反应的危险性。一种方法是在文献中寻找与你的患者各方面特征比较一致的亚组,参照该亚组的 NNH,但在这种情况下,一定要慎重,因为亚组的样本量常常较少,受随机误差的影响较大。另一种方法是,计算患者发生疾病/不良反应的可能性与文献报告可能性的比值 F(decimal fraction),然后用文献结果中的 NNH 除以 F 值,获得你的患者发生疾病/不良反应的危险性大小。

3. 你的患者喜好和价值观如何？ 进行医疗决策时,除了参考研究证据、坚持利大于弊的原则外,同时还应邀请患者参与医疗决策。患者参与医疗决策是为了尊重患者的权利,不同的患者因其对自身疾病的关心程度,对医生所给予的诊治措施的期望值及对不良反应的耐受性等的不同,最终的选择会有差别。临床上要根据患者的喜好,提供一系列代表危险性和良好结局的价值尺度,了解患者在哪一点时会改变决定,即接受或拒绝治疗措施(暴露),据此评判病因学证据对个体患者的适用性。

4. 是否应终止接触暴露因素或更改治疗措施?如果研究证据显示暴露因素与疾病/不良反应间具有较强的因果联系,即危险暴露明确而且巨大,应立即脱离接触危险因素或终止治疗措施。对于不良反应因果关系研究来说,即使证据显示暴露因素(治疗措施)与疾病/不良反应间因果关联不是太强,但有其他药物可选也容易作出决策。在临床实践中,同一种疾病常常有多种治疗措施可供选择,因此,医生应告知患者和与患者讨论每一种措施的利弊,最后决定是否终止或更改治疗措施。

以上所列病因学研究和评价的依据,可以结合方法学原理与临床实践综合考量,灵活运用。可根据不同的研究设计,有所侧重加以应用。另外,上述原则也可作为在阅读和分析病因学研究文献时,鉴别证据真伪和价值的参考依据。

第四节 | 循证实践及案例分析

一、疾病案例

患者,8岁,男性,不愿与他人交往和交流,具有社交障碍、交流障碍,兴趣狭窄,行为重复、刻板。临床诊断为"孤独症",即"自闭症"。主治医生发现近年来就诊的孤独症患儿不断增多,鉴于孤独症给患儿及其家庭和社会带来的沉重负担,该医生希望了解孤独症患病的相关危险因素,从而采取针对性措施降低孤独症的患病风险。通过询问患儿父母,主治医生发现一部分患儿母亲在怀孕期间有服用抗抑郁药物史,因此医生提出了自己的疑问,母亲在孕期服用抗抑郁药物是否会增加子代患孤独症的风险呢?

二、提出问题

在本病例中,主治医生询问患儿母亲的孕期用药史,发现了一些线索,故希望了解母亲孕期服用抗抑郁药物是否会增加子代患孤独症的风险,这显然涉及药物不良反应以及判断母亲孕期服用抗抑郁药物与其子代患孤独症之间是否存在因果关联。从循证实践角度,围绕这个问题进行全面文献检索、获得相关证据。为准确检索相关的证据,需要将上述问题进行分解和重新构建。

采用PI(E)CO原则,构建问题的四个要素:研究对象(patient)、干预或暴露(intervention/exposure)、对照措施(comparison)和产生的结局(outcome)。本例依照该原则构建过程如下:

P:患者→患有抑郁症的孕妇

I:干预→孕期服用抗抑郁药物

C:对照→孕期未服用抗抑郁药物

O:结局→子代患孤独症

经过转换后的问题是:孕期服用抗抑郁药物的母亲与未服用抗抑郁药物的母亲相比,其子代患孤独症的风险是否会增加?

三、证据检索与评价

循证实践中,建议首先检索二次数据库,即经他人评估和筛选过的循证医学资源,如Cochrane图书馆、Clinical Evidence等,如未检索出所需要的信息,再进一步检索原始文献数据库,如Medline(PubMed)、EMBASE、Springer link、CBM、中文期刊全文数据库等。

本例中以"Antidepressant""Autism spectrum disorder""Pregnancy"(中文数据库以"抗抑郁药物"和"孤独症")为检索词进行检索,检索截止日期为2017年10月8日。例Web of science中,检索式为:

（Pregnancy OR Maternal exposure）AND（Offspring OR Childhood OR Children）AND（Antidepressant OR Antidepressants OR Selective serotonin reuptake inhibitors OR SSRIs）AND（Autism spectrum disorder OR Autism spectrum disorders OR ASD）。

检索结果见表 11-4。

表 11-4　文献检索与筛选结果

数据库	检索结果/篇	相关文献/篇	数据库	检索结果/篇	相关文献/篇
Medline（PubMed）	39	39	Web of Science 1	103	45
中国生物医学文献数据库	3	1	Springer link	287	18
中国学术期刊网	4	1	Wiley online Library	1 241	56
维普资讯	0	0	PsycINF	5	5
万方数据库	0	0	The Cochrane Library	48	13

经去重后,共在国内外 10 个数据库中检出相关文献 35 篇。选取其中一篇队列研究论文 "Antidepressants during pregnancy and autism in offspring：population based cohort study"（BMJ，2017，358：j2811），参照表 11-3 的内容严格评价真实性、重要性和适用性,以回答提出的临床问题并指导实践。

四、实践决策

Antidepressants during pregnancy and autism in offspring：population based cohort study（BMJ，2017，358：j2811）

（一）真实性评价

1. 是否采用了论证强度高的研究设计方法？ 在病因研究设计类型上,常用研究方案及其证据的论证强度以随机对照试验（RCT）最高,其次是队列研究。通过检索得知,目前关于此类临床问题大多为队列研究和巢式病例对照研究,相关 RCT 研究较少,而本研究属前瞻性队列研究,论证强度较高。

2. 暴露因素之外的其他方面是否一致？ 非暴露因素的组间不均衡可能导致潜在混杂因素影响结果的可行度。本研究为队列研究,不能随机分组,因此组间非暴露因素很难一致,采用 Logistic 回归进行校正,消除潜在混杂对结果的影响。

3. 组间因果效应的测量方法是否相同？ 本研究通过儿童或成人心理健康登记注册系统或国家患者登记注册系统,基于 ICD-9（317~319）,ICD-10（F70~79）和 DSM-Ⅳ（317~319）来确定伴发的智力障碍（co-occurring intellectual disability）。为了评价登记注册系统诊断的准确性,研究者进行过两项验证研究：一项是全国性双生子研究孤独症谱系障碍诊断病例记录验证研究（case note validation study）,一项是全国性双生子研究孤独症谱系障碍诊断的交叉验证研究（cross validation study）,验证发现登记注册系统记录的诊断具有高度有效性。综上,本研究暴露组和非暴露组的测量方法是相同、客观,但未提及是否使用盲法。

4. 随访时间是否足够长,研究结果是否包含了所有随访病例？ 本研究中使用了斯德哥尔摩市青年队列数据,数据包含 2001—2011 年度在斯德哥尔摩市生活的所有 0~17 岁青少年队列个体信息（n=735 096）以及全国和地区性记录链接（record linkage）系统记录的队列个体一级亲属的信息,包括：母亲在怀孕期间接触抗抑郁药物的 3 342 名儿童,母亲患有精神障碍但在怀孕期间未暴露抗抑郁药的 12 325 例儿童,和母亲无患精神障碍史或妊娠期有暴露于抗抑郁药物史相关记录的 238 943 名同龄儿童。

5. 是否有因果效应的时间先后顺序？ 本研究根据母亲怀孕期间是否使用抗抑郁药物分为暴露组与非暴露组,然后对随访结果进行分析,研究母亲孕期服用抗抑郁药物与其子代孤独症谱系障碍之间的关联,其因果时序关系是明确的。

6. 是否存在剂量-反应关系？本研究未涉及剂量-反应梯度关系。

7. 病因学研究的结果是否符合流行病学的规律？暴露因素（母亲怀孕期间服用抗抑郁药物）与疾病/不良反应（子代谱系障碍）之间是否存在消长关系，本研究未提及。

8. 病因致病的因果关系是否在不同的研究中反映出一致性？本研究结果显示，在校正所有潜在混杂因素的影响后，孕期暴露于抗抑郁药物会使子代孤独症谱系障碍风险 *OR* 值为 1.45，95% *CI* 为 1.13～1.85。与 Dheeraj Rai（2013）及 Croen LA（2011）等结果一致。而 Gardener H（2009）及 Yirmiya（2005）等研究中并未得到这一结论。因此，需进一步对此类研究进行系统评价、得出综合定量的结果。

9. 病因致病效应和不良反应发生的生物学依据是否充分？文中提及，所有抗抑郁药均可通过胎盘屏障作用于发育中的胎儿；而且在动物模型中也发现子宫内膜接触 5-羟色胺能抗抑郁药（serotonergic antidepressants）导致子代的孤独症样行为，故存在生物学合理性。但该因果关系的生物学依据尚未形成共识。

（二）重要性评价

1. 关联的强度如何？本研究发现孕期暴露于抗抑郁药物子代孤独症谱系障碍风险是非暴露组的 *OR*=1.45，无并发智力障碍的孤独症风险 *OR*=1.57。

2. 关联的精确度如何？上述 *OR* 值 95% 置信区间分别为（1.13～1.85）和（1.21～2.04）。

3. 样本量是否足够？本研究中孕妇患精神障碍且使用抗抑郁药物有 3 342 例，孕妇患精神障碍但未暴露抗抑郁药物者 12 325 例，孕妇无精神障碍且未用抗抑郁药物的有 238 943 例，样本量充足，结果很重要。

（三）适用性评价

1. 你的患者与文献中的研究对象是否存在较大的差异？本研究中的研究对象为 0～17 岁青少年，因此，研究结果适用于该类型疾病患者。

2. 患者发生疾病/不良反应的危险性如何？本研究中以孕期服用抗抑郁药物和未服用抗抑郁药物子代精神障碍患儿为例，其 *NNH*=1/（136/3 342−353/12 325）=83.33，即相对于不使用抗抑郁药物的孕妇，10 年中每 83.33 名使用抗抑郁药孕妇会增加 1 例孤独症谱系障碍患儿。

3. 你的患者的喜好和价值观如何？子代健康问题无疑是所有孕妇的共同关切，医生充分了解抑郁症孕妇诉求和喜好，并基于当前证据为患者提出治疗建议，很容易得到多数患者支持。

4. 是否应终止接触暴露因素或更改治疗措施？研究证据显示该暴露因素与不良反应间具有一定的因果相关性，虽然关联强度较弱，但是存在潜在的孤独症治疗负担仍然不可忽视。应基于研究证据结合患者的意愿进行决策，以决定是否终止暴露因素，或更改治疗措施。

五、小结

上述文献证据表明，孕妇孕期暴露于选择性 5-羟色胺再吸收抑制剂（SSRIs）会增加子代患孤独症的风险，可考虑改用其他治疗抑郁症药物，并做好防范措施，防治子代孤独症等，但上述结论仍需系统综述证据进一步证实。

（周远忠）

本章思维导图　　　本章目标测试

第十二章 疾病诊断研究与循证实践

本章要点

1. 掌握诊断研究的定义、诊断四格表的绘制和诊断效能指标(敏感度、特异度、似然比、阳性预测值、阴性预测值)以及 ROC 曲线。
2. 熟悉联合试验(并联试验,串联试验)。
3. 通过实例了解诊断研究的设计原理与方法、各项指标间的相互关系。

诊断性研究对于临床工作来说十分重要,正确的诊断是开展临床救治的前提。随着科学技术的进步,现有的诊断方法持续地改进和提高、新的诊断方法不断涌现(比如机器学习在计算机辅助诊断领域的应用),诊断研究数量呈快速增长之势,但由于诊断性研究的样本量一般比干预性临床试验小,更容易因混杂/偏倚高估诊断效能、导致评价结果不一致等情况发生。为避免过多错误信息的影响、提高诊断效率和水平,应学会对诊断证据的检索、甄别、评价与应用,助力循证个体化实践。

第一节 | 疾病诊断研究概述

一、诊断试验的基本概念

诊断是指医务人员通过详尽的检查及调查等方法收集信息,经过整理加工后对患者病情的基本认识和判断。筛检和诊断是疾病防治过程中的不同环节。筛检是在"健康"人群中将那些看似健康但已处于临床前期的患者同那些真正无病的健康者区别开来。筛查阳性者需做进一步诊断加以确诊。

诊断试验(diagnostic test)是指应用各种实验技术、医疗仪器及其他手段对患者进行检查,以对疾病作出诊断,即通过某一诊断方法或多种诊断方法的综合运用将就诊者区分为患者和非患者,以便对确诊患者给予相应的处理或治疗。

诊断试验不仅包括实验室检查,也包括病史和体检所获得的临床资料、影像学检查、特殊器械检查以及各种临床公认的诊断标准等。一项好的诊断试验具有准确可靠、简便迅速、安全无损和成本低廉的特点。

二、诊断性研究的意义

高质量诊断性研究证据有助于帮助医生尽早明确诊断,及时提供临床治疗,对改善疾病预后的意义重大。

(一) 有助于诊断或排除某种疾病

正确的临床诊断是临床医师精准施治的基础。首先需要收集患者的病史、体格检查、实验室检查等资料,然后将所获得的信息资源进行综合分析评价。特别需要在各种相关的诊断性证据中寻找高质量的、有参考价值的并且具有临床指导意义的信息资源作为临床诊断的证据支持。目前国际上广泛认可的诊断方法称为诊断"金标准"。

(二) 有助于筛检无症状的患者

有些患者在患病初期,无任何自觉症状。若此时能采用合适的诊断试验对疾病作出正确诊断,及时进行针对性干预和治疗,则可显著改善预后,并对预防疾病的进展起到至关重要的作用。

第二节 | 诊断性研究设计

评价一项新诊断方法的诊断价值，最佳研究设计是将待评价的诊断试验与"金标准"（gold standard）同步、盲法比较。首先确立疾病的标准诊断方法（最好是金标准）；其次是选择研究对象，并根据标准诊断将这些对象分组；然后再用新诊断方法同步测试这些研究对象，将获得的诊断结果与标准诊断比较，进而评价该试验的诊断效能和价值。诊断性研究常用的研究类型包括横断面研究、病例对照研究、队列研究等，实际应用中需结合研究目的、选择合适的研究方法。

一、确定"金标准"

"金标准"（gold standard）是指当前临床医学界公认的、诊断某疾病的最可靠方法，常用的"金标准"诊断方法有病理学检查（组织活检和尸体解剖）、外科手术探查、特殊影像学诊断、基因诊断，也可采用公认的临床诊断标准（如系统性红斑狼疮的 ARA 诊断标准等），通过长期临床随访所获得的肯定诊断，有时也可用作筛查试验的"金标准"诊断。确定合适的"金标准"是进行诊断研究的前提，若"金标准"选择不当，就会造成诊断分类上的划分错误，从而影响诊断试验的正确评价。"金标准"的选择应结合临床具体情况而定。

二、选择研究对象

研究对象应能够代表诊断试验可能应用的目标人群，其中病例组应包括各种临床类型和处于不同病程阶段的患者：如轻、中、重型，早、中、晚期，典型的和不典型的，伴有和不伴有并发症者，已治疗与未经治者等。对照组应选自确未罹患该病的其他病例，尤其应包括易与该病相混淆的病例，设置这样的对照才具有鉴别诊断的价值。研究对象应同期进入研究，可以是连续样本或者是随机抽取的样本，但不能由研究者随意选择，否则就会出现选择偏倚，影响试验的真实性。

三、估计样本量

诊断研究的样本量大小与下列因素有关：①敏感度又称灵敏度，敏感度高的试验一般用于疾病的筛选；②特异度，特异度高的试验一般用于肯定诊断；③显著性检验水平 α；④容许误差 δ 等。

当敏感度和特异度在 20%～80% 区间变化时，可用以下近似公式：

$$n = (Z_{1-\alpha/2}/\delta)^2 (1-p)p \qquad\qquad 式（12\text{-}1）$$

式中 n 为所需样本含量，$Z_{1-\alpha/2}$ 为正态分布中累积概率等于 $\alpha/2$ 时的 Z 值，δ 为容许误差，一般定在 0.05～0.10，p 为待评价诊断试验的敏感度或特异度，用敏感度估计病例组所需样本含量，特异度估计对照组所需样本含量。

当待评价诊断试验的敏感度或特异度小于 20% 或大于 80% 时，样本率呈偏态分布，需要对率进行平方根反正弦转换，并用以下公式计算样本量：

$$n = \{57.3 \times Z_{1-\alpha/2}/arcsin\ [\delta/\sqrt{p(1-p)}\,]\}^2 \qquad\qquad 式（12\text{-}2）$$

四、盲法判定与结果比较

为避免信息偏倚，要求盲法评价诊断试验结果。即评价者无法获知哪些病例使用"金标准"判定为"有病"、哪些判为"无病"，避免过高或过低估计诊断结果。

五、确定诊断阈值

如果诊断试验标准不一致，根据其所计算的患病率、发病率、死亡率不能直接比较。理论上最理想诊断试验的敏感度和特异度均为100%，即没有假阳性和假阴性出现，有病组和无病组中结果数据分布曲线无重叠（图12-1A），这在临床实践中往往难以实现。多数诊断试验结果的分布曲线有部分重叠（图12-1B）。因此，诊断试验结果若为连续性变量时（如空腹血糖和血压等），划分正常（阴性）、异常（阳性）的临界点（cut-off point）很关键，将直接影响敏感度和特异度，如选择 A 点，该试验的特异度高，但敏感度较低，虽没有误诊，但有可能漏诊；若要提高敏感度，可将临界点移向 C 点，敏感度增大，但特异度降低，虽不会漏诊，但会造成许多误诊病例。

敏感度和特异度一般成反比关系，临床实践中可通过以下途径确定诊断试验的界值：第一，利用受试者工作特征曲线（receiver operator characteristic curve，ROC）寻找合适的临界点，以避免过多的假阳性和假阴性；第二，根据临床需要，通过权衡假阳性和假阴性造成的后果，选择临界点，以达到临床需要的高敏感度或者高特异度。

高敏感度试验适用于：①疾病严重但又是可治疗的，疾病的早期诊断将有益于患者，而疾病漏诊可能造成严重后果者，例如结核病，梅毒等；②有几个诊断假设，为了排除某病的诊断；③用于筛检无症状患者而该病的发病率又比较低，因此当试验结果呈阴性时，高敏感度试验的临床价值最大。

高特异度试验适用于：①凡假阳性结果会导致患者精神和肉体上严重危害时，例如诊断患癌，而准备实施化疗；②要肯定诊断时，特异度高的临床价值最大。

ROC 曲线是以真阳性率（敏感度）为纵坐标、假阳性率（1-特异度）为横坐标绘制而成的曲线（图12-2）。ROC 曲线下的面积可以综合反映诊断试验的诊断价值。ROC 曲线主要有以下用途：

1. 确定诊断阈值 ROC 曲线常被用来决定最佳临界点，如患病率接近50%时，最接近左上角那一点，可定为最佳临界点。如患病率极低或甚高，其最佳临界点可不在最接近左上角那一点。注意：仅靠一两次试验难以找到一个敏感度和特异度俱佳的临界点。

2. 比较不同试验的诊断价值 ROC 曲线是一种全面、准确评价诊断试验的有效方

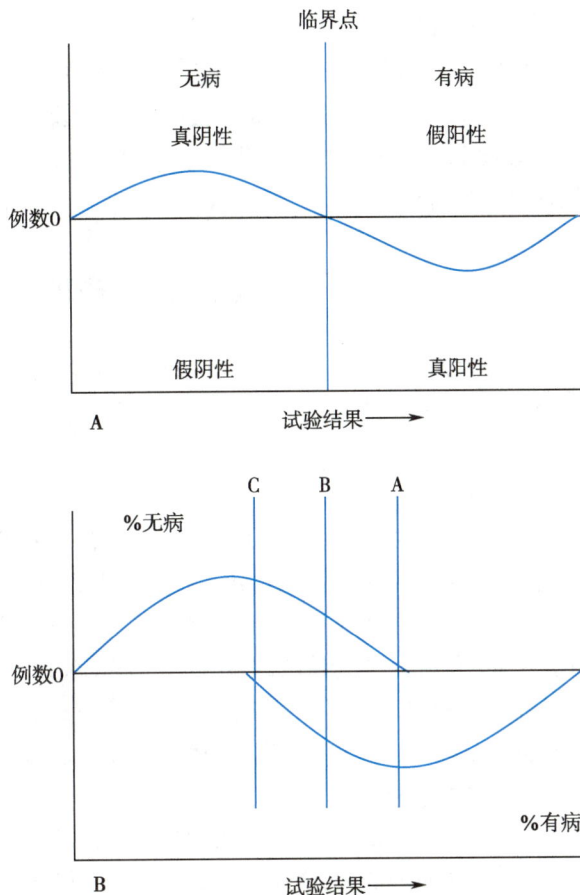

图 12-1　敏感度和特异度的关系

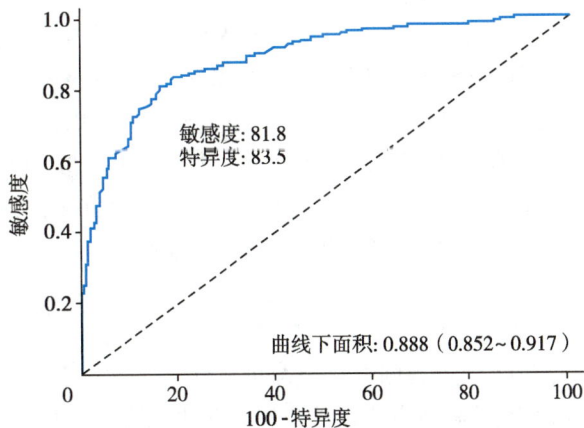

图 12-2　AFP 诊断肝癌 ROC 曲线

法,可用来比较两种或多种诊断试验的诊断价值,从而帮助临床医生正确选用诊断试验。图12-3中当特异度相同的情况下,血清心肌酶CK诊断心梗的敏感度高于EKG的诊断效果。

除了上述目测方法外,还可计算ROC曲线下面积(area under the ROC curve, AUC)来定量比较几种诊断试验的诊断效能。AUC越大,越接近1.0,其诊断价值越高;AUC越接近0.5,则诊断价值越低。可同时比较两个及以上诊断试验ROC曲线下面积,帮助医生作出合理选择。

ROC曲线具有如下优点:①方法简单、直观,通过目测就可判断和比较诊断价值;②可综合反映敏感度和特异度的相互变化关系;③ROC曲线评价与基础患病率无关。

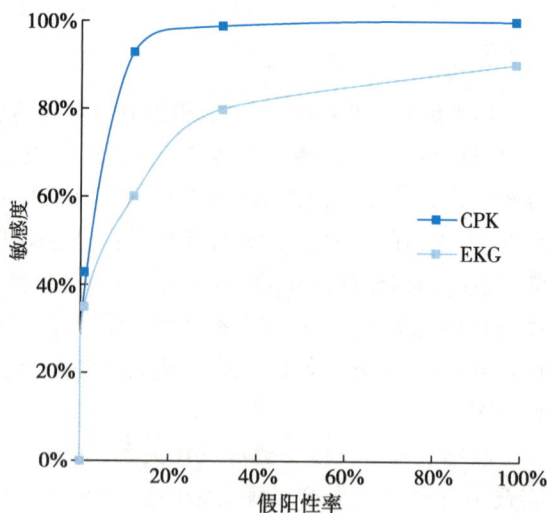

图 12-3　血清心肌酶 CK 和 EKG(ST 段改变)诊断心梗 ROC 曲线比较

第三节 ｜ 多项试验的联合诊断

鉴于敏感度和特异度俱佳的诊断试验不多,所以在不同的临床诊断需求的循证情况下,分别采取多项诊断试验的联合应用,以期提高循证诊断水平。

一、联合诊断方式

在临床实践中,有时需最大限度发现所有"患者"而提高敏感度,有时则需最大限度排除无病者而提高特异度。但要注意:敏感度提高,特异度下降的同时,假阳性率也随之提高,反之亦然。为了克服这一矛盾可将多种试验联合。联合方式有两种:串联试验和并联试验。串联试验又称系列试验,即按照一定顺序依次进行诊断试验,只有所有试验结果均为阳性者,联合诊断结果方为阳性。并联试验又称平行试验,指的是几个诊断试验同时进行,只要任一试验结果为阳性,联合诊断结果就为阳性。因此并联试验可以提高敏感度和阴性预测值,而串联试验相反,提高的是特异度和阳性预测值。

(一) 并联试验

适用于下列情况:①对于住院或急症患者或外地门诊患者复诊有困难时,需要迅速作出诊断;②为避免漏诊,但手中只有两项或两项以上不太敏感的试验时,组合成并联试验特别有用。需要注意的是:并联试验在提高了敏感度和阴性预测值的同时,特异度与阳性预测值会降低,导致假阳性诊断增加。

(二) 串联试验

适用于下列情况:①为避免误诊情况的发生,可考虑使用串联试验。②当某些试验昂贵且有危险性时,可用较简单安全的试验先做,一旦提示该病可能存在之后,才使用这些试验。如先后使用两种试验诊断疾病,若其余条件均相同,应首先使用特异度高试验使较少患者暴露于第二种试验(危险性高),特别是该项试验安全经济时,优先使用。③当单项试验的特异度普遍不高时,串联试验也特别有用。需要注意的是:串联试验可提高特异度和阳性预测值,试验阳性者表明患病更为可信,但同时降低了敏感度和阴性预测值,漏诊的可能性增加。

二、联合试验的敏感度和特异度

独立性是诊断试验能否联合的前提条件:即诊断试验之间是互相独立的,诊断手段和结果相互间没有影响,或者诊断试验的原理截然不同。如诊断肝癌所用的血清学检查 AFP 和影像学检查增强 CT,两者诊断原理不同,就满足独立性。同样,冠心病的诊断,心电图、运动试验等反映心肌缺血程度,CTA、冠脉造影反映冠状动脉解剖上的变化,诊断试验间的互相影响也很小;而两种影像学检查如CT和磁共振,都从占位角度诊断,CT出现占位一般磁共振也可以发现占位,两者结果就存在一定关联。

假设A试验和B试验为两个独立试验,其敏感度分别为0.8和0.9,特异度依次为0.6和0.9,患病率为20%。联合试验敏感度和特异度的计算如下:

并联试验的敏感度 =A试验的敏感度 +B试验的敏感度 ×(1–A试验的敏感度)

并联试验的特异度 =A试验的特异度 ×B试验的特异度

串联试验的敏感度 =A试验的敏感度 ×B试验的敏感度

串联试验的特异度 =A试验的特异度 +B试验的特异度 ×(1–A试验的特异度)

1. **并联试验(平行试验)** 即两试验中一个阳性就作为阳性结果。计算可得:并联试验敏感度 =0.8+0.9×(1–0.8)=0.98,特异度 =0.6×0.9=0.54,由此可见并联试验提高了敏感度。

2. **串联试验(序列试验)** 即两者均阳性才算阳性结果。串联试验敏感度 =0.8×0.9=0.72,特异度 =0.6+0.9×(1–0.6)=0.96,串联试验提高了特异度。

第四节 | 诊断性研究的循证评价原则与标准

诊断性研究证据要从真实性、可靠性和适(实)用性三个方面进行综合评价,以期得到真正对临床实践有意义的诊断证据,供临床医生参考与应用。

一、诊断研究评价原则

(一) 真实性原则

真实性(validity)是指诊断试验所取得的结果与实际情况相符合的程度。循证医学对诊断证据的要求,首先是真实,即对患者作出正确的诊断。从众多诊断试验中筛选具有真实性的试验,要有严格条件,目前国际上通用评估原则如下。

原则1:是否用盲法独立对比诊断试验与参考标准("金标准")

诊断性研究过程中,对每个患者需进行两项试验,然后将待评诊断试验结果与"金标准"诊断结果比较,判断该试验是否具有真实性。结果判定宜盲法进行,即评价者事先不应知晓"金标准"检测的结果,这样可避免人为的偏倚,使该试验结果更具真实性。最后列出四格表计算各项指标,根据敏感度、特异度及似然比确定该项诊断性试验有无临床应用价值。

原则2:该诊断试验是否包括了适当的病例谱

诊断性试验的受试者是否包括各型病例(轻、重、治疗、未治疗),以及易于混淆的病例? 例如,测定血中 T_3、T_4 诊断甲亢,测定血糖诊断糖尿病,测定肝功能、肾功能判断肝脏或肾脏受损情况,这些都是较好的诊断性试验,当各型病例都包括在内时,这些指标既可诊断疾病,又可判断病情,还可以作鉴别诊断。

原则3:诊断性试验结果是否会影响到参考标准的判断

倘若标准诊断(或参考标准)是确切可靠的"金标准",那么不管新开展的诊断性试验结果如何,标准诊断结果都不会有所改变。倘若使用参考标准不那么可靠,一旦发现诊断试验结果与参考标准出入,就会难以取舍,必须继续观察以明确患者诊断,然后进一步判断原来的标准诊断是否存在问题,以及新诊断试验是否真正可靠,这对提高临床诊断水平是有益的。因此,在评价时,一方面要考虑"金标准"选择是否恰当,另一方面要考虑新诊断试验是否真有新的发现。

原则4:若将该试验应用于另一组病例进行外部验证,结果能否重复

一项可靠的诊断试验应具备结果可重复性,如多次测定同一标本的结果接近,说明测定数值稳定、结果可靠。因此只要疾病相同,不论在何处应用该项试验其结果都应是一致的,即使在另一组病例中进行验证,诊断结果也应真实可靠。

绘制诊断四格表(表12-1),计算敏感度、特异度、似然比和预测值等效能指标。

表 12-1　诊断四格表

诊断试验	"金标准"		合计
	有	无	
阳性	a	b	$a+b$
阴性	c	d	$c+d$
合计	$a+c$	$b+d$	$a+b+c+d=N$

1. 敏感度与特异度

（1）敏感度（sensitivity）：又称灵敏度和真阳性率，是指"金标准"确诊有该病的病例组中经诊断试验查出真阳性人数的比例。而病例组中诊断试验结果为阴性者，即为假阴性患者，占病例组的比率就是假阴性率，又称漏诊率，敏感度和假阴性率是互补的，即敏感度 =1– 假阴性率。

$$敏感度 = \frac{a}{a+c} \times 100\%$$

（2）特异度（specificity）：又称真阴性率，是指"金标准"确诊无病的对照组中经诊断试验检出真阴性结果的比例。而对照组中试验结果为阳性者即为假阳性，假阳性例数占对照组的比率就是假阳性率，又称误诊率，特异度和假阳性率也是互补的，即特异度 =1– 假阳性率。

$$特异度 = \frac{d}{b+d} \times 100\%$$

2. 似然比

似然比（likelihood ratio，LR）分为阳性似然比（positive likelihood ratio，$+LR$）和阴性似然比（negative likelihood ratio，$-LR$），可用来反映诊断效能，即有病者得出某一试验结果的概率与无病者得出这一结果可能性的比值。既可计算连续性测量值不同区间的 LR，又可避免简单地将试验结果划分为正常和异常，从而能全面反映诊断试验的诊断价值；相对敏感度和特异度，似然比更稳定，且不受患病率的影响，不足之处在于该指标是比而不是率，应用时需要在比与率间进行换算。

$$+LR = \frac{真阳性率}{假阳性率} = \frac{敏感度}{1-特异度}$$

$$-LR = \frac{假阴性率}{真阴性率} = \frac{1-敏感度}{特异度}$$

阳性似然比系真阳性率和假阳性率之比。一项诊断试验的阳性似然比为 10，意味着当诊断试验结果为阳性时，判定患病的可能性是不患病可能性的 10 倍。

阴性似然比系假阴性率和真阴性率之比。若一项诊断试验的阴性似然比为 0.01，意味着当诊断试验结果为阴性时，判定患病的可能性仅为不患病的 1/100。因此，为肯定诊断之目的，应选择高阳性似然比的诊断试验，为排除某项诊断，则应选择阴性似然比更低的诊断试验。

似然比的应用步骤包括：先通过文献资料估计当前患者的验前概率，最初的验前概率常常是具有某一临床特征（年龄、性别、人群特征）的人群患病率，计算验前比［验前概率/（1– 验前概率）］；确定待评诊断试验的敏感度、特异度和似然比；再按照诊断试验结果阳性或者阴性估计验后比［验前比 × 似然比］，最终得到验后概率［验后比/（1+ 验后比）］。在连续进行多个诊断试验时，前一个试验的验后概率或者验后比就作为后一个试验的验前概率或者验前比。

例如：通过查阅文献得知，中国女性乳腺癌患病率为 0.5%，居全国女性恶性肿瘤发病谱首位。一例女性患者前来就诊，如果患者进行乳腺 X 线检查结果为阳性（X 线诊断乳腺癌的敏感度和特异度分别为 80% 和 96%），阳性似然比为 80%/4%=20，再按 0.5% 的验前概率，计算验前比为 0.5/99.5，验后比为 10/99.5，进而该患者的验后概率为 9.1%，即通过乳腺 X 线检查阳性这一结果，患者患乳腺癌的可能性从 0.5% 提高到 9.1%。

若对该患者进一步进行乳腺超声检查,超声检查结果也是阳性,文献报告乳腺超声诊断乳腺癌的敏感度为71%,特异度达到99%,阳性似然比为71%/1%=71。该患者的验前概率=9.1%,验前比=9.1/90.9,则验后比=(9.1/90.9)×71(乳腺超声检查阳性)=7.108,验后概率=7.108/(1+7.108)×100%=87.67%,则患者患乳腺癌的可能性从9.1%提高到87.67%。

再假如,乳腺核磁检查是在超声之后进行,乳腺核磁检查为阳性,该患者患该癌的可能性升高到多少呢? 文献报告乳腺核磁诊断乳腺癌的敏感度为82%,特异度为92%,此时的验前比为超声检查之后的验后比(7.108),而验后比为7.108×10.25=72.857,验后概率为72.857/(1+72.857)×100%=98.65%,即该患者罹患乳腺癌的可能性由87.67%提高到98.65%。

因此,在0.5%乳腺癌患病率基础上,增加乳腺X线阳性(阳性似然比=20)、乳腺超声阳性(阳性似然比=71)、乳腺核磁阳性(阳性似然比=10.25),患者罹患乳腺癌的可能性提高到98.65%,如下计算过程:

验前比=0.5/99.5,验后比=(0.5/99.5)×20(X线似然比)×71(B超似然比)×10.25(核磁似然比)=73.141,则:验后概率=73.141/(1+73.141)×100%=98.65%。

在应用似然比时还要注意以下问题:

(1)基础患病率不同,诊断试验效率不同。假如该患者存在乳腺癌家族史,其乳腺癌患病率将从0.5%提高到5%,若系列检查结果显示乳腺X线阳性、乳腺超声阳性、乳腺核磁阳性,那么该患者乳腺癌的可能性将达到99.87%。具体计算过程:验前概率=5%,验前比=5/95,验后比率=(5/95)×20(X线似然比)×71(B超似然比)×10.25(核磁似然比)=766.05,则验后概率=766.05/(1+766.05)×100%=99.87%。

不同人群的基础患病率不同,运用诊断试验得到的似然比不同,由此估计的验后概率也不同。临床上,确诊疾病需要寻找更多阳性诊断依据,而否定诊断则需要更多阴性结果支持。

(2)似然比应用图可直接查找验后概率。如果事先测出一些诊断试验的似然比,依据文献资料获得人群的患病概率(验前概率),通过计算可推断患者检查后患某病的概率增加或减少了多少,有助于作出正确的诊断。除了运用上述公式进行计算外,还可利用似然比应用图(Fagans nomogram)(图12-4),将直尺的一端放在验前概率对应点,再与该试验似然比所在点对齐,直尺另一端所指就是验后概率,此方法方便易行,临床实用性强。

(3)当试验结果为二分类变量时,可计算单个阳性或阴性似然比;但当试验结果为连续性变量时,应分别计算不同区间对应的似然比。如试验结果范围是从0到100,则可分别计算诸如$LR(0\sim10)$、$LR(11\sim20)$……$LR(91\sim100)$时的似然比。当试验测定结果为连续性变量时,诊断试验特征的最好表达是似然比,而非常用的敏感度和特异度,似然比描述诊断试验的特征更为全面。

3. 约登指数 约登指数(Youden index)也称正确指数,是敏感度与特异度之和减去1,表示诊断方法识别真正患者与非患者的总能力。约登指数的范围在0~1。指数越大,真实性越高。

4. 预测值 在临床实践中临床医生和患者都会关心诊断试验的诊断价值,若结果阳性,患某病的可能性是多少? 结果阴性时确未患病的可能性又是多少? 这就涉及预测值(predictive value)问题。预测值是应用诊断试验结果来估计受检者患病与不患病可能性大小的指标。

阳性结果预测值(positive predictive value)是指试验阳性结果者中真患该病者所占的比例。

$$阳性结果预测值 = \frac{a}{a+b} \times 100\%$$

阴性结果预测值(negative predictive value)是指试验阴性结果者中确未患病者所占的比例。

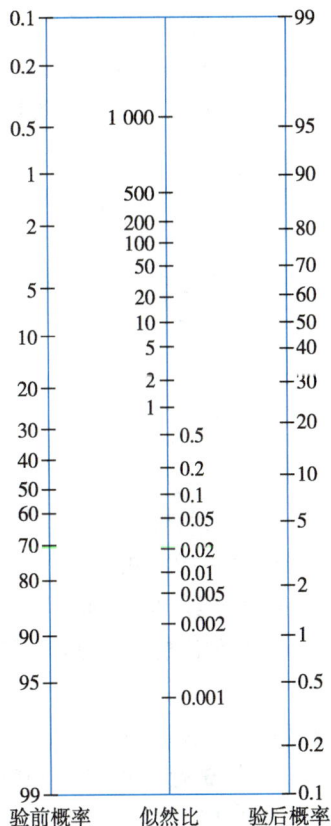

图12-4 似然比应用图

$$阴性结果预测值 = \frac{d}{c+d} \times 100\%$$

影响预测值的因素有：①敏感度和特异度：当人群患病率相同时,试验的敏感度越高,阳性预测值越高,阴性预测值下降,医生更有把握判断阳性结果的受试者为患病者;反之,特异度越高,则阴性预测值升高,阳性预测值降低,医生更有把握判断阴性结果的受试者为非患者。②疾病的患病率：当筛检试验的敏感度和特异度一定时,疾病患病率降低,阳性预测值降低,阴性预测值升高;反之,疾病患病率升高,阳性预测值升高,阴性预测值降低。也就是说,在患病率较高的人群中诊断价值较高。阳性预测值和阴性预测值与诊断试验的敏感度、特异度的关系如下：

$$阳性预测值 = \frac{敏感度 \times 患病率}{敏感度 \times 患病率 + (1-患病率)(1-特异度)}$$

$$阴性预测值 = \frac{特异度 \times (1-患病率)}{特异度 \times (1-患病率) + (1-敏感度) \times 患病率}$$

（二）可靠性原则

可靠性（reliability）是指在相同条件下用某测量工具重复测量同一批受试者时获得相同结果的稳定程度。测量诊断试验可靠性的指标和方法如下：

1. 符合率（agreement/consistency rate）　又称一致率,是重复试验判定的结果相同的人数占受检人数的比例。符合率可用于比较两个医师诊断同一组患者,或同一个医师两次诊断同一组患者结果的稳定程度。

2. 一致性检验　又称 Kappa 检验。Kappa 值是一致性评价的常用指标,用于判断重复试验结果的一致性。Kappa 值的意义和推理举例说明如下：甲、乙两位临床经验相似的医生通过阅读相同的上腹部增强 CT 片诊断肝癌,共阅读 100 张 CT 片,结果见表 12-2,两人均诊断肝癌的 48 例,两人均诊断非肝癌 38 例,观察一致率 86%,此临床意见一致率较高,但根据一般常识,任何现象都存在偶然性（机遇）和必然性（非机遇）,临床观察也不例外,假如排除了机遇因素后,一致率如何呢？ Kappa 值的计算步骤如下：

观察一致率（OA）$= (a+d)/N = (48+38)/100 = 86\%$;机遇一致率（EA）$= (r_1 \times n_1)/N + (r_2 \times n_2)/N = 54 \times 56/100 + 46 \times 44/100 = 51\%$,实际一致率 $= 86\% - 51\% = 35\%$,则：Kappa 值 = 实际一致率/非机遇一致率 $= 35\%/49\% = 0.71$。

表 12-2　甲乙医生阅读同样 100 张腹部增强 CT 诊断肝癌的一致率

乙医生	甲医生		合计
	肝癌	非肝癌	
肝癌	48（a）	6（b）	54（r_1）
非肝癌	8（c）	38（d）	46（r_2）
合计	56（n_1）	44（n_2）	100（N）

目前对判断 Kappa 值的意义尚有争议,但多数认为 Kappa 值在 0.4～0.75 有中度至高度一致性,>0.75 时,一致性好。

（三）适用性原则

在评估诊断性试验的真实性与可靠性之后,应明确新的试验是否能够迅速地应用于临床,使更多患者得到及时的正确诊断,并能够在取得社会效益的同时也取得经济效益,应对该试验的应用前景作出评价,以便推广应用：

1. 该试验能否在本单位开展并进行正确的检测　在报道的资料中是否明确地叙述了试验试剂、操作步骤与方法、检测对象与注意事项等,以便结合本单位情况,考虑是否有条件开展该项试验,有无经济效益等。例如：设有专科门诊的医院,开展肾动脉造影检查青少年高血压病,或血液专科门诊做

NOTES

血红蛋白电泳,检查长期贫血的患者,则阳性率较高,价值较大。如上述检查用于基层医院,去检查一般的高血压及贫血患者,则阳性率很低,开展后使用价值不大,经济效益也会明显受到影响。

2. **在临床上能否合理估算患者的验前概率** 作好验前概率的估计,与下面三个因素有关,首先是医生本人的临床经验,其次是该病在当地的发生情况(群体的患病率),第三是诊断性试验检测的范围是否符合我们的病例。在临床医生掌握以上基本情况后,如果新的诊断试验确实可靠,能够及时对目标疾病进行检测,这样对患者的验前概率作出恰当的估计后,通过检测就可能达到早期诊断的目的,体现出诊断性试验的临床实用价值。

3. **检测后得到的验后概率是否有助于我们对患者的处理** 利用阳性似然比,计算验后概率后,要了解该值是否已跨越诊断治疗阈值,如已跨越说明诊断已明确,就应该及时治疗,才能使患者及早获得最佳效果。如果验后概率未跨越诊断治疗阈值,则应进一步检查并给予适当治疗,以免延误病情,因此验后概率的计算,有利于患者及早达到治疗的目的,对患者的处理肯定也具有实用性。

二、诊断研究评价标准

1. **是否将诊断试验与标准诊断法("金标准")进行了同步盲法比较** 这是评价诊断试验最核心的一条。作为参照的"金标准"诊断,定义是否清晰明确,非常关键。在合理选择"金标准"的同时,待评试验必须同"金标准"诊断同步进行盲法比较。即要求试验结果的评价者预先无法获知哪些病例使用"金标准"判定为"有病"、哪些判为"无病",同一患者诊断试验与"金标准"诊断结果要独立进行评价。

2. **研究对象的代表性如何** 研究人群应包括两组:一组是用"金标准"确诊"有病"的病例组,另一组是用"金标准"证实为"无病"的对照组。病例组应包括各型病例:如典型和不典型,早、中与晚期病例,有无并发症等,以便使诊断试验的结果更具有临床应用的价值。最能体现诊断试验价值的是区分有病变的早期患者和易与该病混淆(症状、体征相同)的其他疾病。因此,诊断试验评价应该纳入那些临床实践中可能遇到的各类患者作为病例组,而对照组应选用"金标准"证实没有目标疾病的其他病例,特别是与该病易混淆的病例,以明确鉴别诊断的价值,健康人一般不宜纳入对照组。终末期患者检查时,试验结果常有明显的异常,因此待评诊断试验很容易将晚期患者与正常人区分开来。典型的例子是癌胚抗原(CEA)对结肠癌的诊断价值。最初报道中,36例晚期结肠、直肠癌患者,有35例(97.2%)的CEA升高,对照组为未患结肠癌的其他患者,CEA水平大多较低,据此作者认为CEA是一项筛选结肠癌的有用试验。而之后将诊断试验用于包括早期结肠癌以及有其他胃肠道疾病对象时,发现CEA诊断结肠癌的效率并不高,也不能将早期结肠癌患者与其他胃肠患者鉴别开来。

3. **样本量是否足够** 样本量应足够。过少缺乏代表性;过大又增加工作量和研究费用。

4. **参考值选择是否合理** 参考值或截断点(cut-off point),又称临界值(critical value),其值大小将直接影响试验敏感度和特异度,因此,应交代截断点选择方法并说明其合理性。

5. **是否同时评价了真实性与可靠性** 一项好的诊断试验,应该既真实又可靠。因此在评价时,不仅要计算反映真实性的指标,同时还要计算评价可靠性的指标,两者缺一不可。

6. **是否交代了诊断试验的具体步骤** 诊断试验方法(包括所用仪器、试剂、设备、实验条件等)是否具体详尽,操作步骤和注意事项是否明确,以便他人学习或验证,也有助于诊断试验在临床的推广和普及。

7. **是否对联合试验进行了正确的评价** 在评价联合试验的诊断价值时,不仅要计算联合试验敏感度、特异度等指标,各个单项诊断试验的评价指标也要一并报告。

8. **是否控制了偏倚** 评价一项诊断试验时,还要考虑该诊断试验是否排除了各种偏倚(选择偏倚、错误分类偏倚、测量偏倚等)对结果的影响。

9. **临床意义及适用性如何** 诊断试验经过效用分析后,还需用可靠的依据说明其临床意义和适用性,包括正确判断的收益和错误判断的可能后果等。目前,为方便对诊断研究证据展开质量评价,陆续发布一些评价工具,如诊断研究报告规范STARD(Standards for Reporting of Diagnostic Accuracy),用来评估诊断研究的报告质量;QUADAS系列评价标准(Quality Assessment of Diagnostic Accuracy Studies),可用于评价诊断研究的方法学质量。

第五节 ｜ 诊断证据的临床实践及案例分析

循证诊断实践首先要将临床实践中有关诊断问题用一个可回答的方式加以构建,其次证明有关该诊断试验正确性的证据是足够可信的,然后了解证据的重要价值和临床意义。最后考虑如何将这项诊断试验用于当前患者,明确诊断。

一、临床实践步骤

1. **根据可回答的待循证问题找出最恰当的、高度相关的研究文献**
2. **评价诊断试验的科学性**　①试验是否与"金标准"进行了同步盲法比较;②是否每个被测者都用"金标准"评价;③研究样本是否包括临床中的各种患者;④诊断试验的精确性如何。
3. **估计临床应用的重要性**　①估计疾病的验前概率;②说明和评估有关试验的敏感度、特异度、预测值和似然比资料;③评估应用该试验似然比估计的期望结果(验后概率)。
4. **诊断研究结果是否适用于自己的患者并取得预期的结果**　①结果是否适用于我自己的患者;②诊断试验结果是否改变了对患病率的估计;③诊断试验结果是否改变了对患者的处理方式。

二、案例分析

案例介绍:2013 年 3 月 5 日,一位 35 岁乙肝病史 10 年的男性患者来某三甲医院就诊,实验室检查:HBsAg(+),HBcAb(+),HBeAg(+),ALT 正常水平,HBV-DNA 检测 $5×10^3$,血清透明质酸(HA)和Ⅲ型胶原(PⅢP)均不同程度升高,临床怀疑患者肝病程度已进展到早期肝硬化,进一步该如何处理?

(一) 构建循证诊断问题

首先基于临床案例,提出一个可回答的问题,将问题具体化。如根据现有的临床指南,慢性肝病患者接受抗病毒治疗的标准是不同的,而依据目前患者的资料,是否抗病毒治疗取决于是否进入明显肝纤维化(F3)或者肝硬化(F4)阶段。因此当前需要回答的问题是:"患者肝纤维化进展到何种程度? 通过何种措施可以帮助我们进一步明确诊断"。

根据一般文献资料获知肝纤维化的"金标准"诊断为病理诊断,临床上常用肝穿刺活检病理组织学检查来明确诊断,但为有创性操作,尽管目前通过超声引导穿刺提高了安全性,但很多患者仍难以接受。非创伤性的诊断技术则成为研究和评价热点。血清学检查尽管简便,但临床诊断效率不高。近年来开展了超声弹性成像、磁共振弹性成像在肝纤维化诊断中的应用,那么我们将选择超声弹性成像还是磁共振弹性成像呢?

为此,进一步将问题具体化,转换为三个可回答的研究问题是:超声弹性成像诊断肝纤维化有效吗? 磁共振弹性成像有效吗? 磁共振弹性成像比超声弹性成像更好吗?

(二) 检索证据

检索证据通常分三大步:第一步,选择医学文献数据库,如最为常用的 Medline(PubMed)、UpToDate 或 Embase 等。第二步,选择恰当的主题词,如针对本例患者的处理,主题词包括慢性肝病、肝纤维化(chronic liver disease,fibrosis),超声弹性成像(ultrasound elastography)或者磁共振弹性成像(magnetic resonance elastography),诊断(diagnosis)。第三步,建立检索策略、实施检索。循证医学检索的基本策略是首先选择最新临床实践指南,然后选择指南未纳入的新近 meta 分析,最后选择未纳入 meta 分析的原始研究文献。这样可在最短时间内获得最佳证据。

检索式:(hepatic fibrosis)AND(ultrasound elastography OR Magnetic resonance elastography[Title/Abstract])

采用上述检索词,首先检索指南(文献类型 Practice Guideline),在 PubMed 中发现了 2 篇实践指南,最新一篇在 2011 年发表,为西班牙文发表的地方指南,不适合我们现在处理的患者。2010 年发表的另一篇意大利地方指南,主要针对非酒精性脂肪肝的诊断与处理,与目前慢性乙肝也不符合。

进而检索系统综述与 meta 分析(文献类型 Systematic Reviews),同样在 PubMed 上发现 16 篇文献,

2篇与指南重复,1篇关于 HCV 肝纤维化,1篇关于肝移植术后 HCV 复发肝纤维化,1篇关于酒精性肝病肝纤维化,1篇为药物性肝损害,1篇非英文文献,1篇与主题无关;6篇为 2007—2010 年期间发表的 meta 分析,其中1篇 2011 年发表在 J Hepatology 杂志上的超声弹性成像 meta 分析和1篇 2012 年最新发表在 Hepatology 杂志上的磁共振弹性成像符合检索要求。但未发现比较超声弹性成像和磁共振弹性成像的诊断研究,需要在原始研究文献中继续检索。

继续检索原始研究文献。首先,采用上述检索式检索全部杂志,有 504 篇之多,若将检索式中超声弹性成像或者磁共振弹性成像中的 OR 修改为 AND,目标将缩小到 19 篇。从中很快找到 2008 年发表在 Gastroenterology 中的1篇原始研究文献,虽已被两篇 meta 分析纳入,但 meta 分析发表之后未发现更新的原始研究文献。

(三) 评价证据

当收集到了相关的文献资料后必须按照诊断试验的科学性原则对文献进行严格评价。通过者才可认为:设计合理、科学,其结果真实可信。以上述原始研究为例进行阐述。

1. **诊断试验是否与"金标准"试验进行了同步、盲法比较**　判断诊断试验真实性的最好方法,是将所考核的诊断试验结果与"真实"情况进行比较。"真实"情况是由"金标准"诊断来确定的。"金标准"的选择应结合临床具体情况而定,因此,当找到相关文章后,首先要检查每一位研究对象在进行诊断试验时,是否都采用了合适的"金标准"。前文中所举的例子,其"金标准"是病理组织学检查或者通过肝穿刺活检,若腹腔积液或者凝血功能等影响肝穿刺,改用经颈静脉肝静脉活检获得组织学诊断。待评诊断试验为超声弹性成像和磁共振弹性成像,在方法学中都进行了描述,每种检查都独立进行,评价者不知道最终组织学诊断结果,也不知道另一项检查结果。

2. **是否每个被测者都用参照试验进行了评价**　有些情况下,如"金标准"昂贵或具侵入性,可能并非所有患者都进行了检测。研究者常常将试验结果阳性者,送去做"金标准"检测,而阴性者只抽一部分人去做,这样必然夸大了诊断试验的敏感度,造成偏倚。上例中,对未完成"金标准"诊断的 13 例患者进行了剔除,这样的报告更客观和真实。

3. **所研究患者样本是否包括临床中的各种患者**　上例中包括了临床上从无肝纤维化到明显肝硬化的各类患者,即便存在腹腔积液也通过特殊检查获得组织学诊断纳入。

同时也应看到,部分患者由于种种原因,造成超声弹性成像(腹腔积液 13 例,肥胖 10 例)或者磁共振弹性成像(幽闭恐怖症 3 例,血液病 3 例,肥胖 2 例)检查结果无法判定或者评价失败。这些患者实际就是将来诊断试验应用时,应限制的人群,在个体化选择诊断试验时将起决定作用。

4. **诊断试验的可靠性**　上例中,作者虽没有描述变异系数和 Kappa 值,但全部测量结果都经过了前后两次评价,且至少有两名高年资或者操作有丰富经验专业人员评价,每种方法评价都给出了具体的标准。在其他研究报道中两种诊断试验结果测量可重复。

若诊断试验科学性原则中有至少一项不达标,就说明诊断试验可能存在严重缺陷,使用时应慎重。但要找到完全符合上述标准的诊断试验文献有一定的难度,为此,一些国际组织或学术机构开始出台一些临床研究报告规范,以促进研究质量和研究水平的提高。其中,对于诊断研究,2003 年年初在 Clinical Chemistry,Annals of Internal Medicine 和 BMJ 等主流杂志上发布了诊断试验准确研究报告标准(Standards for Reporting Diagnostic Accuracy,STARD),为评定诊断试验提供了详细的可参考标准。STARD 包括 25 个条目,并采用了图标设计以提高评价诊断研究报告准确性的方法学和信息质量。

(四) 应用证据

1. 估计诊断试验临床应用的指标

(1) 估计疾病的验前概率:上例中提示早期肝硬化特征包括:35 岁,10 年慢性乙肝病程、血清学 HBsAg(+),HBcAb(+),HBeAg(+),血清肝纤维化指标阳性。临床判断早期肝硬化概率在 50% 以上。相反,若患者 25 岁,仅仅体检发现 HBsAg(+),其他病毒标志物阴性,肝纤维化指标均阴性,早期肝硬化概率不足 1%。即使年龄 35 岁患者,母亲有乙肝携带状态且患者 HBsAg(+)来源于其母亲,早期肝硬化的概率也不超过 10%。

　　由于患病率与诊断试验的阳性预测值(试验结果阳性时的患病概率,即验后概率)成正比,与诊断试验的阴性预测值(试验结果阴性时,患者不患该病的概率)成反比。正确地估计验前概率就显得十分重要。如果验前概率的估计来自他人报告结果,应考虑自己患者情况是否与其报告的一致,若不同,则需查阅更多文献以了解不同情况下的验前概率。

　　(2)诊断试验评价指标:诊断试验评价指标包括敏感度、特异度、预测值、ROC 曲线下面积、阳性和阴性似然比等指标,反映试验的诊断效率。通常特异度高的试验用于肯定疾病诊断,敏感度高者用于疾病筛查。相对于单个试验,meta 分析更有利于临床实践评估(表 12-3)。

表 12-3　磁共振弹性成像和超声弹性成像诊断明显肝纤维化和早期肝硬化价值

指标	磁共振弹性成像	超声弹性成像	P 值
明显肝纤维化($F_0 \sim F_1$)vs.($F_2 \sim F_4$)			
敏感度	0.94(0.81~0.98)	0.79(0.74~0.82)	
特异度	0.95(0.87~0.98)	0.78(0.72~0.83)	
AUC	0.994(0.985~1.0)	0.837(0.756~0.918)	<0.05
早期肝硬化($F_0 \sim F_2$)vs.($F_3 \sim F_4$)			
敏感度	0.92(0.85~0.96)	0.83(0.79~0.86)	
特异度	0.96(0.91~0.98)	0.89(0.87~0.91)	
AUC	0.985(0.968~1.0)	0.906(0.838~0.95)	<0.05

　　综合受试者工作特征曲线(SROC)主要用于诊断试验的 meta 分析。基本原理是针对同一指标的多个不同诊断试验所得到的多条 ROC 曲线,利用其诊断比值比,综合其诊断信息,最终绘制出一条光滑的 SROC 曲线。可见,SROC 曲线有机整合了多个独立 ROC 曲线的诊断信息,势必获得更高质量的诊断试验性能评价。根据相关计算公式可算出 SROC 曲线下面积 AUC,AUC 取值范围 0~1,越接近于 1,则诊断价值越高,表明诊断准确性越高。上表通过 SROC 来判断磁共振弹性成像和超声弹性成像在诊断明显肝纤维化和早期肝硬化时的临床应用价值,数据表明,磁共振弹性成像和超声弹性成像的诊断效能均较高,并且在诊断时磁共振弹性成像的准确性比超声弹性成像更高。

　　(3)似然比应用:似然比表示试验结果使验前概率提高或降低的幅度,实际为验前比提高或者降低的倍数。表 12-4 为基于验前概率计算的验后概率。

表 12-4　磁共振弹性成像检查判断明显肝纤维化存在与否计算的验后概率

验前概率	验前比	试验结果	似然比	验后比	验后概率
50%	1	+	18.8	18.8	94.9%
50%	1	−	0.063	0.063	5.9%
10%	1/9	+	18.8	2.09	67.6%
10%	1/9	−	0.063	0.007	0.7%
1%	1/99	+	18.8	19.0	95%
1%	1/99	−	0.063	0.000 6	0.06%

　　2. 将临床研究结果用于自己的患者　如何将经过严格评价后的诊断试验结果,应用在自己救治的个体患者身上,应从以下三个方面去考虑。

　　(1)试验结果是否适用于自己救治的患者:首先要确定在本单位或者推荐的检查单位是否已开展或能开展该项检查,包括仪器、设备、试剂、人员的配备。还要考虑将该试验搬过来用于自己患者的测定时,一致性和重复性如何。其次,对比系统综述或文献报道的研究结果所报道的研究场所(如中国还是美国)其文化背景、人口特征等是否与自己所在单位患者的情况相同。两者情况越接近,结果重复性就越好。在本例中,肥胖患者的诊断无论超声弹性成像或磁共振弹性成像都存在检查结果无法判定的问题,肥胖对超声弹性成像影响更大。超声弹性成像同时受腹腔积液影响,但对磁共振无影响。

（2）如何合理估计自己患者的验前概率:可以根据个人临床经验、地区性和全国性资料或文献所报告的人群调查结果进行估计。对于一篇报道某一疾病患病率的文献可用如下标准进行评估:

A. 有关验前概率的证据是否科学? 具体包括:①样本人群是否代表了有该临床问题的完整疾病谱? ②对于确诊的每一条标准是否明确和可靠? ③诊断程序是否全面并能持续应用? ④对最初未下诊断患者的随访是否足够长、完整?

B. 有关验前概率的证据是否重要? 具体包括:①具体诊断? 其概率是多少? ②对于疾病概率估计的精确程度。

符合上述标准文献数据可用于估计自己患者患病概率。分两种情况:若诊治条件和患者特征与文献类似,可直接采用文献的验前概率;若诊断条件、患者特征与文献报道不同,则可以文献报告的验前概率作为基点,根据患者实际情况进行调整,观察验后概率的变化,最后确定验前概率。

C. 验后概率是否改变了对患者的处理

本例患者35岁,10年慢性乙肝病程、血清学HBsAg(+),HBcAb(+),HBeAg(+),血清肝纤维化指标阳性。临床判断早期肝硬化概率50%,即验前概率为50%,诊断试验阳性,肝纤维化或者肝硬化验后概率达到94.9%,抗病毒治疗就非常必要,反之,若概率低于5.9%,可暂时不选择抗病毒治疗。

若一名25岁就诊者,仅仅体检发现HBsAg(+),其他病毒标志物阴性,肝纤维化指标均阴性,估计早期肝硬化的概率不足1%。即使磁共振弹性成像诊断试验结果为阳性,验后概率仅16%,抗病毒治疗的证据并不充分。

又假如一名年龄35岁患者前来就诊,母亲有乙肝携带状态且患者HBsAg(+)来源于其母亲,早期肝硬化概率估计10%,磁共振弹性成像结果阳性,验后概率67.6%,如何选择处理,是抗病毒治疗或者暂时不抗病毒治疗?

这里引出了"诊断阈值"和"治疗阈值"两个概念。一项诊断试验重要与否,取决于该试验在鉴别有病和无病时的正确性及其改变验前和验后概率的能力,能较大改变验前和验后概率的试验,对临床实践是重要和有用的。也就是说只有当某一项诊断试验能使验前和验后概率发生较大变化,且这种变化会影响是否要继续进行另一项检查或改变治疗计划时,才能认为这项诊断试验的确对患者有帮助。

如果诊断试验的目的是为了决定是否对患者进行治疗,此时不仅要了解该诊断试验的有效性,更重要的是评估该项试验的阳性或者阴性结果是否影响了对患者治疗方案决策。如果新试验能增加已有信息并改变治疗措施,进而给患者带来益处,则该试验就有价值。因此,试验原则是使用有可能改变处理方案的试验,而治疗原则是选用利大于弊的治疗方案。

特别需要强调的是,利弊分析可用临床疗效和不良反应评估,也可以包括生存质量、临床成本。权衡利弊还需要考虑决策时间,由于疾病常处于动态变化过程中,临床诊断的概率也在不断变化,对于不能等待的疾病或者状态,需及时决策;对于可等待的疾病或者状态,可以选择暂时观察,但需评估等待的风险。

（李　波）

本章思维导图　　　本章目标测试

第十三章 | 疾病治疗研究与循证实践

本章要点

1. 掌握常用疾病治疗研究方法,如随机对照试验、队列研究和病例对照研究等,理解其基本原理和应用范围。

2. 了解和掌握如何科学、准确地评价疾病治疗效果,包括治疗效果的评估方法和评价指标,以及如何进行统计分析。

3. 将临床流行病学和循证医学理论应用到实践,评估实践指南和系统综述的可靠性和适用性。结合循证医学证据与临床经验制定最佳治疗方案。

疾病治疗研究与证据评价是临床研究和临床实践的重要内容。目前由于一些疾病的治疗方法和手段日趋多样化,如何从中选择安全、有效的干预措施以及发现优质证据用于指导临床决策,已成为当前临床工作的一项重要任务。治疗性研究与评价,既可进行原始研究与评价,也可进行二次研究与评价。内容较为广泛,涉及药物、术式等治疗手段,以及各种预防性干预措施等。

第一节 | 概　述

一、治疗性研究与证据评价的重要性

首先,治疗措施在体外实验中观察到的效果须经严格的临床验证才能说明其是否有效。以动物为研究对象或体外实验完成的结论不能直接用于人体。如脊髓性肌肉萎缩症动物模型的药物治疗研究中获得了一定的成功,但用于人体时,尚未能获得相同的结果;一些肿瘤采用动物模型进行药物治疗性研究,也发现了一定的治疗作用,但用于人体研究时,结果却未能重复。

其次,治疗性研究的对象是患者,决定了研究的复杂性。患者的个体特征、疾病严重程度、心理及生理状态差异性,以及药物敏感性、医生诊治水平等因素的复杂作用,不可避免地影响研究结果的真实性及可靠性。临床试验过程中,特别是在设计、资料收集、分析评价等环节均可能受偏倚的影响,得出错误的结论。因此,科学严谨的科研设计尤为重要。只有经过严格的设计、准确的测量和严格的评价,才能确定干预措施的真实效果。

最后,临床经验并非都是科学证据,只有经过科学评价的经验才能被确认为证据。有些经验是经不起历史考验的。如:曾风行一时的胃冰冻疗法治疗消化性溃疡、抗心律失常药物预防急性心肌梗死致猝死以及国内曾盛行的鸡血疗法等,后经科学证实均无效。

近些年来,随着临床流行病与循证医学的普及和发展,许多临床医生已逐渐认识到应用科学的研究方法对临床疗效评价的重要性,开始学习并接受有关临床研究的方法学知识,开展高质量的临床研究,如多中心的随机对照试验、登记注册研究、制定临床指南等等,从而不断获得高质量的临床研究结果,提高临床医学研究和临床工作的水平。

二、治疗性研究与证据评价的基本条件

(一)选题应有充分的科学依据

临床疗效评价研究的选题首先要具有科学依据,要清楚地阐明研究背景和立题依据,不能仅凭经

验来做假设或推断。赫尔辛基宣言（The Declaration of Helsinki）目前仍然是人体试验应遵循的基本准则,要求用于人体治疗性试验的任何药物或措施,在疾病发病机制或对某个环节的干预方面应有明确的理论支持,同时还应具备药物化学、药理学、药动学以及药效学等研究基础。只有在初步证明具有安全性和有效性之后,方可投入临床试验。如非小细胞肺癌患者只有在 EGFR 阳性的条件下才能给予吉非替尼治疗,乳腺癌患者需在 HER2 阳性时考虑曲妥珠单抗治疗。

（二）明确拟达到的最佳目标

不同疾病均具有各自特点和不同的结局表现,同时药物或治疗措施也都有着各自不同的作用机制,并非均可达到疾病根治的目的。因此,应结合疾病的具体特点和试验药物本身的效能设置预期目标。除要考虑治愈外,还应考虑症状缓解,功能维持,预防复发或并发症等。当然,如果所选择的疾病可根治,那么“治愈”始终应作为首选的最佳目标,如早期肿瘤的外科根治手术等。而其他一些疾病如果难以治愈,那么就要结合这些疾病预后的特点选择切实可行的目标,从而达到研究目的。如对脑梗死恢复期患者,临床治疗的目标应是预防其复发;而一些不能彻底治愈的慢性病患者,临床治疗的目标主要在于缓解症状,最大限度地改善其功能状态及生存质量。如类风湿疾病的治疗目标:控制疼痛、防止畸形、改善生存质量等。

（三）选择最有效的试验药物或措施

药物或临床治疗性措施的选择,除了要有科学依据及安全有效证据外,还应考虑从同类药物或措施中选择最为有效者进行试验,避免低效或无价值的重复试验,如在多种降压药物中选择更安全、有效、经济的药物进行研究。此外,尽管有些药物或措施可能不会显著提高疗效,但其副作用发生率低或者成本下降,也应优先考虑进行试验。

（四）选择最佳治疗水平的终点指标

评价治疗效果要选择合适指标,这些指标包括终点指标和中间指标。终点指标代表疾病的最终结局,如某些肿瘤外科手术或化疗后的总生存期。中间指标是指疾病发展变化过程中的一些结果,如药物治疗乙型肝炎期间转氨酶的变化水平及其他实验室指标水平等。治疗终点指标的选择应基于疾病的性质、病损程度、治疗后机体的病理损害和生理功能状况的可复性而定,如高血压的治疗目标是将血压降至最佳水平,降低心、脑、肾等靶器官损害事件的发生率。

（五）明确研究中伦理问题

在临床研究中,所有以人为对象的研究必须符合伦理学的相应规定,即公正、尊重人格、力求使受试者最大程度受益和尽可能避免伤害发生等。治疗性研究中涉及的伦理问题应从以下方面考虑:即方案设计与实施、试验的风险与受益、受试者的招募、知情同意书告知的信息、知情同意的过程、受试者的医疗和保护、隐私和保密、涉及弱势群体的研究等。

三、治疗性研究及其试验分期

临床试验是治疗性研究中最常见的研究方案,其中以新药临床试验居多,按照新药的不同研发阶段可以分为以下四期。

（一）I 期临床试验

I 期临床试验是初步的临床药理学及人体安全性评价,基于实验室研究和动物实验。旨在了解剂量反应和毒性,提供给药方案并评估人体对新药的耐受性。受试者通常是健康志愿者,特殊情况下也包括患者。

（二）II 期临床试验

II 期临床试验主要评估新药的有效性和安全性,涉及诊断标准、疗效指标和安全性指标的选择。试验需与标准疗法或安慰剂对照,需注意伦理要求,并规定中止和退出标准。试验结束后,需对数据进行统计分析。

（三）Ⅲ期临床试验

Ⅲ期临床试验旨在进一步验证药品有效性和安全性，评估利弊，提供药物注册依据。可调整受试者入选标准，考察不同对象所需剂量和依从性。

（四）Ⅳ期临床试验

Ⅳ期临床试验旨在评估药物在实际应用中的长期疗效和不良反应，特别是罕见和严重的不良反应。临床试验应在国家批准认证的药物临床试验机构（GCP）进行，多采用多中心方式。其他研究方式包括社区干预试验和现场试验，详见本书第四章。

第二节 ｜ 治疗性研究的设计要素及方法

一项高质量临床试验的前提是要有良好的选题和明确的研究目的。进而基于研究目的明确研究方案、设立指标、方法及统计分析手段。治疗性研究与其他临床研究设计内容类似，主要包括以下几个方面要素。

一、选择研究方案

治疗性研究有多种方案可以选择，但从研究的质量方面考虑，多选择实验性研究方案，如随机对照试验（randomized controlled trial，RCT）、单病例随机对照试验（N of 1 trial）、交叉设计（cross-over design，COD）、前 - 后对照试验（before-after trial in same patients）、非随机对照试验（non-randomized controlled trial，NRCT）、历史对照试验（historical control trial，HCT）、序贯试验（sequential trial）等。但从临床实用性方面考虑，还可采用观察性研究，如队列研究、病例对照研究等。证据强度要弱于实验性研究。

有关上述研究方案的定义、特点及应用条件，一些新型设计如适应性设计、成组序贯设计、析因设计等详见本书第四章，在此不再赘述。

二、选择研究对象和样本量估算

（一）研究对象的入选

首先需要明确研究对象的来源，包括是哪一级医院，是门诊患者还是住院患者。明确符合公认的临床诊断标准，同时根据研究目的和要求，设置合适的纳入标准及排除标准，以保证入选对象具有较高的同质性和代表性，有利于减少偏倚的发生，获得准确的研究结果。在设置排除标准时，应特别明确不宜使用该药的人群，如心、肺、肝、肾功能不全者和小儿、孕妇、哺乳期妇女、计划近期怀孕者等；同时对该类药物过敏和其他不宜参加这项研究者，如依从性差、参与了其他药物临床试验的受试者也应排除。但要注意：纳入标准的制订不宜过严，排除标准也不宜过多，否则可能影响研究结果的外推性及适用性。

此外，根据医学伦理学的原则，凡参加临床试验者，都要签署知情同意书。如某一新型抗生素治疗急性细菌性感染的疗效研究中，设置的纳入标准包括：年龄18～65岁的住院或门诊患者（慢性支气管炎急性发作部分患者年龄可放宽至70岁）、性别不限、经临床和实验室检查确诊为细菌感染、试验前未用过其他抗生素治疗或经其他抗生素治疗无效而细菌学检查为阳性并单独用此药治疗者、签署了知情同意书的受试者。并同时规定了排除标准：如对抗生素有过敏史者；严重心、肝、肾功能不全者；有精神、神经系统疾患以及晚期肿瘤患者；妊娠、哺乳期妇女；依从性差或病情严重，不能完成试验者等。

（二）样本量估算

治疗性研究的样本量要足够，以确保对所提出的问题给予一个可靠的回答。样本大小通常以试验的主要疗效指标来确定，如果需要同时考虑主要疗效指标外的其他指标时，应明确说明其合理性。

一般来说，在样本量的确定中应该明确以下相关因素：研究的设计类型、主要疗效指标的定义、临床上认为有意义的差值或者率、检验统计量、检验假设中的原假设和备择假设、I类和II类错误率以及可能脱落率等。较为常见的样本量计算方法如下。

1. 两组率的比较 是以率作为主要分析指标,可根据式(13-1)计算出各组所需的样本量。

$$n = \frac{\pi_1(100-\pi_1) + \pi_2(100-\pi_2)}{(\pi_1-\pi_2)^2} f(\alpha,\beta)$$
式(13-1)

其中 n 为一个组的样本量;π_1、π_2 为试验组和对照组的事件发生率;$f(\alpha,\beta)$ 为限定假阳性和假阴性水平时相应的参数值,可由表 13-1 查出。

表 13-1 常用 $f(\alpha,\beta)$ 数值表

α	β			
	0.05	0.10	0.20	0.50
0.10	10.8	8.6	6.2	2.7
0.05	13.0	10.5	7.9	3.8
0.02	15.8	13.0	10.0	5.4
0.01	17.8	14.9	11.7	6.6

例如:用两种药物治疗甲亢患者,经初步观察发现,甲药有效率为 70%,乙药有效率为 90%,现要进一步试验,设 $\alpha=0.05$,$\beta=0.1$,问每组至少需要观察多少病例? 假设已知 $\pi_1=70\%$,$\pi_2=90\%$,$\alpha=0.05$,$\beta=0.10$,查表 13-1 得,$f(0.05,0.1)=10.5$,代入上述公式得:

$$n = \frac{70\times(100-70) + 90\times(100-90)}{(90-70)^2} \times 10.5 = 79$$,即每组需观察 79 个病例。

2. 两组均数的比较 其样本量估计可采用式(13-2)。

$$n_1 = n_2 = 2\left[\frac{(t_\alpha + t_\beta)S}{\delta}\right]^2$$
式(13-2)

此式中的 n_1、n_2 分别为 1 组、2 组的样本量,一般是相等的,S 为两总体标准差 σ 的估计值,一般假设其相等或取合并方差的平方根,δ 为两均数的差值,即最小效应量的估计,t_α 和 t_β 分别为检验水准 α 和第II型错误的概率 β 相对应的 t 值,可以通过查 t 值表得到。

例如:观察两种药物治疗肌痉挛疗效,其中 B 药使肌痉挛分数平均减少 2.16,L 药使肌痉挛分数平均减少 1.66,设两种药物疗效标准差相等,均为 0.7 分,要求 $\alpha=0.05$,$\beta=0.1$,若要得出组间差异有显著性结论,需要多少研究对象?

已知:$\delta=2.16-1.66=0.5$,$S=0.7$,双侧 $\alpha=0.05$,$\beta=0.1$,查 t 值表得:$t_{0.05/2,\infty}=1.96$,$t_{0.1,\infty}=1.28$,代入公式得:$n_1 = n_2 = 2\left[\frac{(1.96+1.28)\times 0.7}{0.5}\right]^2 = 41.2 = 42$(例),故认为两组各需 42 例患者,共计 84 例。

在实际工作中,也可采用下述公式进行计算,较为方便。

$$n = 2\hat{\delta}^2 \times \frac{f(\alpha,\beta)}{(\mu_2' - \mu_1')^2}$$
式(13-3)

n 为每组所需的例数,μ_2'、μ_1' 分别为两组的预期均数,$\hat{\delta}$ 为两组的合并标准差或对照组的标准差,$f(\alpha,\beta)$ 可由表 13-1 中查出。用此公式计算结果相同。

考虑试验中出现的病例失访和退出情况,故常在计算量的基础上增加 10%。

3. 非劣效性研究

(1)当主要结局指标为定量资料,且试验组与对照组例数相等时,样本量计算公式为:

$$n = 2\left[\frac{(Z_\alpha + Z_\beta)S}{\Delta - \delta}\right]^2 \qquad\qquad 式（13-4）$$

式中 n 为每组的样本含量。Z_α 和 Z_β 是检验水准 α 和 II 型错误 β 对应的 Z 值，S 为两组的合并标准差。Δ 为非劣效界值，δ 指容许误差，为两组的效应值之差。

例 13-1：为验证某种新型胶囊内镜的成像质量不低于市面上某种胶囊内镜，以两种胶囊内镜系统的成像质量评分作为主要评价指标，根据预试验测得新型胶囊内镜的成像质量平均得分为 10.4 分，标准差是 0.517，对照胶囊内镜的成像质量平均得分为 11.5 分，标准差是 0.529，计算得出两组合并后的标准差是 0.523，两组的效应差值 1.1 分，为并根据临床实际，设 1.5 分为可接受的非劣效值，取 $\alpha = 0.025$（单侧），$\beta = 0.1$。

将以上参数代入公式计算得到：$n = 2\left[\frac{(1.96 + 1.28) \times 0.523}{0.4}\right]^2 = 35.89 \approx 36$

每组需要完成有效病例 36 例，可以在把握度 90%，检验水准 0.025（单侧），非劣效性界值 1.5 的情况下验证非劣效性结论。

（2）当主要结局指标为分类资料，且试验组与对照组例数相等时，样本量计算公式为：

$$n = \frac{(Z_\alpha + Z_\beta)^2 \left[p_t(1-p_t) + p_c(1-p_c)\right]}{(\Delta - \delta)^2} \qquad\qquad 式（13-5）$$

式中 n 为每组的样本含量，Z_α 和 Z_β 是检验水准 α 和 II 类错误 β 对应的 Z 值，P_t 是试验组的发生率，P_c 是对照组的发生率，Δ 为非劣效界值，δ 指容许误差，为两组的发生率之差。

三、研究对象的随机化分配及设盲

合格的受试者一旦入选临床试验，需进一步实施随机化分组，以保证每位受试者均有同等的机会被分配到试验组或对照组中，基本保证各种影响因素（包括已知和未知的因素）在处理组间的分布趋于相似。随机化方法包括简单随机、区组随机、分层随机等，一般多采用区组随机化法或分层随机化法。如果受试者的入组时间较长，区组随机化是临床试验首选，这样有助于减少季节、疾病流行等客观因素对疗效评价的影响，若药物效应会受到一些预后因素（如研究对象病理诊断、年龄、性别、疾病严重程度、生物标记物等）影响时，可采用分层随机化，但分层因素一般不宜超过 3 个。随机化较为常用的是用中央随机化系统，也可通过计算机产生随机序列或查阅随机数字表产生随机数字。

此外，为避免临床试验中的测量偏倚，也需要设立盲法。根据设盲的对象和范围，可分单盲临床试验，双盲临床试验和三盲临床试验，其中以双盲试验最为常用。

随机分配方案的隐藏，顾名思义就是对分配方案设盲，参与双方无法知晓某个患者所接受的是何种干预方案。随机分配隐藏的最佳方法是采用中央随机化系统管理受试者的入组，也可将产生的随机分配序列号用信封密封，同时还要保证研究参与者在试验过程中尽量处于盲态等。

四、选择试验药物或措施

试验组药物或措施首先要保证其有效性和安全性，并同时具有一定的创新性和经济性。对照组药物，可以是阳性药物对照，也可以是安慰剂对照，在选择阳性药物作为对照时，要注意判断是否满足作为阳性对照药物的条件，选择安慰剂作为对照，要注意选择研究的病种及是否违反医学伦理。无论是阳性对照药物还是安慰剂对照，试验、对照两组的药物在外观、色泽、大小等方面应相似，同时服用方法和疗程也要一致，否则会影响结果的真实性。试验药物或措施与对照药物或措施在剂量、用法、疗程、时机的设置和确定不能盲目，要有科学依据。

五、试验观察指标的设置

观察指标是指能反映临床试验中药物有效性和安全性的观察项目,必须在研究方案中有明确的定义和可靠的依据,不允许随意修改。在研究设计阶段,首先需要根据研究目的,严格定义与区分主要指标和次要指标,明确指标的性质(定量或定性)和特征(数量、主观或客观、终点指标或替代指标等)。

临床试验中选择的观察指标应具有良好的敏感度,较强的特异度,充分的客观性、清晰的终点指标,适当的指标数量、明确的可行性等。临床研究常用的几类指标如下。

(一)主要指标和次要指标

主要指标是研究的主要终点,能确切反映药物有效性或安全性。主要指标应根据试验目的选择易于量化、客观、重复性高,并且公认的指标。主要指标多为一个,但有时也可采用两个或多个主要指标。主要指标在试验进行过程中不得修改。次要指标是与次要研究目的相关的效应指标,或与试验主要目的相关的支持性指标。一项临床试验研究,可以设计多个次要指标,但不宜过多。

(二)复合指标

当单一的主要指标难以确定时,可将多个指标组合构成一个复合指标。临床上采用的量表(如神经、精神类、生存质量量表等)就是一种复合指标。

(三)替代指标

替代指标是指无法直接评价临床效果时,用另外的指标间接反映临床效果。例如对高血压患者的降压药物治疗,治疗的效果被认为是降低或延迟"终点事件"(心、脑、肾事件)的发生,但若采用此项指标评价,需要长时间的观察。而在临床研究实践中,降压药的治疗效果经常采用替代指标"血压降低值/血压达标"来评价药物的疗效,因为大量研究已证实,将血压控制在正常范围内,可降低"终点事件"的发生。

选择替代指标为主要指标,可缩短临床试验期限,但也存在一定的风险,尤其是"新"替代指标。药物在替代指标上的优良表现并不一定代表药物对受试者具有长期的临床获益,相反,药物在替代指标上的不良表现也不一定表示无临床获益。因此在具体应用时需要仔细权衡。

(四)转化指标

在临床试验中,有时将根据临床研究的需要,将定量指标根据一定的标准转换为等级指标或将等级指标转化为定性指标,如:用药后血压降低到"140/90mmHg"以下的受试者比例(达标率)。这种指标转化的前提是要具有临床意义且已被公认。

六、确定干预实施方法及随访观察期

在研究设计中,需要说明试验干预方法和实施要求,建立试验药物包装、分发、转运、供应档案。设立盲法时,则有保证盲法的具体措施,以及当患者病情恶化或突发不良事件时,有紧急破盲的操作规范;同时还要建立避免沾染和干扰以及保证依从性的制度等。

临床试验中同样需要确立一个明确的随访观察期,观察期要适当、不宜过长或过短。过长会造成浪费,过短不但无法观察到远期效果,还无法观察到有效的治疗结局。观察期的确定应基于研究目的、前期基础研究结果以及临床达到治疗最佳水平所需时间等。如骨质疏松的防治性研究应考虑到骨代谢的周期较长,少于1年很难得出结果。

七、数据管理与统计分析

(一)数据管理

临床试验方案确定后,应根据病例报告表和统计分析计划书的要求制订数据管理计划,包括数据接收、录入、清理、编码、一致性核查、数据锁定和转换等,最好采用临床试验的数据管理系统进行管理。

（二）统计分析

与其他研究一样,临床试验也需在原始资料完整、准确的基础上,按研究目的、试验设计方案,以及资料类型选择正确的统计方法处理资料。内容包括:详细列出主要和次要指标的分析方法、亚组分析方法、中心效应;详细比较进入试验组和对照组患者的基线特征与协变量分析;失访、退出和脱落病例的情况;如何处理偏倚和缺失数据,如何解释结果的意义;如实报告试验结果的有效性、安全性等等。

1. 统计分析集的划分　首先要明确定义用于统计分析的数据集,确认每位受试者所属的分析集。一般情况下,临床试验的分析数据集包括全分析集(FAS)、符合方案集(PPS)和安全集(SS)。全分析集用来描述尽可能完整且接近于包括所有随机化受试者的分析集;符合方案集是全分析集的一个子集,是指符合研究方案要求且依从性好的受试者;安全集通常指包括所有随机化后至少接受一次治疗且有安全性评价的受试者。

2. 统计方法的选择

（1）根据资料的性质采用相应的统计学方法:①治疗性研究资料中最常见的是计数资料、计量资料和等级资料。计数资料的描述采用率和比,如有效率、治愈率、病死率等,假设检验方法常为卡方检验(χ^2 test);计量资料的描述常用均数 ± 标准差,假设检验常用 t 检验(小样本),u 检验(大样本)及方差分析、非参数检验等;等级资料是将某一指标划分为若干等级,常用非参数检验及 Ridit 分析等。②如治疗性研究本身有两组以上组别比较,必须先作多组间的显著性检验,差异有统计学意义时,才能进一步作两两比较。③治疗性研究设计可以是配对设计,或完全随机设计。两种设计的原理不同,分析处理的方法也不同,二者不可混淆。

（2）根据分析目的选用统计方法:①治疗效果的多因素分析:任何治疗效果的产生,除了治疗措施本身的效力之外,还与患者人口学特征以及病理生理状态、疾病特点等有关。例如年龄、营养状态、病情、药量、疗程、并发症、合并症等均会影响治疗反应。应在单因素分析基础上,选择有实际意义的变量作多因素分析,进一步评价疗效。②单侧检验或双侧检验:如肯定试验药(或措施)疗效优于对照药(或措施),则用单侧检验法;若不能肯定,则采用双侧检验法。如果对照组用阳性对照药物,则需要进行等效或者非劣效性检验,此时用单侧检验即可。③对不完整资料的处理与分析:对于在研究中出现退出、失访的情况,可以采用意向治疗分析(intention to treat analysis,ITT)。ITT 分析是将所有纳入随机分配的患者,不管最终是否接受到分配的治疗,在最后资料分析中都应按随机分配方案统计,以保证结论更真实可靠。

第三节 | 影响治疗性研究质量的常见因素及其处理方法

治疗性研究中存在很多影响结果真实性和可靠性的因素,如偏倚、混杂和机遇因素等,若不加以识别和控制,临床研究结果将会失真。

一、机遇

机遇因素在治疗性研究中不可能消除,只能在研究设计阶段,通过限制 I 型错误率和 II 型错误率,将机遇因素的影响控制在容许范围之内。

二、偏倚

由于偏倚会影响疗效、安全性评价结果,甚至影响临床试验结论的正确性,因此临床试验全程均须控制偏倚的发生。偏倚在临床试验中呈多样化表现,除常见的选择偏倚(selection bias)、测量偏倚(measurement bias)和混杂偏倚(confounding bias)外,还存在一些治疗性研究特有偏倚。随机化和盲法是控制偏倚的重要措施。

（一）选择偏倚

选择偏倚产生于设计阶段,因入选和未入选对象存在特征差异及非研究因素分布不均导致结果偏差。可通过随机、设立对照和严格标准控制。

（二）测量偏倚

测量偏倚是在资料观察、测量和收集过程中,由于人为因素导致结果失真。可通过盲法、标准化测量和提高应答率来预防。

（三）混杂偏倚

混杂偏倚由于混杂因素存在导致研究因素与疾病关联度被掩盖或夸大。可以通过限制、配比、随机、标准化、分层及多因素分析方法加以控制。

（四）其他偏倚

临床治疗性研究中还存在一些属于测量偏倚的特殊偏倚,如有以下几种:

1. **霍桑效应**（Hawthorne effect） 是研究者在对自己感兴趣的对象更关照和仔细,导致被关照者对研究人员产生过分的热情,报喜不报忧、人为夸大客观效果。控制霍桑效应的最佳方法是严格实施盲法。

2. **干扰**（co-intervention） 干扰是指试验组或对照组的对象额外地接受了类似试验药物的某种有效制剂,导致疗效夸大。试验组接受干扰会提高疗效,增大与对照组差异;对照组接受则提高对照组疗效,减小差异。控制方法是实施规范化试验和改善依从性,减少其他药物使用。

3. **沾染**（contamination） 沾染是指对照组患者额外接受试验组药物,夸大对照组疗效的现象。应在设计时限制并在试验中加强质控和改善依从性。

4. **向均数回归现象**（regression to the mean） 是指某些测试指标在基线异常,即使在未干预或无效治疗下恢复正常,可能是生理性波动而非干预结果,但造成治疗有效假象。克服方法是多次测定同一指标并取均值。

5. **失访** 大量患者失访会导致与结局测量有关的偏倚,因为仅依靠随访数据会导致结果与真实情况不符。克服方法是提高随访率或采用 ITT 分析。

6. **依从性**（compliance） 是指研究对象按照研究要求执行医嘱的客观程度。依从性好指全面、认真地执行医嘱,不依从原因包括遗忘、误解、不耐受副作用、讨厌服药或费用不足等。疗程长或方案复杂也会影响依从性。

提高依从性最主要的方法是让患者充分理解试验目的、要求及参加这项试验的意义,使患者在理解的基础上给予合作。此外,还应同时强化试验管理,从客观上减少不依从的可能性。如建立检查制度,在复诊时计算患者的依从性（式 13-6）,如服药量≥80%,则依从性佳,<80% 为依从性不佳。为了保证研究质量,不依从率应力争控制在 10% 范围内。同时还应建立药物血、尿浓度的检测方法,必要时可进行体液内药物浓度测定来确保患者的依从性。另外,选用高危人群作研究对象对提高依从性也很有意义。

$$依从性 = \frac{实际用药量（应服药量-复诊时剩余药量）}{总设计用药量（应服药量）} \times 100\% \qquad 式（13-6）$$

患者依从程度对研究的质量会有很大的影响。依从性越高,治疗组和对照组间的差异越能反映治疗的真正效果。而依从性降低就不可能获得预期效果,使本应有的治疗效果消失或降低。所以在治疗性试验中,维持与改善患者的依从性十分重要。

第四节 │ 治疗性研究的评价原则

治疗性研究结果只有通过科学的评价才能区别干预措施的利弊以及决定能否用于临床实践。无论是单个原始研究评价还是系统综述或 meta 分析等二次研究评价,都可以概括为真实性(validity)、重要性(importance)、适用性(applicability)三个方面。

一、单个原始研究评价

(一)真实性评价

1. 治疗性研究是否为真正的随机对照试验? 随机对照试验的设计要求最为严格,结果的真实性优于其他设计方案。这是因为设计严谨的 RCT 可有效地控制已知或未知的偏倚的干扰,确保研究结果真实可靠,故为治疗性研究的金方案。在评价 RCT 时要考虑以下问题:①是否采用了真正的随机方法,是否交代了具体的随机方法,是否实施随机分配隐藏,是随机还是随意。对于分层随机对照试验,要注意分层因素的数量、试验组与对照组的样本量及分层后各亚组的病例分布是否一致。②是否采用了盲法,要注意是否交代了具体的"盲"法,实施的是单盲、双盲或三盲,阐明试验过程是否按盲法操作等。③组间基线状态的可比性如何,要注意是否描述了组间基线的状态并作了比较,如果存在组间基线状态的不一致性,则要注意是否作了分层比较或校正。④伴随的辅助治疗是否对结果有影响,在某些较为复杂疾病的治疗性研究中,有时是在"基础治疗"之上进行试验干预的,或许在试验中某些病例出现新症候需要对症治疗。因此,应注意组间辅助或基础治疗的差异性。此外,还要注意考证有无"干扰"及"沾染"的影响。

2. 所有纳入的研究对象是否随访完整? 随访时间是否足够长? 任何观察病例的丢失,都会直接影响最后的结果和证据的真实性。例如,疗效差的患者退出,会高估治疗效果;若个别患者因药物或者干预措施的副作用从治疗组中退出,可能会低估药物的危害性。理想的情况是所有纳入的研究对象在研究过程中都完成随访,这在实际临床研究中很难做到。

失访率一般应控制在 10% 以内,若超过 20%,研究质量会受到很大影响,结果也许会不真实。对失访率影响的估计,常用方法是将试验组全部失访的病例,均计入无效病例,而对照组丢失的病例全部计入有效病例。倘若仍与原有结论一致,则原有结果可信。

同时随访期应足够长,以保证获得重要的临床效应结果。随访时间长短取决于目标疾病的病程,短则数周、数月,长则 1 年以上方能充分显示防治效果。

3. 是否对参与随机的所有研究对象进行了分析(如意向性分析)? 被随机分配入组的病例可因各种原因失访。例如,因副作用发生出现中途停药者、患者依从性差而未认真按医嘱服药者以及发生沾染或者干扰者等。若这部分对象不被纳入结果分析,必然影响原来的随机化原则和基线的可比性,最终影响结果的真实性。目前广泛采用意向性分析(intention to treat analysis)进行资料分析,即按最初随机分配入组的全部病例,无论其是否接受或未接受确切的治疗药物,都纳入最后分析。

4. 是否对研究对象、医生和研究人员实施了盲法? 在治疗性研究资料收集过程中往往也会产生较大的测量偏倚。如研究对象知道自己接受的是治疗措施、还是对照措施,研究者或结果测量者知道研究对象的分组情况,往往会夸大疗效。盲法实施旨在减少测量性偏倚以维护观察结果的真实性。盲法可以是单盲、双盲或三盲。而无法实施盲法的试验(如外科手术),可以请第三方采用客观指标评价治疗效果。若使用临床记录,则应去除所有可能破盲的治疗措施信息,以保证盲法的真正实施。

5. 除试验方案不同外,各组患者接受的其他治疗方法是否相同? 倘若研究对象除了接受规定的治疗方案外,还有意或无意采用了其他干预措施,如沾染和干扰情况的发生,必然影响结果。前者指对照组的患者接受了试验组的防治措施,缩小试验组和对照组间的疗效差异;后者指试验组或对照组接受了类似试验措施的其他处理,人为扩大或减小组间疗效的真实差异。

若一项研究不符合上述五条标准的一条或多条,则应慎重解读研究结果。

(二)重要性评价

1. **治疗性证据的效应强度大小**　疗效的强度通常用率表示,即有效率、治愈率、病死率、病残率,即使有些计量的疗效指标,亦多转换为"有效率"等。

比较 RCT 各组有效率,可采用统计学方法判定组间差异的显著性。然而,仅采用这些"率"来量化效应强度还不够。随着临床流行病学与循证医学的发展,一些更能反映临床意义的指标被广泛应用:

（1）相对危险降低率（relative risk reduction, RRR）

$$RRR = \frac{CER-EER}{CER}$$　　　　　式（13-7）

CER=control event rate（对照组事件率）,EER=experiment event rate（试验组事件率）

（2）绝对危险降低率（absolute risk reduction, ARR）

$$ARR = CER-EER$$　　　　　式（13-8）

（3）需治疗多少病例数才获得一例好结果（number needed to treat, NNT）或需治多少病例才发生一例不良反应（number needed to harm, NNH）

$$NNT \text{ 或 } NNH = \frac{1}{ARR}$$　　　　　式（13-9）

如一个他汀预防脑卒中的 RCT 中,治疗 5 年后他汀组的脑卒中发病率为 4.3%（EER）,对照组的脑卒中发病率为 5.7%（CER）;试验组不良反应率 0.05%,对照组 0.03%,根据以上公式,进一步计算量化指标:

$$RRR = \frac{5.7\% -4.3\%}{5.7\%}=25\% ; ARR = 5.7\% -4.3\% = 1.4\% ; NNT = \frac{1}{1.4\%}=72;$$

$$NNH = \frac{1}{0.02\%}=5\,000$$。结果表明,他汀防治有效且安全耐受。

2. 治疗性结果的精确度（precision）　上述相关指标如 ARR、RRR、NNT 值仅表示效应强度的大小,其精度往往会因不同样本量大小而有所差异。因此,应进一步评估效应的精确度。

通常采用 95% 置信区间（95% CI）反映结果的精确程度,95% CI 的范围越窄,则越精确。

（三）适用性评价

上述证据真实性与重要性经分析和评价获得肯定结论之后,接下来要考虑这种有价值的证据能否用于临床实践,需要结合自己患者的实际情况,评价其适用性。通常考虑以下几条规则:

1. 证据来源研究对象是否与患者情况不符而不能应用?

（1）整体证据:有价值治疗证据是否适用,应审查疾病诊断标准是否可靠,证据中的研究对象之纳入标准是否与拟引证的患者相符,其生理机能与病理学依据、病情特点、年龄、性别以及社会经济状况是否存在显著差异等,假若以上特点一致或大体一致,则该治疗证据就认为适用,否则就不可取。

（2）亚组证据:有的证据在总体上可能缺乏适用性,但其亚组效应可能有显著意义,若患者病情与某亚组患者相似,那么,该亚组证据就有适用价值。

对于有着显著适用的亚组分析证据,如能符合下述条件者,则有应用价值:①确有生物学和临床依据者;②确有统计学意义和临床价值者;③亚组分析在研究设计阶段就已拟定,并非在试验结束后有意为之;④仅属该研究中有限几个亚组分析证据之一者(亚组不能过多);⑤该证据在同类研究中被证实者。

2. 该治疗证据是否可以在本单位医疗条件下采用? 对于拟采用的有效治疗措施,需要在具有一定医疗水平、医疗条件的医院才能被采用,如医生技术水平、医院管理机制及设备条件、患者意愿以及经济承受能力等。如像冠心病介入治疗、风湿性心瓣膜病的换瓣手术等,即使这类治疗证明对患者有利并颇具效果,若不具备上述条件,也是不可行的。

3. 从该治疗性证据中,估计患者的利和弊? 采用某一可行性好的最佳治疗措施一定是要保证利大于弊,且要有量化指标为依据。最直接的是用 NNT(益处)及 NNH(害处)进行评价。如果这两种指标不全,则有两种办法帮助解决。

一是确定患者预期事件发生率(patient expected event rate,$PEER$),即患者假如不予治疗,其最终结局事件的发生率。可用试验中安慰剂对照组的事件发生率(CER)表示;如无 CER 证据,也可根据临床积累的未治或缺乏特效治疗观察结果值作为 $PEER$ 参考值,如像急性心肌梗死患者 PEER 约 15%;另外也可以亚组分析中相应的 CER 作为 $PEER$ 等等。

当获得 $PEER$、RRR 等指标值后,用下列公式则可推算:

$$NNT \text{ 或 } NNH = \frac{1}{PEER \times RRR} \qquad \text{式(13-10)}$$

其二是应用列线图,用已知的 $PEER$(或称不治疗的绝对危险率)与 RRR 数据,依据此两值连接线的延伸,与 NNT 线上交叉点,即为该 NNT,十分方便(图 13-1)。

4. 考虑患者对于治疗措施的价值取向与期望　循证治疗实践中,一定要充分尊重患者对治疗的价值取向,即愿意接受或者不愿意接受,或愿意接受哪一种备选方案(药物或有关治疗措施),而且要了解患者对治疗结局的有关期望。

首先,注重疗效的同时要保证不良反应最小化。因此,估计与掌握治疗的利弊比就十分重要了。通常应用治疗措施(或药物)的 NNT 与 NNH 计算其利弊比(likelihood of being helped vs harmed,LHH)。

$$LHH = (1/NNT)/(1/NNH) \qquad \text{式(13-11)}$$

如上述有关他汀药物预防脑卒中的 NNT 为 72,NNH 为 5 000,则:$LHH=(1/72)/(1/5\,000)=70$,这意味着有利面是不利面的 70 倍,他汀干预安全有效,显然 LHH 是越高越佳。

倘若同时存在几种备选药物,且疗效与不良反应相似或有差异但无显著意义。对这些备选治疗措施(或药物),则应优先选择其成本(价格)低廉且疗效也好和安全的药物,在保证安全有效的基础上,尽可能地降低医疗成本。同时,对于任何治疗措施,一定要让患者充分知情,以保持良好的依从性。并在治疗过程中务必要认真观察治疗反应,关心与爱护患者,这有利于增进互信和睦关系,避免产生不必要的误解或纠纷。

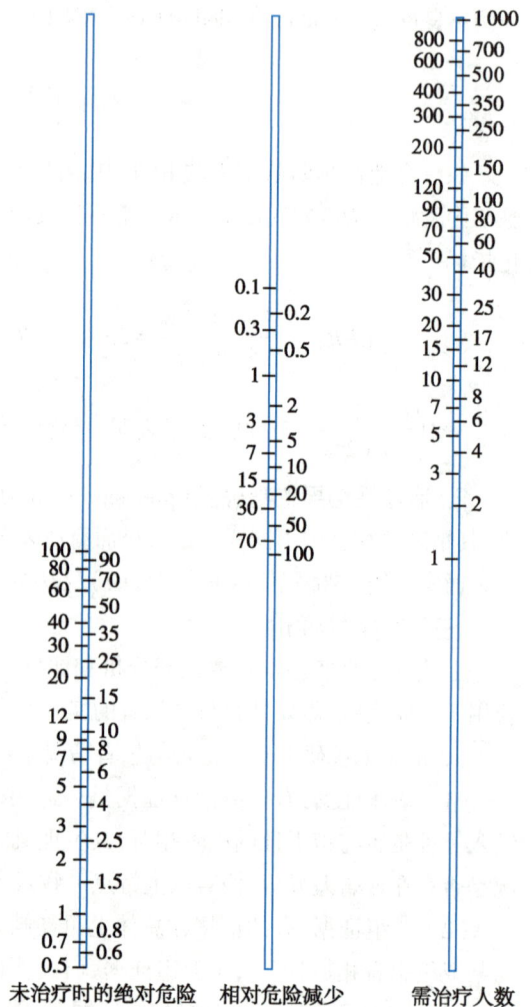

图 13-1　估计 NNT 的列线

二、系统综述或 meta 分析证据评价

系统综述和 meta 分析位于循证医学证据金字塔的塔尖,其结果对指南制定和临床决策的影响超过其他类型证据。因此,能制作合格的系统综述/meta 分析并会正确评价已成为临床工作者一个重要的基本功。

系统综述是由多个原始研究结果综合而成,涉及检索策略、文献收集、严格评价等多个步骤。

其评价内容包括真实性、重要性和适用性,但与原始研究评价有所不同,需借助评价工具完成。AMSTAR(A Measurement Tool to Assess Systematic Review)是系统综述/meta 分析质量评价的首选。详见本书第七章。

第五节 | 循证实践及案例分析

一女性患者,65 岁,因"腹痛伴呕吐 1 周,加重 1 天"收入某院肝胆外科,有胆囊结石病史。查体:神志清,体温 38.2℃,脉搏 100 次/min,血压 100/66mmHg,发育正常,营养良好,皮肤轻度黄染,右上腹轻压痛,未触及明显包块,Murphy 征阳性,肝区叩痛,腹部叩诊鼓音,无移动性浊音,肠鸣音正常。腹部超声及 CT:胆囊壁增厚,胆囊结石,胆总管扩张伴结石。血常规提示白细胞及中性粒细胞水平增高;血生化提示胆红素水平增高。初步诊断为胆总管结石伴急性胆管炎,胆囊结石伴胆囊炎。

急性胆管炎(acute cholangitis)是因为胆道部分或完全梗阻后继发感染而导致的一种胆道感染性疾病,是肝胆外科较为常见的外科急症。典型表现为 Charcot 三联征(发热、黄疸和腹痛),在更严重的情况下,急性梗阻性化脓性胆管炎(acute obstructive suppurative cholangitis)患者可能会出现腹痛、寒战高热、黄疸、休克和精神症状(Reynolds 五联征),如果不能早期识别及干预,可能危及患者生命。诊断需要根据临床表现、实验室检查和影像学检查结果综合判断。该病的主要治疗包括液体复苏、抗生素治疗和胆道引流等。急性胆管炎必须早期识别和治疗,因为疾病死亡率随着治疗的延误而上升。但救治时间窗、患者基础情况不同会导致最佳的治疗措施不同,故针对临床上某一具体的急性胆管炎患者,医生常会遇到,如该患者最佳治疗措施是什么,患者是否应该行手术治疗,应该选用何种手术方式,如何选择抗生素等一系列问题。

一、构建循证问题

针对上述这位伴有胆总管结石的急性胆管炎患者提出临床治疗问题:是否应该行手术治疗?应该选用何种手术方式?如何选择抗生素?

二、检索证据

全面收集有关研究证据。查寻最新指南、系统综述以及临床研究证据。英文以 acute cholangitis、antibiotics therapy、cholangial drainage 为关键词组合分别检索 Medline(PubMed)、Web of Science、Cochrane Library 等英文数据库;中文以中国学术期刊网(CNKI)全文数据库、重庆维普(VIP)中文科技期刊全文数据库、万方科技期刊全文数据库作为检索数据库,以急性胆管炎、抗生素治疗、胆道引流作为关键词进行检索。制定检索策略时,注意检索词的变换使用,如 biliary infection、antimicrobial therapy、biliary drainage 等。检索结果:关于胆道引流治疗急性胆管炎的国内外研究相对较多,其中检索到 2 篇最新相关指南、数十篇系统综述及 meta 分析,包括 9 篇在 Cochrane 系统综述。其中,2007年/2013 年发布的日本指南一篇,于 2018 年更新;及 2011 年发布的中国急性胆道系统感染的诊断和治疗指南,于 2021 年更新。

三、评价证据

严格评价研究证据。根据具体的临床问题,寻找答案。指南及系统综述是在综合相应证据的基础上,具有较高的证据级别,其次是高质量的随机对照试验。针对本例提出的问题,检索到了多个指南,对其给出推荐予以重点考虑。

1. 是否应该行手术治疗　有关指南和证据结论如下:指南均建议急性胆管炎患者应首先评估严重程度。根据病情严重程度,判断是否需要胆道引流,同时行积极的抗菌药物治疗及全身支持治疗。

（1）中国指南建议：①轻度急性胆管炎仅需全身支持治疗和抗菌药物治疗即可控制，然后再针对病因治疗；如果抗菌药物治疗效果不佳（24h），可视具体情况行胆管引流，待感染控制后再行病因治疗。②中度急性胆管炎建议行抗菌药物治疗及全身支持治疗，同时尽早行胆管引流［经内镜逆行性胰胆管造影术（endoscopic retrograde colangiopancreatography，ERCP）或经皮经肝穿刺胆道引流术（percutaneous transhepatic cholangial drainage，PTCD）］。如果引起胆管梗阻的原因需要手术处理，待病情好转后再行病因治疗。③重度急性胆管炎患者应强调尽早行胆管引流，同时全身器官功能支持治疗。一旦患者能耐受，尽早行 ERCP 或 PTCD，同时结合广谱抗菌药物治疗，待患者全身情况好转后二期再处理引起梗阻的病因（强烈推荐）。

（2）日本指南建议：①一旦确诊，立即进行充分补液、补充电解质、静脉给予镇痛药和全剂量抗菌药物等初步治疗。②轻症患者大多数不需要引流，24 小时内初始治疗无反应的轻度急性胆管炎患者，应立即进行胆道引流。③对于中度患者，在初始治疗的同时早期行胆道引流。④对于重度患者，在初始治疗的同时行紧急胆道引流，并给予一般支持治疗（例如无创/有创正压通气、使用血管加压药和抗菌药物）。患者一般情况改善后，考虑针对急性胆管炎的病因进行治疗（内镜或经皮治疗、手术）。

2. 手术方式的选择

（1）中国指南建议：①内镜下胆道引流包括 ERBD 和 ENBD，可作为多数急性胆管炎胆道引流的首选方式（高质量证据，强烈推荐）。内镜下胆道引流可选择留置鼻胆管或支架置入，应谨慎选择行 EST。② PTCD 可作为急性胆管炎无法行内镜下胆道引流时的替代方案，建议作为肝门部以上胆道梗阻进行胆道引流的首选方式（最佳实践声明推荐）。③外科手术胆道引流可作为无条件行内镜下胆道引流术及 PTCD 时的选择，强调缩短手术时间、尽早解除梗阻的重要性（极低质量证据）。

（2）日本指南建议：①对于中、重度急性胆管炎及保守治疗无效的轻度急性胆管炎患者，推荐内镜下经乳头胆管引流（endoscopic transpapillary biliary drainage，ETBD）作为急性胆管炎的一线治疗，酌情选用内镜下经鼻胆管外引流（endoscopic nasobiliary drainage，ENBD）或胆管支架内引流（endoscopic biliary stenting，EBS/ endoscopic retrograde biliary drainage，ERBD）。②当由于上消化道梗阻等原因导致乳头解剖异常时，内镜超声引导的胆道引流（endoscopic ultrasonography-guided biliary drainage，EUS-BD）被推荐作为替代的引流方式。若无法行 ERCP 或 EUS-BD 时，应选择 PTCD 或考虑转诊。③对于轻、中度急性胆管炎伴胆管结石且无抗凝治疗或凝血功能异常的患者，可考虑在单次胆管引流治疗的同时进行内镜乳头括约肌切开术（endoscopic sphincterotomy，EST）清除结石。④对于因结石较大或较多等原因取石困难的患者，建议先行胆管引流，待炎症得到控制后再经内镜清除结石。⑤对于合并凝血功能障碍或正在接受抗凝治疗的患者，应权衡手术出血风险与血栓栓塞风险，推荐 EBS 作为首选引流方式。⑥球囊小肠镜辅助内镜逆行胰胆管造影（balloon enteroscopy-assisted ERCP，BE-ERCP）可作为术后解剖改变的急性胆管炎患者进行胆管引流的一线治疗方式，但仅当医疗机构拥有成熟技术时采用。⑦可将 EUS-BD 作为 PTCD 的替代方案和 BE-ERCP 失败的二线治疗。

3. 关于抗菌疗法

（1）中国指南建议如下：①血培养或胆汁培养应尽量在抗菌药物应用前完成，否则可能导致培养结果假阴性（强烈推荐，C 级证据）。②在选择抗菌药物时，应考虑以下因素：抗菌谱、药代动力学和药效学、抗菌药物使用史、肝肾功能、过敏史和其他不良事件（强烈推荐，D 级证据）。③如果有胆肠吻合病史，则建议同时进行抗厌氧菌治疗（条件推荐，D 级证据）。④依据抗菌药物代谢及效应动力学特点，选择具有高胆汁穿透率的抗菌药物，如头孢哌酮/舒巴坦、替加环素等，保证药物在胆汁中达到足够的浓度（强烈推荐，C 级证据）。⑤在有效胆汁引流基础上，抗菌治疗应持续至达到停药指征（强烈推荐，C 级证据）。

（2）日本指南建议如下：①选择抗菌药物时，应考虑目标微生物类型、药代动力学和药效学、局部抗菌谱、抗菌药物使用史、肾功能和肝功能、过敏史和其他不良事件（Ⅰ级推荐，D 级证据）。②建议对进行过胆肠吻合手术的患者进行抗厌氧菌治疗（Ⅱ级推荐，C级证据）。③一旦控制了感染源，建议对急性胆管炎患者进行4～7天的抗菌治疗（Ⅰ级推荐，C级证据）。

所查到的指南和系统综述均评价了证据质量，故可直接进入到下一步。在缺乏相应指南及系统综述的情况下，应对纳入研究进行系统评价，其中随机对照试验是一种前瞻性研究，在各种临床疗效研究中的论证强度最高，所以对大型随机对照试验也应给予一定的重视，明确各研究纳入的患者特征、各组干预措施的选择，从组间基线可比性、随访时间、随机化分组、盲法、失访率等方面综合评价。

四、证据应用与实践

经过研究结果的整理和分析，应用于个体患者的处理上。针对该病例，可以参考上述指南的推荐意见。故医生参照指南，根据当地的习惯和经验进行处理：①首先根据病情进行严重程度评估，同时予以充分补液、补充电解质、抗菌药物等初步治疗，并立即准备行胆道引流手术；②可选择ERBD和ENBD，同时行胆汁和血培养，后根据药敏选择敏感抗生素；③急性疾病消失后，考虑通过内镜、经皮或手术干预治疗急性胆管炎的病因，并针对胆囊结石行胆囊切除术。医生将这些意见告知患者及家属，考虑到如不及时治疗可能出现危及生命的并发症，患者方面选择接受了上述证据确凿的疗法。

五、后效评价与小结

本节具体应用循证实践的5个步骤，对急性胆管炎患者开展循证治疗。第一步，提出需解决的实际问题。第二步，检索相关证据，重点在于设计恰当检索策略，通过国内外各大权威数据库，全面检索出可信度高的证据。第三步，评价证据，根据适当的标准，对研究质量进行严格评价，明确高质量研究。第四步，制定决策，根据当前最好的证据，结合患者的实际情况及意愿，给予患者最好的临床治疗。第五步，后效估计，即治疗决策应用后患者对治疗的反应。治疗指南及相关的系统综述无疑是疗效评价的最佳证据，但缺乏相应的证据时，临床医生就应对现有的随机对照试验等进行评价，再结合患者的实际情况及治疗措施进行利弊综合分析，形成临床决策。

（舒晓刚）

本章思维导图　　　　本章目标测试

本章要点

1. 预后是指疾病发生后,对将来发展为各种不同结局的预测或评估,常以概率表示,如治愈率、复发率、五年生存率等。
2. 预后研究常用设计方案为队列研究。
3. 常用生存分析方法如 Kaplan-Meier 生存曲线、Cox 风险比例模型等。
4. 预后研究常见偏倚有失访偏倚和混杂偏倚等,需采用多种方法加以控制。
5. 预后研究的 9 条评价原则。

预后问题是临床医生每天都要面对的问题,当患者确诊某疾病后,非常关注的问题是如何治疗? 治疗效果好吗? 容易复发吗? 平均可以存活多少年? 最长能够活多少年? 注意哪些方面可以延长寿命? 这些都是涉及预后的问题。

第一节 | 疾病预后研究的概述

一、疾病预后及其研究的意义

预后(prognosis)是指疾病发生后,对将来发展为各种不同结局(痊愈、复发、恶化、伤残、并发症和死亡等)的预测或评估,常以概率表示,如治愈率、复发率、五年生存率等。

预后研究就是关于疾病各种结局发生的概率及其影响因素的研究。其意义在于:了解某种疾病的发展趋势和后果,从而帮助临床医生作出治疗决策;研究影响疾病预后的各种因素,有助于干预并改善疾病的预后。此外,还可利用疾病预后研究正确评定某项治疗措施的效果,从而促进治疗水平的提高。

二、疾病自然史

疾病自然史(natural history)是指在不给任何治疗或干预措施的情况下,疾病从发生、发展到结局的整个过程。疾病的自然史包括四个时期(图 14-1)。

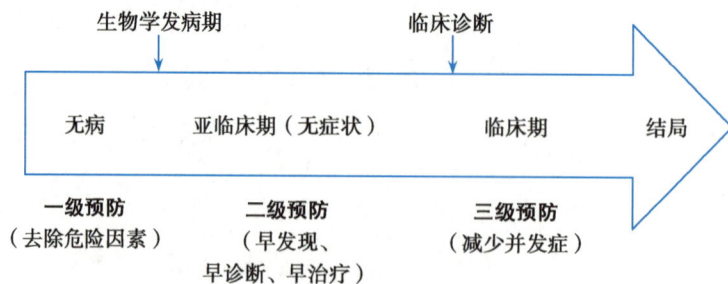

图 14-1 疾病自然史和分级预防

1. **生物学发病期**(biologic onset) 指病原体或致病因素作用于人体引起有关脏器的生物学反应,造成复杂的病理生理学改变,此时很难用一般临床检查手段发现疾病已经存在。
2. **亚临床期**(subclinical stage) 指病变的脏器损害加重,出现了临床前期的改变,患者无明显症状,自觉"健康",但若采用某些实验室检查或特异性高及敏感度高的诊断手段,可早期发现、早期诊断。

3. 临床期(clinical stage)　指患者脏器病变更加严重而出现解剖上的改变和功能障碍,临床上出现了症状、体征和实验室检查的异常,而被临床医生作出诊断,并及时救治。

4. 结局(outcome)　指疾病经历了上述过程,发展到终末的结局,如痊愈、伤残或死亡等。

不同疾病,其自然史差别很大。一些疾病自然史较短,如急性感染性疾病,短期内出现症状体征和实验室检查异常,进展较快,较短时间内即可出现结局。而一些慢性非传染性疾病,自然史较长,甚至可迁延数十年之久,如心脑血管疾病、糖尿病、高血压等。

三、临床病程

临床病程(clinical course)是指疾病的临床期,即首次出现症状和体征,一直到最后结局所经历的全过程。临床实践中可采取干预措施来改变其病程(图 14-1)。

病程和疾病自然史不同,前者可因接受医疗干预(包括各种治疗措施)而发生变化,预后随之发生改变。在病程早期就采取积极医疗干预措施,往往可以极大改善预后,而在病程晚期再进行医疗干预,则效果不佳,疾病预后较差,因此,临床医生应要重视对临床病程的估计。如早期发现和诊断肝癌,积极治疗,可大大延长肝癌患者的生存时间,反之,晚期肝癌患者的预后就很差。

四、预后因素

凡影响疾病预后的因素都可称为预后因素(prognostic factors),若患者具有这些因素,可影响其病程发展过程、出现某种结局事件的概率就可能发生改变。预后因素研究有助于临床医生进行医学干预,包括筛检、及时诊断、积极治疗和改变患者的不良行为等,从而改善患者预后。

预后因素与危险因素不同,危险因素是指作用于健康人,能增加患病危险性的因素,而预后因素则是在已经患病的患者中与疾病结局有关的因素。虽然某些疾病的一些危险因素也可能同样是预后因素,但多数并不重叠。例如,急性心肌梗死的危险因素与预后因素中,有些是相同的且作用相似,如年龄和吸烟,随年龄增大,患病危险性增加,预后也差。但有些因素则不尽然,如男性发生急性心肌梗死危险性高于女性,但女性发生心肌梗死后的预后反而比男性差。又如血压,高血压是危险因素,发生急性心肌梗死后低血压则预后不佳(图 14-2)。

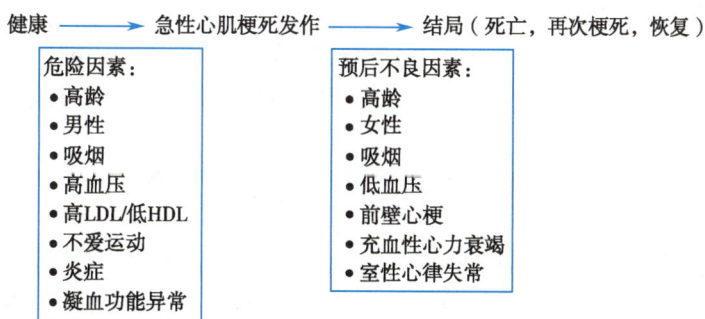

健康 ──→ 急性心肌梗死发作 ──→ 结局(死亡,再次梗死,恢复)

危险因素:
- 高龄
- 男性
- 吸烟
- 高血压
- 高LDL/低HDL
- 不爱运动
- 炎症
- 凝血功能异常

预后不良因素:
- 高龄
- 女性
- 吸烟
- 低血压
- 前壁心梗
- 充血性心力衰竭
- 室性心律失常

图 14-2　急性心肌梗死的危险因素和预后因素之间的差别

影响疾病预后的因素复杂多样,概括起来有以下几个方面。

(一)早诊早治

早期正确诊断并及时合理治疗对任何疾病而言都是影响预后的重要因素,尤其是恶性实体瘤,如能早期及时诊断,通过手术和放化疗,常能获得较好的预后。而发现较晚,已多处转移,失去手术根治机会,则预后很差。

(二)疾病自身特点

疾病自身特点包括疾病的性质、病程、病理类型与病变程度等,也是影响疾病预后的重要因素。

如像上呼吸道病毒感染这些自限性疾病,不需要治疗也可自愈,预后良好;而对于运动神经元疾病,肌萎缩侧索硬化虽发展缓慢,但无有效治疗,预后很差,多因呼吸麻痹并发肺部感染死亡。

(三) 患者病情严重程度

通常病情与预后密切相关,病情危重者,预后较差。例如,黄疸腹腔积液型重症传染性肝炎的预后远逊于无腹腔积液的轻或重型肝炎。

(四) 患者身体素质

患者身体的素质是项综合指标,包括年龄、性别、营养状况、免疫功能等。同一种疾病,由于患者身体素质不同,预后差别可以很大。

(五) 医疗条件

医疗条件的优劣,也直接影响疾病预后。例如:条件好的医院不仅医疗设施好,患者早期的正确诊断概率高且有抢救经验丰富的专科医生及许多有效治疗措施如溶栓治疗、经皮冠状动脉腔内成形术、冠状动脉支架术、冠状动脉搭桥手术等都可以选择,从而可以降低心肌梗死病死率,改善预后。

(六) 社会、家庭因素和其他因素

如医疗制度、社会保险制度、家庭成员之间关系、家庭经济情况、家庭文化教养、患者人文素养、依从性及心理因素都会影响患者的预后。

第二节 ｜ 疾病预后研究的设计

一、疾病预后研究常用设计方案

疾病预后研究包括预后因素研究及预后评定,根据研究目的及可行性的原则,可选择有关研究设计方案,包括描述性研究、病例对照研究、回顾性队列研究、前瞻性队列研究、临床试验等,首选研究方案是队列研究,包括回顾性队列研究和前瞻性队列研究,以后者为佳。所选研究设计方案不同,其结果差异明显。

二、疾病预后研究中常用的结局指标

(一) 率相关指标

1. **病死率**(case-fatality rate)　即总患病人数中,因该病死亡患者所占的比例。常用于病程短且容易死亡的疾病,如各种传染病、急性中毒、心脑血管疾病的急性期和快速进展的癌症。

$$病死率(\%)=\frac{死于该病的患者人数}{患该病的患者总人数}\times100\%$$

2. **疾病别死亡率**(disease-specific mortality)　某人群在一定的时期内(通常指一年)因某病死亡人数所占的比例,一般以1/10万或1/万为单位。死亡率与病死率定义不同,不能混淆。如某类型白血病死亡率2/10万,而病死率为30%。

$$死亡率=\frac{一定时期内死于某病的人数}{同期平均人口数}\times10万/10万(或1万/1万)$$

3. **治愈率**(cure rate)　指接受治疗患者总人数中治愈人数占该病的比例。

$$治愈率(\%)=\frac{患某病治愈的患者人数}{患该病接受治疗的总患者人数}\times100\%$$

4. **缓解率**(remission rate)　接受某种治疗后,进入疾病临床消失期的病例数占总治疗例数的百

分比。有完全缓解率、部分缓解率和自发缓解率之分。如某类型白血病经正规化疗后,完全缓解率60%,部分缓解率10%,无自发缓解。

$$缓解率(\%)=\frac{治疗后进入疾病临床消失期的病例数}{接受该种治疗的总病例数}×100\%$$

5. 复发率(recurrence rate) 疾病经过治疗缓解或痊愈后又再次发作的患者人数占总观察患者数的百分比。

$$复发率(\%)=\frac{复发的患者例数}{接受观察的患者总数}×100\%$$

6. 致残率(disability rate) 发生肢体或器官功能丧失者占观察患者总数的百分比。

$$致残率(\%)=\frac{致残的患者例数}{接受观察的患者总数}×100\%$$

7. 总生存率(overall survival rate) 从疾病临床过程的某一点开始,经过一段时间后仍存活的病例数占总观察例数的百分比。常用于长病程致死性疾病,如癌症,病程较短者可用1年生存率,病程较长者用5年生存率表示预后。

预后研究仅报道生存率还不够,如图14-3中4种情况5年生存率均为10%,但未反映5年间生存率变化的全貌,还需要生存曲线等加以补充。

$$n\,年生存率(\%)=\frac{活满\,n\,年的病例数}{n\,年内观察的总例数}×100\%$$

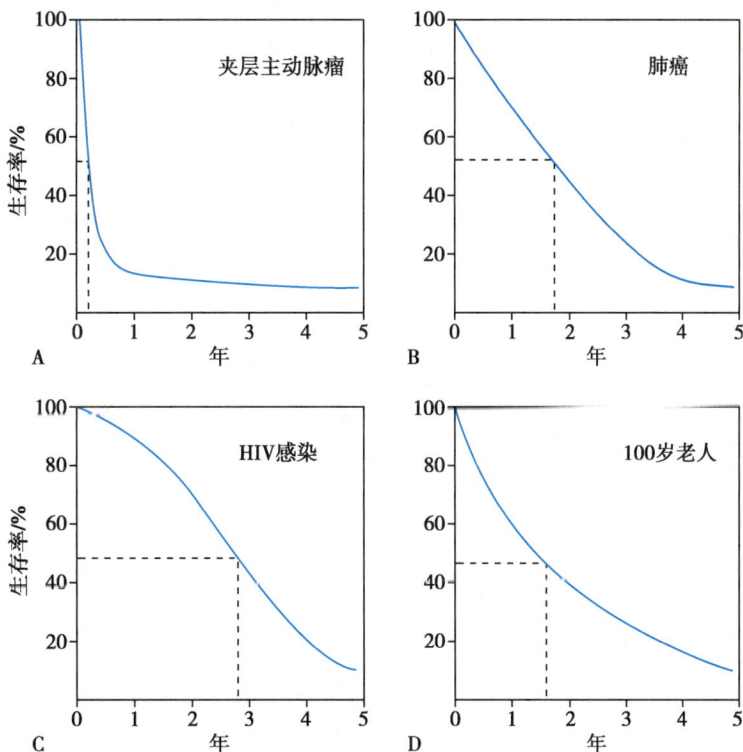

图 14-3 四种不同人群的生存曲线

8. 无进展生存率(progression-free survival rate,*PFS*) 指疾病经治疗达到病情稳定后,未出现临床疾病进展或死亡的患者占接受治疗患者总人数的比例。如,比较某分子靶向新药和常规化疗作为一线治疗某类型白血病长期疗效,新诊断白血病患者 200 例随机分两组,一组为靶向治疗组(100 例),一组为常规化疗组(100 例),随访 5 年,观察 PFS 和 OS 等预后指标。PFS 定义为随机化之日为观察起始点,疾病进展或各种原因的死亡为观察终点,靶向治疗组和化疗组 5 年 PFS 分别为 85% 和 40%。OS 定义为随机化之日为观察起始点,各种原因的死亡为观察终点,靶向治疗组和化疗组 5 年 OS 分别为 95% 和 80%(图 14-4)。

9. **无病生存率**(disease-free survival rate,DFS) 常用于癌症的结局判断,指疾病经过治疗达到临床缓解后,无临床疾病复发或死亡的患者占接受治疗患者总人数的比例。

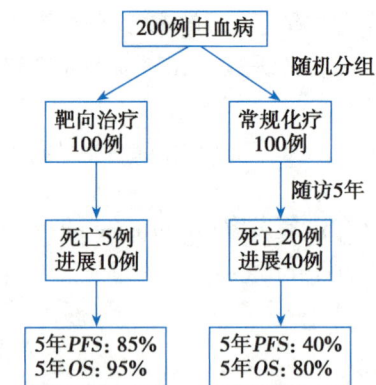

图 14-4　无进展生存率和总体生存率

(二) 中位时间

1. **中位生存时间**(median survival time) 又称为半数生存期,即当累积生存率为 0.5 时所对应的生存时间,表示有 50% 患者可以活过这个时间。如 AML 的中位生存期为 20 个月,说明诊断为 AML 后 50% 患者可以活过 20 个月。从生存曲线可以得到中位生存时间,图 14-3 显示夹层主动脉瘤中位生存时间不足半年,肺癌不足 2 年,HIV 感染约为 3 年。

2. **中位无病生存时间**(median disease-free survival time) 基本概念同上,如果 AML 中位无病生存时间为 18 个月,表明有 50% 患者可以无病生存 18 个月。无病生存时间一般从疾病缓解之日、手术切除之日开始算起,到疾病复发或死亡为止。

3. **中位无进展生存时间**(median progression-free survival time) 指从规定的随访起始点开始,直至疾病进展或死亡的中位时间。疗效评价中常用随机化之日为起始点。如靶向药物和化疗治疗某类型白血病,中位 PFS 分别为 9 年和 5 年。

(三) 健康相关生存质量

生存质量(quality of life,QOL)也是常用预后指标,一般用量表评定。不同疾病有不同专用量表,主要包括生理功能、心理功能、社会功能和对健康状况的总体感受等方面。如肿瘤研究中常用东部肿瘤协作组(Eastern Collaborative Oncology Group,ECOG)人体机能状态评分评估生存质量(表 14-1)。

表 14-1　ECOG 人体机能状态评分

人体机能状态	定义
0	无症状
1	有轻微症状,但不需要卧床,生活可以自理
2	有症状,每天需要卧床的时间不到 50%
3	有症状,每天需要卧床的时间超过 50%
4	全天卧床
5	死亡

三、研究方案设计中的注意事项

(一) 队列研究的起始点

预后研究采用队列研究设计,其起始点称零点时间(zero time),该起始点在研究设计时必须要明确规定,是从病程的哪一时间节点开始观察,要求队列中的每个研究对象都要用同一起始点,进行随访观察以及预后结局的比较。假如零点时间不一致,有些按出现症状之日,有些按照确诊之日,有些则按治疗开始之日算起,零点时间杂乱,难以评价真正的预后,甚至会得出错误的结论。

对于预后研究,要尽量选择疾病的早期,收集队列的集合时间接近疾病初发时日,则称为起始队列(inception cohort)。如 AML 预后研究采用确诊之日为研究起点,属于起始队列,结论更为可靠。

（二）研究对象的来源和分组

研究对象的来源要具有代表性，能代表目标疾病的人群。同一种疾病来自不同级别医院，其预后研究结果可能不同，如采用来自三级医院病例的结局评估预后，显然代表性较差，因为三级医院常集中病情较重、病程接近后期的患者，因而预后差。如采用来自某地区各种级别医院中该疾病的病例作为预后研究对象，通常包括了各种类别及其病情严重程度各异的病例，代表性就比较好，能反映疾病的真实预后。

研究对象的分组原则也必须遵循可比性原则，即非研究因素在组间分布应相同、可比。评价治疗方案对预后的影响，尽量随机化分组，或者采用控制、配比、分层等措施，尽可能实现组间除治疗方案不同外，其他各种影响预后的因素均衡可比。若部分因素确实不可比，则应在后续的统计分析阶段加以控制。

（三）随访和失访

预后研究中随访工作十分重要，随访工作应组织严密，要尽量使所有研究对象完成随访，失访率越低越好。如失访率小于 5% 一般可以接受，对结果的影响小，大于 10% 应引起注意，超过 20% 则研究结果的预后价值不大。因为失访的患者会使疾病预后的信息丢失，从而影响预后结果的可靠程度。

防止失访应注意以下三点：①加强对患者及其家属进行随访意义的宣传，以提高随访的依从性；②建立健全随访管理制度，随访要有专人负责，并对失访者要及时采取补救措施；③改进随访方式，采用多种随访方式，如门诊、电话、邮件、微信等，方便患者。

随访期限视疾病病程而定，原则上随访时间要足够长，以便能观察到疾病的所有结局，观察到一些少见的不良反应。

随访间隔时间的确定要合理，以便能观察到各种变化的动态过程。随访间期不同，结论可能也不同，如同样一组肺癌患者，若观察间期分别定为 2 个月和 6 个月，前者发现肿瘤进展的时间更精准。

随访过程中确定的各种结局，一定要有明确的定义和判断标准，在设计时就规定好，执行中不再变动，标准要客观，为防止测量偏倚，最好用盲法观察。

预后研究中有失访病例，可采用敏感性分析估计失访对研究结果的影响，先假定失访者均出现预定结局，得到"最高"发生率，然后假定失访者均未出现结局事件，得到"最低"发生率，比较"最高"和"最低"率，如两者相差不大，则结果可取，如两者相差很大，则研究结果不可靠。

四、疾病预后研究的基本步骤

以上海市中美白血病协作组完成的 623 例 AML 的预后研究为例，说明预后研究的基本步骤。

（一）明确目标疾病及研究目的

研究原发性、初治 AML 的预后。

（二）确定观察指标和研究因素

结局观察指标为完全缓解率、3 年复发率、3 年生存率、中位生存时间，分析影响生存的预后因素。

（三）确定研究方案

本预后研究采用前瞻性队列研究设计。确定 AML 的诊断标准，定义 OS 为从诊断之日到死亡或最后随访之日，确定随访终止时间为 2008 年 5 月 1 日。

（四）收集队列和登记资料

前瞻性收集 2003—2007 年上海市白血病协作组 24 家医院的原发性、未治疗的 AML 患者 623 例，所有骨髓标本统一送到中美实验室进行统一诊断，以防误诊。登记病例信息和所有相关的实验室资料，也包括随访时需要的患者身份证号码、联系电话、地址、主管医生的联系信息等。

（五）随访

每 6 个月随访一次，同时随访患者本人（或家属）和主管医生，随访内容包括症状、体征、治疗方案、并发症、血象和骨髓检查结果。多种随访途径对减少失访有很大的作用。

（六）统计分析

1. 患者年龄、性别、WHO 亚型、染色体等资料的统计描述。

2. 计算完全缓解率、复发率。

3. 应用 Kaplan-Meier 方法计算生存率、中位生存时间，绘制生存曲线。

4. 应用 Log-rank 方法统计与生存相关的预后因素，得出与预后相关的因素如 WHO 亚型、染色体分组等。

5. $P<0.1$ 的预后因素纳入 COX 回归模型进行多因素预后分析。

第三节 │ 常用统计学方法与偏倚处理方法

一、预后研究中常用统计学方法

1. **生存率计算**　生存分析中的生存率计算方法有：直接法和间接法。

（1）直接法：如果病例数多，没有失访，则结果可靠，计算简单。如 5 年生存率＝活满 5 年的例数/总随访例数。但一般生存数据均存在删失值（censored data），也称为终检值、截尾数据，需要用间接法计算生存率。

（2）间接法：删失值包括三种情况：①失访；②死于其他疾病；③观察到规定的随访截止时间仍存活。常用间接法包括 Kaplan-Meier 法和寿命表法。寿命表法用于例数较多的研究，Kaplan-Meier 法可用于小样本的研究，也可以用于大样本的研究。目前有多种统计软件可以进行生存分析，不需手工计算。

生存曲线是以随访时间为横坐标，累积生存率为纵坐标作图。常用 Kaplan-Meier 生存曲线表示时间与生存关系的函数曲线。生存曲线分析能获得有关疾病过程任何时刻的生存率，信息量远超点估计值，例如四种情况的 5 年生存率虽相等，但其生存曲线却大相径庭（图 14-3）。

2. **中位生存时间计算**　预后研究中还要计算生存时间，即存活期。常用中位生存期、无病生存期（disease free survival，DFS）、无进展生存期（progression free survival，PFS）等来表示。

生存时间是一种连续变量，但其分布常非正态，因此要计算中位生存期，不能计算平均生存期，因为有截尾/删失值的存在，也不能用普通的方法计算中位数，需用生存分析计算中位生存时间。生存分析允许有截尾数据的存在。例如，有 12 例患者，8 例死亡，2 例失访，2 例截止到随访日仍存活，生存时间分别记录为 10、20、20、30、80、50、100、150、80、10、120、200 个月，生存分析计算中位生存时间为 80 个月，但按一般统计方法计算所得的中位数为 65 个月。

3. **单因素预后因素分析**　预后因素分析一般先从单因素分析开始，然后进行多因素分析。单因素分析常用 Log-rank 检验，辅以 Kaplan-Meier 生存曲线直观展示结果，例如上述 12 例患者分析结果如表 14-2 和图 14-5 所示。单因素分析中有统计学差异的因素或 $P<0.1$ 的因素，或者有临床价值的因素可进一步纳入多因素分析。

表 14-2　采用 Log-rank 分析进行单因素预后分析

分组		例数	死亡例数	中位生存时间/月	χ^2 值	P 值
性别	男	7	5	30	6.55	0.01
	女	5	2	150		

4. **多因素预后因素分析**　由于疾病的结局和多种预后因素有关，而各种预后因素或独立或交互影响结果，为了全面分析预后因素的作用，近年来像多元线性回归、逐步回归、Logistic 回归及 Cox 模型等多因素分析方法，开始广泛用于主要预后因素的筛选，进而建立该疾病预后指数或预后模型。

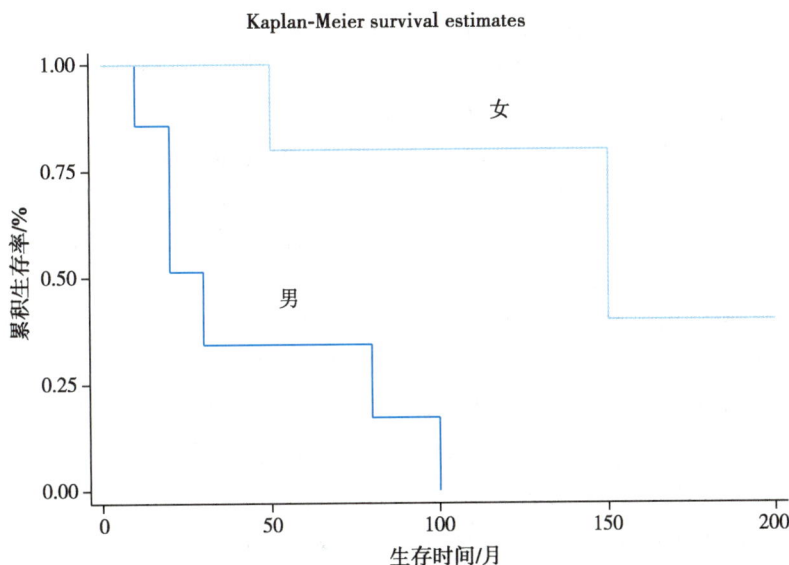

Kaplan-Meier survival estimates

图 14-5　不同性别患者的 Kaplan-Meier 生存曲线

二、预后研究中常见偏倚及其处理方法

(一) 预后研究中常见偏倚

预后研究中存在多种偏倚,若不加控制,均可导致结论的偏差(图 14-6)。

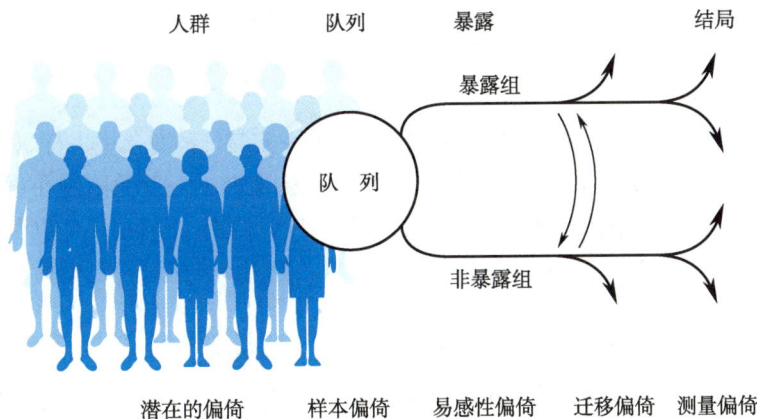

图 14-6　队列研究中常见的偏倚

1. **选择偏倚**(selection bias)　选择偏倚包括样本偏倚(sampling bias)、集合偏倚(assembly bias)、易感性偏倚(susceptibility bias)、存活队列偏倚(survival cohorts bias)、失访偏倚(lost to follow-up bias)、零时不当偏倚(zero time bias)、迁移性偏倚(migration bias)等多种偏倚。

(1)样本偏倚:研究队列一般是从总体人群中选择一部分进行研究,如果研究样本不能代表总体,与总体临床特征差异大,则样本代表性差,存在样本偏倚。

(2)集合偏倚又称分组偏倚、就诊偏倚。例如,由于各医院性质和任务不同,所收治患者的病情、病程和临床类型,乃至就诊患者的经济收入在不同地区均可能千差万别。倘若一并集合成队列进行随访,即使发现预后不同很难归因于研究因素所致。

(3)易感性偏倚:研究职业暴露肿瘤时,若选择职业暴露工人为观察对象,很可能这些工人都是不易患肿瘤的人员,而对毒物敏感的工人早已改行或病退。这些入选的健康工人对暴露因素的易感性低,出现易感性偏倚。

（4）存活队列偏倚：从各医院收集病例组成队列进行预后研究，由于集合队列并非都是起始队列，而是在该病病程中某一时点进入队列，且都是存活的病例，故称存活队列偏倚，那些未入院失访病例的信息丢失，可导致结果高估。例如心肌梗死患者中那些未入院的病例可能病情严重，在家里或转运途中就已死亡，入院患者队列均是病情较轻的存活患者，预后会被高估。

（5）失访偏倚：在预后研究中最为常见。由于观察时间长，观察对象因迁移、外出、不愿继续合作、因药物不良反应而停止治疗或死于非终点疾病等原因脱离了观察，造成失访，使研究结果失真，故称失访偏倚。

（6）零时不当偏倚：由于不是起始队列，进入研究队列的观察对象处于疾病不同阶段，观察的起始点不同而导致的偏倚。例如，进入队列既有初诊患者也有肿瘤复发患者，初诊患者从诊断之日开始研究，复发患者则从复发之日开始研究，两类患者的观察起点不一致，结果会出现偏差。

（7）迁移偏倚：随访观察期间患者退出、失访或从一个队列移至另一个队列等各种变动引起的偏倚。变动人数过多必然会影响结论的真实性。

2. **测量偏倚**（measurement bias） 观察与评定结局过程发生的偏倚，有些诊断十分明确如死亡、脑血管意外、肿瘤新发，不易遗漏或误诊，但有些结局，如特殊死因、亚临床疾病、不良反应、残疾等就不那么清楚，判断有出入，从而影响研究的结论。事先制定严格、可行的结局判断标准，采用盲法评定结局，可以减少测量偏倚。

3. **混杂偏倚**（confounding bias） 研究某因素是否为预后因素时，理论上必须保证暴露组（暴露于某预后因素）和非暴露组（不暴露于该预后因素）的临床特点和其他非研究预后因素均衡可比，这在实际工作中很难做到。这些与研究因素和疾病结局均有关的因素就是混杂因素，可以用下列方法处理。

（二）偏倚处理方法

1. **随机化**（randomization） 理论上除研究的预后因素外，其他因素最好组间均衡可比，即基线状况相同，这样才能客观评价该预后因素的作用大小。随机化分组是消除选择偏倚最好的方法，但在多数预后研究中可行性差。

2. **限制**（restriction） 选择研究对象时可限制在具有一定特征的对象中进行观察，以排除其他因素的干扰。例如研究年龄是否系急性心肌梗死的预后因素，如将研究对象限制在黄种人、男性、无并发症的前壁心肌梗死患者中进行观察，这样就可以排除种族、性别、心肌梗死部位和并发症等因素的干扰和影响，客观反映年龄对急性心肌梗死预后的影响。但用该方法来控制偏倚所获得的预后结论常有很大局限性，结论外推性差。

3. **配对**（matching） 配对就是为观察组的每一个研究对象匹配一个或几个具有同样因素的对照，然后比较两组的预后因素，配对能消除这些因素对结果的潜在影响。可以年龄/性别和种族等最常见的混杂因素作为配对条件，也可将其他因素作为配对条件，如病期、疾病严重程度和治疗史等。切忌把研究因素作为配对条件，否则就失去了研究的意义。

4. **分层**（stratification） 分层也是常用偏倚控制方法之一。特别是有潜在混杂因素时，应用分层方法可以在设计阶段（分层）和分析阶段（分层分析）分别控制偏倚。分层分析是指将资料按某些影响因素分成数层（亚组）进行分析，观察研究因素是否在每层内组间均有差异，以明确该研究因素是否系独立预后因素。

例如 A、B 两个医院冠心病搭桥术后死亡率比较（表 14-3），总体粗死亡率 A 医院为 4%，高于 B 医院 2.6%，认为 A 医院手术死亡率高。但如果以术前危险度进行分层，重新计算各层内的死亡率，A 和 B 医院相同，为什么会出现这样的结果呢？主要是因为 2 家医院患者病情危险度不同，A 医院高危病例较多，而 B 医院低危病例较多，经过分层分析消除了疾病危险度这个混杂因素。

5. **标准化**（standardization） 当比较两个率时，若两组对象内部构成存在差别足以影响结论时，可用标准化率加以校正。表 14-3 医院 A 和 B 的标化死亡率 =（1/3×6%）+（1/3×4%）+（1/3×0.67%）=3.6%，每个危险度的权重均为 1/3。

表 14-3　两家医院冠心病搭桥术后死亡率（以术前危险度分层）

危险度	A 医院				B 医院			
	患者数	死亡数	粗死亡率 /%	标化死亡率 /%	患者数	死亡数	粗死亡率 /%	标化死亡率 /%
高	500	30	6		400	24	6	
中	400	16	4		800	32	4	
低	300	2	0.67		1 200	8	0.67	
总计	1 200	48	4	3.6	2 400	64	2.6	3.6

6. **多因素分析**　预后因素研究常比较复杂,可有多个预后因素相互作用,从而影响结局,此时应借助于多因素分析方法,既可以同时处理许多因素,又可以从中筛选出与疾病结局有关的主要预后因素,及其对预后的影响力。在预后因素研究中,以 Cox 比例风险模型最为常用。

第四节 │ 疾病预后研究的评价原则

对有关疾病预后研究的质量及其研究结论是否真实可靠,应严格评价:真实性、重要性和实用性。评价原则和标准可归纳为九条(表 14-4),现分述如下。

表 14-4　预后研究文献的评价原则

一、真实性
1. 队列的起始点是否相同
2. 队列是否有代表性
3. 随访是否足够长,是否完整
4. 判断结局时是否有客观的结局标准,是否采用盲法
5. 是否对影响预后研究的重要因素进行了统计学校正
二、重要性
1. 报告预后研究的结果是否完整
2. 研究结果的精确性如何? 即置信区间是否较窄
三、适(实)用性
1. 我们自己的患者是否与文献报道的病人非常不同
2. 研究结果是否有助于治疗方案的制定,是否有助于对患者及其亲属作出解释

一、真实性评价

1. **观察预后的研究对象是否都处于同一起始队列**　预后研究要求各队列的研究对象观察疾病预后的起点一定要统一,可以是症状首发时间,疾病确诊时间或治疗开始时间,务必明确,零点时间不应杂乱,如研究首次脑卒中的预后因素,纳入的研究对象应是首次发作的脑卒中患者,排除第 2 或第 3 次发作者。

所选择的零点时间最好是处于病程早期,即起始队列(inception cohort)。如研究 AML 生存时间,应该有统一的起点,最好是从诊断之日开始计算,而不能有的是诊断首日为起点时间,有的是化疗首日为起点时间。

2. **研究对象是否能代表被研究疾病的目标人群**　纳入的研究对象应有明确的诊断标准,纳入标准和排除标准。对研究对象的来源应作详细叙述,以便判断有无选择偏倚,进行预后研究的地区、医疗机构也应叙述,以便了解研究对象的代表性,判断选择研究对象时是否存在选择偏倚。

例如研究急性心肌梗死的预后,若以入院病例作为研究对象,一些在转运途中、急诊就死亡的危重病例被排除在外,病例代表性受限,会高估了预后。

3. 随访时间是否足够长、随访是否完整 随访时间必须足够长，以便发现关注的结局事件。随访时间过短，只有一小部分患者出现预期结局，如肿瘤发生、复发或不良事件发生，这样就难以反映疾病预后的真实情况。例如，某类型乳腺癌的中位生存时间约为10年，而随访时间只有3年，随访时间不足，多数患者均未出现结局事件。

同时随访应完整，在理想情况下，所有纳入研究的对象应当从疾病早期一直随访到完全康复、复发或死亡，但事实上难以做到，因此允许存在一定的失访率。判断失访对结论是否有影响，一般遵从"5和20"原则，失访率<5%，其研究结果偏倚少、结果可靠，如失访率>20%则严重影响结果真实性，5和20之间结果较可靠。亦可通过前述的敏感性分析来估计对结论的影响，比较"最高"和"最低"发生率，如两者相差不大，则结果可信，否则不可信。

4. 判断结局有无客观标准，是否采用了盲法 观察疾病预后的结局应有客观的标准。在研究设计阶段，就应明确定义结局指标，同时要有客观测量标准。有些预后容易确定如死亡，但大多数结局，如痊愈、残疾、复发、生存质量改变等，都需要有客观的标准，以避免临床医生在判断预后结局时产生分歧，从而影响预后研究的结论。

预后结局属"硬"指标时，如"死亡""残疾"等可不用盲法判断；倘若结局属"软"指标，如一过性脑缺血、不稳定型心绞痛，建议采用盲法判断，以避免发生疑诊偏倚（diagnostic-suspicious bias），即研究者竭力去寻找观察组中发生结局事件的蛛丝马迹，而对待对照组则不然；以及预期偏倚（expectation bias），即研究者先入为主、凭主观印象判断预后。

5. 是否对影响预后研究的重要因素进行了统计学的校正 预后研究中可能存在各种混杂因素，从而影响预后研究的结论。因此在下结论时应对这些因素应用统计学方法进行校正。最简单校正方法是分层分析，如各亚组有不同预后结果，说明存在混杂因素；而各亚组预后结果相同，说明研究因素是独立的预后因素。较为复杂的校正方法如Logistic回归、Cox模型等适用于有多个混杂因素的校正。

二、重要性评价

1. 预后研究结果报告是否完整 预后研究结果应同时报告某一时点生存率、中位生存时间以及生存曲线。①1年、3年、5年生存率等；②中位生存时间，即观察到50%研究对象死亡的时间；③生存曲线可了解预后随时间而变化。例如1年生存率都是20%，但生存曲线形态不同，一条显示中位生存时间为3个月，提示疾病早期预后就很差，另一条显示中位生存时间为9个月，提示疾病早期预后好，随着时间推移而逐渐恶化。因此生存曲线可以了解预后的全貌。

2. 研究结果的精确性如何 除了报道生存率、生存时间、生存曲线，还应当报告预后估计的精确度，即预后结局概率95%置信区间（95% CI）。95%CI较窄，说明结果精确性高，结论外推性好。例如Cox回归分析得出的HR=1.3，但95% CI不同其意义也不同，比如HR为1.3（95% CI:0.8~1.6），无统计学意义，该因素可能不是独立预后因素。比如HR为1.3（95% CI:1.1~1.6），有统计学意义，该因素可能是独立预后因素，暴露该因素发生不良事件（如死亡）的风险是不暴露时的1.3倍。

三、适用性评价

1. 我们自己的患者是否与文献报道的患者非常不同 是否可以采纳文献报道的结果，需要关注我们的患者与文献报道的研究对象是否在年龄、性别、疾病特征等方面相似或明显不同？如果差异明显，则可能不适用该研究结论。

2. 研究结果是否有助于治疗方案的制定及对患者及其亲属作出解释 ①研究结果是否直接有助于治疗方案的制定。例如在骨髓增生异常综合征治疗中，高危老年患者采用去甲基化治疗的生存期远超强化疗，该研究对老年骨髓增生异常综合征患者选择治疗方案有重要临床价值。②研究结果是否有助于对患者及其亲属作出解释。例如一项真实可信研究结果显示疾病预后良好，则十分有助于向焦虑的患者及其家属作出解释而使其放心。相反，一项高质量研究结果显示疾病预后不良，也可以与患者和其家属沟通交流，同样有实用价值。

第五节 | 循证实践及案例分析

一男性患者,75 岁,诊断为骨髓增生异常综合征(MDS)伴原始细胞增多Ⅰ型,染色体正常核型,存在 *Tet2* 基因突变。常用治疗方法是采用去甲基化药物治疗,目前国内有两种药物,分别是阿扎胞苷和地西他滨。到底选择何种药物治疗更好,有效率高、生存期长、安全性好? 即哪种治疗药物可以提高该 MDS 患者的预后?

一、提出问题

采用 PICO 方式构建待循证问题:对于 MDS 患者而言(P),选择阿扎胞苷(I)或地西他滨(C)进行治疗,何种效果更佳、安全耐受(O)?

二、证据检索

在 PubMed 上,以(myelodysplastic syndrome) AND (azacitidine) AND (decitabine)为检索式,限定在 "clinical trial",检索到 89 篇相关文献。阅读题目和摘要,按照先 meta 分析、后 RCT、再观察性研究的顺序寻找证据,尽量选择高级别的证据,无合适的 meta 分析和 RCT,选择观察性研究中大样本、长时间、多中心、发表在影响因子较高杂志的研究,阅读全文,按照预后研究评价原则进行文献评价。

三、评价证据

(一) 文献基本内容

1. 文献题目　Comparative analysis between azacitidine and decitabine for the treatment of myelodysplastic syndromes

2. 文献来源　British Journal of Haematology,2013,161,339-347.

3. 研究目的　比较阿扎胞苷和地西他滨在治疗 MDS 中的疗效和安全性。

4. 研究设计　回顾性队列研究。2004.1—2011.12 期间共有 300 例 MDS 患者接受去甲基化药物治疗,其中 203 例采用阿扎胞苷治疗,97 例采用地西他滨治疗。比较两组有效率(ORR)、生存时间(OS)、无事件生存时间(EFS)、1 年转白率、不良反应。数据来自韩国 MDS 登记中心。Kaplan-Meier 曲线比较 EFS 和 OS,单因素预后分析采用 Log-rank 方法,多因素预后分析采用 Cox 回归模型。对总体队列(300 例)和倾向性评分配对后队列(194 例)分别进行分析。

5. 研究结果　阿扎胞苷组和地西他滨组 ORR 分别为 46% 和 52%,中位 OS 分别为 23.2 个月和 22.9 个月($P=0.97$),粒细胞减少发生率分别为 67% 和 87%。≥65 岁患者的阿扎胞苷有一定生存获益(图 14-7)。

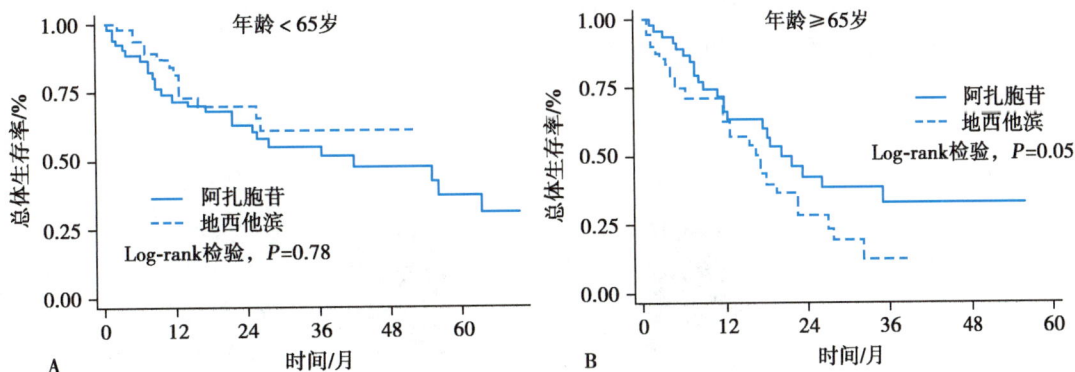

图 14-7　两组患者不同年龄组 OS 的生存曲线比较

A:<65 岁的患者两组 OS 没有差异;B:≥65 岁的患者阿扎胞苷有生存获益。

6. 研究结论　阿扎胞苷和地西他滨疗效相当。在年龄≥65岁患者中阿扎胞苷更有生存获益。地西他滨组更容易出现3~4级粒细胞减少和感染。

(二)按照预后研究评价原则进行质量评价

1. 观察预后的研究对象是否都处于同一起始队列　否。MDS患者并非都是初诊、未经治患者，有的已经过其他一些药物的治疗，所以判断生存时间可能会有影响。

2. 研究的对象是否能代表被研究疾病的目标人群　是。该研究为多中心研究，研究对象来自韩国MDS登记库，共300例病例，对于MDS这类发病率低的疾病，样本量较大，代表性好。

3. 随访时间是否足够? 随访是否完整　是。该研究纳入2004—2011年病例，MDS的中位生存时间约2年，所以随访时间应该足够。该文未直接报道失访率，不清楚随访是否完整。

4. 判断结局有无客观标准，是否采用了盲法　是。观察结局为 *ORR*、*EFS*、*OS* 和不良反应等，均有明确的定义。*OS* 和 *EFS* 定义均从接受去甲基化药物治疗开始为起点。因为观察指标为客观指标，不容易产生测量偏倚，未采用盲法。

5. 是否对影响预后研究的重要因素进行了统计学的校正　是。由于是回顾性队列研究，两组基线会有不均衡性。如染色体核型两组不可比，地西他滨组预后好的核型较多。应用Cox回归模型进行了多因素分析，并采用倾向性评分方法进行配对后分析，也进行了年龄亚组分析。

6. 预后研究的报告结果是否完整　是。报道了临床上常见指标如 *ORR*、*OS*、*EFS*、不良事件发生率等，采用Kaplan-Meier生存曲线展示了结果，也报道了Cox回归分析的 *HR* 值和95% *CI*。

7. 研究结果的精确性如何　是。报道了95% *CI*。

8. 我们自己的患者是否与文献报道的患者相似或非常不同　该研究为多中心、大样本研究，亚洲韩国患者，与我们中国患者应该相似，不会有很大的人种差异。

9. 研究结果是否有助于方案制定以及对患者及其亲属作出解释　是。该结果对临床医生提供了治疗决策，有助于对患者进行解释。

总体而言，该研究虽为回顾性队列研究，但样本量较大，采用了亚组分析、多因素分析、配对分析进行混杂因素的校正，结论比较可信，有临床应用价值，可以指导患者的治疗。

四、应用证据与临床实践决策

我们的MDS患者为75岁老年患者，原始细胞增多，应该选择去甲基化药物治疗。对于老年患者，阿扎胞苷相对地西他滨而言，不良反应较小，所以可以选择阿扎胞苷进行治疗。

五、小结

最高级别预后证据是meta分析和多中心大样本RCT，其次是前瞻性队列研究和回顾性队列研究。证据来源研究采用回顾队列研究方法进行两药比较，采用多种统计方法校正混杂因素，尽量减少混杂偏倚，得出比较可靠的结论，指导临床决策。但由于各种统计方法只能校正已知的混杂因素，并不能确保两组均衡可比，结论可靠性不如RCT研究，有条件的话，尽量开展RCT研究进行验证。

（王小钦）

本章思维导图　　　　本章目标测试

第十五章 | 临床实践指南的制定与评价

本章要点

1. 临床实践指南是以某一领域多个重要临床问题为主线、以临床问题相关的 RCT 和系统综述为重要参考依据,权衡利弊后形成的、旨在为患者提供最佳诊断与治疗的一系列推荐意见。

2. 临床实践指南可以改善医疗服务质量,减少临床差错,降低医疗成本,对提升临床医学实践水平具有重要指导意义。应掌握其应用原则、方法和注意事项。

临床实践指南(clinical practice guidelines,CPGs)是以某一领域多个重要临床问题为主线、以临床问题相关的随机对照试验和系统综述为重要参考依据,权衡利弊后形成的、旨在为患者提供最佳诊断与治疗的一系列推荐意见。CPGs 作为优化临床实践的指导性文件,可以改善医疗服务质量,减少临床差错,降低医疗成本,对提升临床医学实践水平具有重要的指导意义。本章将介绍 CPGs 的概念、制定流程、循证评价,以及应用原则与方法。

第一节 | 概　述

1990 年美国医学研究所(Institute of Medicine,IOM)正式提出临床实践指南(clinical practice guideline,CPG)的概念,后经 30 多年的发展,高质量 CPG 已成为国际上用来约束医疗行为、提高均质化服务质量、合理控制医疗费用等行之有效的规范。

一、临床实践指南的概念

鉴于不同地区、不同医生之间医疗服务水平的差异化,有必要制定指导、规范医疗实践的文件。20 世纪 80 年代开始制定诊疗常规,委托某一领域比较著名的专家撰写,再由卫生管理机构统一发布。90 年代后则开始由多人组成一个专家小组、经共同讨论后撰写,形成所谓的非正式专家共识。既往这些均被称作临床实践指南,但目前对实践指南已有明确和公认的定义,严格意义上讲,上述诊疗常规、非正式专家共识等不能算作临床实践指南。

从美国医学研究所(IOM)对临床实践指南定义的演变,可以发现临床实践指南的内涵已发生显著变化。1990 年 IOM 对临床指南的定义是:系统开发的多组指导意见,帮助医生和患者针对具体临床问题作出恰当处理和决策,从而选择合适的卫生保健服务。2011 年 IOM 更新为:通过系统综述生成的证据以及对各种备选方案进行利弊综合后提出的最优推荐意见。该定义强调了循证医学的重要性,要求在寻找相应的证据和通过系统综述、权衡利弊后提出推荐意见。

从上述国际公认的临床实践指南定义和著名指南文库的收录标准可以看出,现在的临床实践指南是基于循证医学方法制定的循证临床实践指南。

二、临床实践指南的作用

临床实践指南的产生和发展主要与下列因素有关,其作用和价值也体现在这几方面的促进和改善。

(一)临床实践的巨大差异

20 世纪 80 年代以来,人们开始注意到在临床诊治上的差异性。对于相同一个临床问题,在不同国家或同一国家的不同地区甚至在同一个地区内的不同医疗机构之间其处理方法千差万别,差异极大。例如,曾有研究比较 20 世纪 90 年代中国与英国治疗急性缺血性脑卒中,发现 19%～69% 中国医生常规使用 7 种治疗方法(甘露醇、活血中药、阿司匹林、钙通道阻滞剂、低分子右旋糖酐、蛇毒、糖皮质激素),而英国医生除了使用阿司匹林外,基本不用其余 6 种疗法。

(二)医疗措施的不当使用

有研究表明在日常临床诊疗实践中,大约 1/4 至 1/3 的医疗措施使用不当,存在着滥用(overuse)、误用(misuse)或使用不足(underuse)等问题。例如,抗生素对病毒性感冒近乎无效,抗生素的使用不仅加重了患者的经济负担,而且长期使用还会增加副作用和耐药等风险。再比如中国缺血性脑卒中和短暂性脑缺血发作的二级预防指南明确指出糖尿病患者合并高血压时,降血压药物以血管紧张素转换酶抑制剂、血管紧张素 II 受体拮抗剂在降低心脑血管事件方面获益明显。而我国调查研究则显示,实际服药率不到 50%,此为使用不足。

而基于证据的临床实践指南(CPG)同样可减少上述不当使用情况,避免误用和滥用,改善使用不足、使患者得到应有且合理的医疗服务。

(三)医疗费用的日益增长

目前全球均面临着有限的医疗资源与日益增长的医疗保健需求之间的矛盾。我国卫生总费用占国内生产总值(GDP)比重,从 1991 年 4.10% 到 2013 年 5.57%,而到 2020 年增至 7.12%。即使欧美发达国家,庞大的医疗补助同样也让政府不堪重负。因此,明智地使用有限的医疗资源已经成为国际共识,而制定临床实践指南,可减少不当的医疗行为,改善患者预后,提高和保障医疗服务,这对制定医疗费用补偿政策、合理高效地使用有限医疗资源等意义重大。

因此,临床实践指南的作用和价值体现在:①促进不同地区医疗服务的均质化;②提高医疗质量、改善临床结局;③概述现有证据并使临床决策透明化;④促进卫生资源的合理高效利用,降低患者经济负担;⑤证据分级与排序,作为医保凭证;⑥有助于医务人员的终身继续教育。

2011 年 Thomas Isaac 等在《医院医学杂志》上发表了一篇题为 "Use of UpToDate and Outcomes in US Hospitals" 的文章,对比了 1 017 家应用综合性循证指南 UpToDate 的医院和 2 305 家未采用 UpToDate 医院的医保索赔数据,并评估了医院医疗质量和效率。结果表明,应用 UpToDate 的 1 017 家医院每年可减少约 372 500 住院日,三年累计挽救约 11 500 例患者生命,应用 UpToDate 的医院服务质量更佳;医生使用 UpToDate 系统,可帮助他们作出正确的即时诊断和治疗决策,缩短了住院日、降低死亡风险且提高了医疗服务质量。

三、指南与临床证据的关系

临床证据指的是循证医学中与临床实践密切相关的研究结果,这里的研究主要是针对人体的,包括探讨诊断性试验准确性和精确性的诊断证据、评估临床干预安全性和有效性证据以及研究疾病预后及预后因素的预后证据等等。上述证据来源不尽相同、论证强度各异。循证医学倡导在临床实践中应尽可能使用当前可及的最新最佳证据、结合临床经验和患者意愿进行诊疗方案的选择。

临床实践中推荐采用加拿大 McMaster 大学 Haynes 教授提出的、支持循证决策的 "6S" 证据模型,该模型将整合有 CPG 计算机决策支持系统,置于模型的最顶层,可根据个体患者的特征(如电子病历)链接相关证据,提醒或告知医护人员治疗的决策;其次临床实践指南和证据总结为第五层;然后是系统综述的摘要(如对原始研究和系统综述的简要描述)作为第四层;系统综述(如 Cochrane 系统综述)作为第三层;原始研究摘要作为第二层;原始研究(如 PubMed 数据库的原始研究)作为最底层。目前处于 6S 模型顶层的计算机决策支持系统匮乏且未能做到及时更新,但可以预见这将是 CPG 的一个重要发展方向。

"6S" 模型充分体现了临床实践指南在循证医学证据体系中的重要地位。同样临床指南也是循证医学证据的一部分,它与原始研究证据和系统综述的区别在于:指南是针对具体临床问题,分析评价证据后提出具体的推荐意见,是连接证据和临床实践的桥梁和纽带。原始研究证据和系统综述是客观地提供研究结果和对结果的解释,是循证指南的基石,证据越可靠,推荐意见越可信。

四、循证临床实践指南的网络资源

随着 21 世纪循证医学资源迅猛增长,作为重要的循证医学资源,临床实践指南网络资源也日益丰富,主要网络资源分布及检索方法如下。

(一) 原始研究证据数据库

美国国立医学图书馆开发研制的 PubMed 是循证医学原始研究证据数据库的代表,也是查找临床实践指南的重要渠道和资源,收录了世界各地的指南,在 "Article types" 的下拉菜单中选中 "guideline" 即可检索临床实践指南。

此外,通过检索中国知识基础设施数据库(China National Knowledge Infrastructure CNKI)、中国生物医学文献数据库(China Biology Medicine disc,CBMdisc)等可以检索到各种中文临床实践指南。

(二) 综合性临床指南和循证证据资源库

基于循证医学原则、图文并茂的综合性证据查询系统如 UpToDate,Best Practice,DynaMed 等,面向医生、药师提供即时、实证的临床医药信息,并可快速解答用户提出的临床问题。覆盖了内、外、妇、儿等疾病类别,每个主题之下设有更专精的类别,可快速获得临床上最前沿医学问题的答案。

(三) 临床实践指南网站

世界各国都有检索临床实践指南的专业网站,其中比较权威的有美国国立指南数据库和英国国家临床指南中心网站等。

1. **美国国立指南文库**(National Guideline Clearinghouse,NGC)　由美国卫生健康研究与质量机构、美国医学会和美国卫生健康计划协会于 1998 年联合开发,是一个提供 CPG 和相关证据且功能完善的免费数据库。NGC 还可对检索到的指南进行比较。

2. **英国国家临床指南中心**　由英国国家卫生和临床优化研究所(National Institute for Health and Care Excellence,NICE)于 2009 年创建,可在 NICE 网站的 "Guidance" 栏目中进行检索和浏览指南,在 "正在制定的指南(Guidelines in development)" 栏目中还可查看正在制定的指南及其发展史。

3. **苏格兰校际指南网络**　为苏格兰国家卫生体系(NHS)提供临床实践指南,从 1993 年开始收录已发表的和正在制定的指南。重点关注肿瘤、心血管疾病和心理卫生等领域,且免费提供指南全文。

4. **国际指南网络**　该网络成立于 2002 年,旨在通过降低全球不恰当的干预差异来支持循证卫生服务、改善医疗卫生效果。国际指南网络下设多个工作组专注于特定主题并交换意见以改进研究方法。

5. **WHO 指南**　主要面向公共卫生、重大疾病和常见疾病指南研发。

中国的指南相关资源获取途径比较多。国际实践指南注册与透明化平台(Practice Guideline REgistration for TransPAREncy,PREPARE)设在兰州大学,是第一个全球综合性的医学实践指南注册平台,旨在提高指南制订的科学化和透明度,并促进指南制订者间相互合作,避免重复制订现象的发生。中华医学会和中华中医药学会等诸多学术组织网站定期发布由其制订的指南。

第二节 ｜ 临床实践指南制定的方法与流程

一、循证临床实践指南制定流程

保证指南的科学、公正和权威的方法,首推循证指南制定法(evidence based guideline development),它将推荐意见与证据质量明确地联系在一起,依据现有证据来确定推荐意见的强度。循证指南制定流程一般包括 10 个步骤(图 15-1)。

1. **确定临床指南范围**(scope of guideline)　指南范围可以明确界定该指南包含和不包含的内容提供工作框架。确定指南拟解决问题的重要性(如发病率、结局效果、经济费用)及制定指南的必要性、目的和适用范围。

遴选指南主题/范围

↓

成立指南制定小组

↓

签署利益冲突声明

↓

形成临床问题PICO

↓

检索研究证据

↓

综合证据（系统综述/meta分析）

↓

证据质量分级

↓

形成推荐内容和强度

↓

撰写、外部评审

↓

发表和定期更新

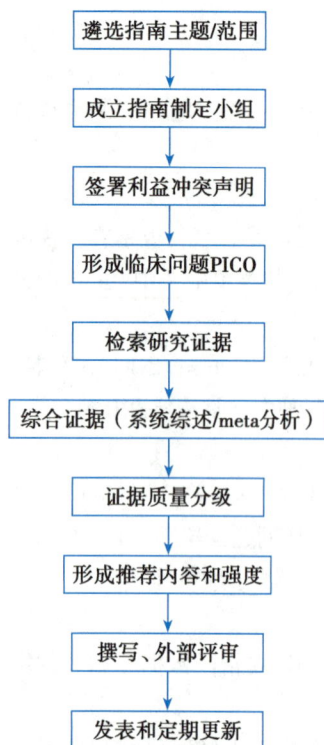

图 15-1　循证临床实践指南制定的主要步骤

2. **组建指南制定小组**　包括工作组（working group）、共识专家组（panel）和指导委员会（steering committee）。共识专家组一般是由高级职称专业人士为主构成的拥有投票决策权的群体，参与讨论、投票和决策。一般 15～30 人。设有 1～3 名主席，成员包括：临床医生（包括专科医生和全科医生）、护理专业人员、患者或其照护者、循证医学专家、卫生经济学家、信息学家等。是否需要成立外部专家构成的指导委员会需要根据指南立项组织的要求执行。指导委员会可以发挥监督、指导和审查的作用，不参与投票和直接决策。工作组需要在主席和方法学家的指导下开展文献检索、系统综述、各种初稿的准备以及共识的形成，根据工作体量来决定人数。

3. **签署利益冲突声明**　指南在组建团队时，形成共识前以及发布前，指南小组成员均应作出利益冲突（conflict of interest）声明。根据不同立项机构的要求，利益冲突声明除上述内容外，还通常包括荣誉、名誉、科研相关性、经济利益相关性等方面。任何受邀并切实参与到指南制定过程的人员都必须填写利益声明表，且必须同意在指南中发布。

4. **优选临床问题及结局指标排序**　一般确定 15～20 个具体的临床问题，以治疗、诊断、预后问题为主。治疗性问题采用 PICO 形式。P（patients）：所要研究的人群是什么？ I（interventions）：应该使用什么样的干预方法？ C（comparisons）：目前所研究干预措施的其他替代方法？ O（outcomes）：可能会出现什么样的结局？比如死亡率、发病率、复发率、副反应、短期结局、长期结局等。诊断问题、预后问题和因果关系问题等有各自的结构框架。临床问题需通过广泛调研医生和患者获得，并进行优选和排序。通常采用正式的共识法，例如改良德尔菲方法等，达成共识。结局有时不在题干中出现，而是针对每个具体的临床问题进行所有重要结局指标的排序以备将来形成推荐意见时参考。

5. **检索研究证据**　文献检索就是针对具体临床问题逐一搜集证据。由信息学家制定文献检索策略，尽量查全、查准。保证检索过程透明、全面、可重复。每次应完整记录检索问题、检索日期、检索策略、使用数据库、检索结果等。

6. **综合证据**　完成文献检索后需要阅读、筛选、评价所检索到的证据，采用系统综述方法进行证据综合，分别回答上述第 4 步提出的各个临床问题，保证指南的推荐意见是基于最佳的证据。

7. **证据质量分级**　国际上广泛使用 GRADE 证据分级系统（the Grading of Recommendations，Assessment，Development and Evaluations，GRADE），将证据质量分为高、中、低、极低四个等级，推荐强度分为强、弱两档（表 15-1）。

8. **形成推荐意见和推荐强度**　指南制定小组基于证据并综合考虑干预措施的利弊、患者价值观和偏好、卫生资源、医疗公平性、可行性、可及性等，经过制定小组讨论后制定相应指南推荐建议及推荐强度。当一项干预措施明显利大于弊时，强烈推荐；利弊均衡时，推荐强度就减弱。基于高质量证据不一定形成强推荐意见，低质量证据也可以是强推荐。如妊娠妇女合并免疫性血小板减少症，可首选静脉用大剂量丙种球蛋白（强推荐，低质量证据）。虽无系统综述或 RCT 等高质量证据支持，但因其安全性好，医生和患者可接受程度高，以及观察性研究发现有一定疗效，虽为低质量证据，但强推荐使用。从证据到指南推荐意见需要规范的共识方法，如改良德尔菲法、名义组法等。

9. **指南的撰写和外部评审**　指南的基本结构包括：摘要，简介，制定方法，综述问题，证据总结，比较详细的推荐建议和推荐强度，研究建议，参考资料，附录。指南初稿完成后，送外部评审，收集反馈并提出修改意见。

表 15-1 GRADE 证据质量与推荐强度分级的定义

证据质量分级	具体描述
高	非常确信估计的效应值接近真实的效应值,进一步研究也不可能改变该估计效应值的可信度
中	对估计的效应值确信程度中等,估计值有可能接近真实值,但仍存在二者不相同的可能性,进一步研究有可能改变该估计效应值的可信度
低	对估计的效应值的确信程度有限,估计值与真实值可能大不相同。进一步研究极有可能改变该估计效应值的可信度
极低	对估计的效应值几乎没有信心,估计值与真实值很可能完全不同。对效应值的任何估计都很不确定
推荐强度	**具体描述**
强推荐	明确显示干预措施利大于弊或弊大于利
弱推荐	利弊不确定或无论质量高低的证据均显示利弊相当

10. 发布和定期更新 指南可制成各种版本发布,供不同对象使用。除了全文外,可以是摘要性的建议,也可以是患者教育手册。一般 3～5 年更新。

二、关键技术

1. GRADE 系统 证据质量评价是 GRADE 系统的核心。基于随机对照试验的证据从高起点评,而基于观察性研究的证据由低起点评。具体评价方法基于五个证据降级标准和三个证据升级标准,即"五降三升"规则。GRADE 中影响证据质量的因素见表 15-2。

表 15-2 GRADE 中影响证据质量的因素

因素	解释	标准
可能降低随机对照试验证据质量的因素及其解释		降级标准
风险偏倚	未正确随机分组;未进行分配方案的隐藏;未实施盲法;研究对象失访过多;未进行意向性分析;选择性报告结果;发现有疗效后研究提前终止等	五个因素中任意一个因素,可根据其存在问题的严重程度,将证据质量降 1 级(严重)或 2 级(非常严重)。证据质量最多可被降级为极低,但注意不应该重复降级
不一致性	如不同研究结果差异大,又无合理解释。差异可能来自人群、干预措施或结局指标等	
间接性	如研究中的人群、干预措施、对照措施、结局指标存在重要差异	
不精确性	研究纳入患者和观察事件相对较少而导致置信区间较宽	
发表偏倚	很多小样本、阴性结果研究未能公开发表,未纳入这些研究时,证据质量也会减弱	
可能提高观察性研究证据质量的因素及其解释		升级标准
效应值很大	设计严谨的观察性研究显示疗效显著或非常显著且结果高度一致时,可提高其证据级别	三个因素中任意一个因素,可根据其大小或强度,将证据质量升 1 级(如相对危险度大于 2)或者 2 级(如相对危险度大于 5)证据质量最高可升级到高证据质量
有剂量-效应关系	干预剂量和效应大小之间有明显关联,即存在剂量-效应关系时,可提高其证据级别	
负偏倚	当影响观察性研究的偏倚不是夸大,而可能是低估效果时,可提高其证据级别	

此外,GRADE 系统的 EtD(Evidence to Decision)框架是另一个关键概念,用于辅助指南制定中形成推荐意见的决策过程。EtD 综合考虑问题优先性、证据可信度、结局指标的重要性、利弊、资源使用、公平性、可接受性、可行性等十二个方面,以组织讨论并找出在推荐意见形成过程中分歧的原因,促进意见收敛,为决策者、决策使用者提供透明的决策依据(表 15-3)。

表 15-3　GRADE 中 EtD 框架的考虑维度

维度	解释
问题的优先性	这个问题应该优先考虑吗
疗效	疗效的实际效果有多大
副作用	预期副作用有多大
疗效/副作用证据质量	证据总体质量如何
价值观	人们对主要结局的价值判断是否不确定或存在分歧
利弊权衡	利弊权衡结果更倾向于干预还是对照
资源需求	对各种资源(费用支出)的需求有多大
资源需求的证据质量	资源需求(成本)证据质量如何
成本效果	成本效果分析结果更倾向于干预还是对照
公平性	哪些因素会影响医疗公平性
可接受性	干预措施是否为主要利益相关方(key stakeholders)所接受
可行性	干预是否可行实施

在形成推荐意见时常采用 GRADE 网格法,分为:强烈推荐此干预(明显利大于弊)、推荐此干预(可能利大于弊)、利弊相当、不推荐此干预(可能弊大于利)、强烈不推荐此干预(明显弊大于利)。一个强推荐意见的形成,需要至少 70% 共识组成员支持,对持续存在分歧的部分,应至少 50% 共识组成员支持且少于 20% 共识组成员反对才可达成共识。

2. **专家共识法**　共识法主要分为正式共识法和非正式两种(图 15-2)。

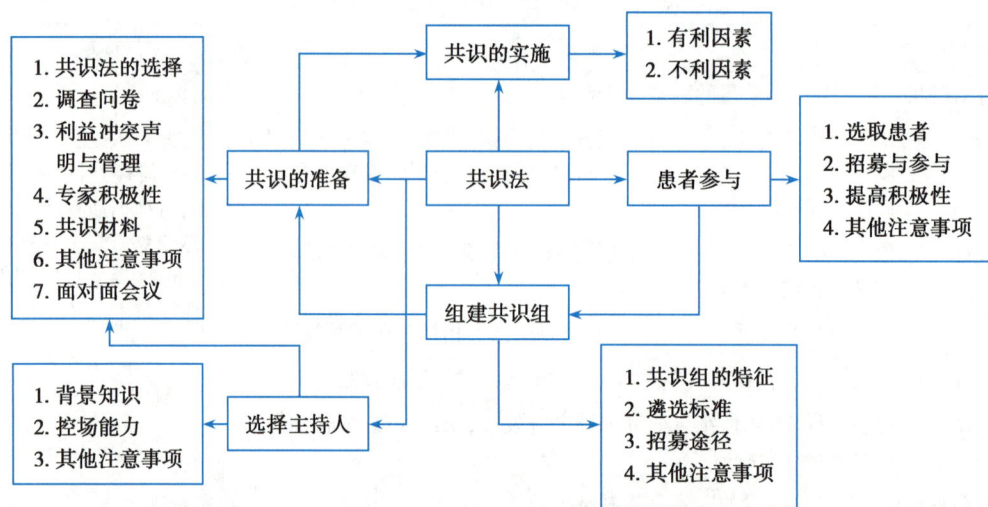

图 15-2　指南制订中共识法实施的基本考虑

正式的共识法主要有名义群体法、德尔菲法、共识会议法等。德尔菲法一般为多轮发放问卷征求意见最终经修改后通过投票达成共识。其投票迭代的次数在很大程度上取决于研究人员寻求共识的程度,同时也受到达成共识主题的难易程度、课题执行时间的影响,一般从二轮到五轮不等。德尔菲法的主要特点为:匿名性和结构化的反馈,但过程较为复杂。通常收集问卷的方式是通过邮件或调查软件进行,共识组成员没有机会直接面对面交流。其优点为:①问卷调查避免了权威专家的影响,更能反映组员的真实想法;②给予专家更多的思考时间,提高了共识结果的准确性;③通过问卷调查,对专家的选取无地理限制。缺点为:①无法面对面交流,复杂问题难以讨论;②个人对于问卷调查的理解可能不同,工作人员对于专家反馈意见的理解可能存在偏差;③常常会遇到共识组成员回复问卷滞后的情况。

名义群体法是一种面对面的小组讨论方法,给每个参与者提供一个畅所欲言机会,独立撰写想法和意见,并展示给其他成员。该方法由 Delbecq 和 Van de Ven 共同创立,分四个关键阶段:先写下自己的意见、逐个表述意见、对意见进行澄清和投票(排名或评级)。具体流程为:名义群体法通常一次讨论一到两个问题,并将相关资料提前发送给参与者。会议开始时,参与者有 20 分钟时间来独立思考并记录他们的个人想法,即第一阶段。然后,主持人要求每一位参与者以"循环"方式向小组陈述自己的想法。参与者可在此过程中思考新的想法,但必须轮转到他们发言时才能与小组分享。建议在该阶段不讨论,只是把想法逐字记录在案,如在白板或演示文稿上。第三个阶段是澄清这些想法,研究者可以将类似的想法归在一起,但要得到所有参与者的同意。参与者也可改变想法,甚至提出新的想法。在最后一阶段,参与者将对这些想法的重要性或正确性进行投票,与此同时主持人也应该强调参与者不必同意列出的所有想法,因为在澄清阶段结束时,参与者可以根据自己的想法进行投票。每一轮循环表态和意见澄清,大概需要 30 分钟。主持人在意见澄清阶段应顺其自然、不过多干涉。

改良德尔菲法又称为 RNAD/UCLA 合适度检测法,综合了德尔菲法和名义群体法的优点。改良德尔菲法是 20 世纪 80 年代由 RAND 和加州大学洛杉矶分校研发的一种正式共识法。在共识开始之前,工作组对于问题相关的文献进行系统回顾,并为专家提供证据汇总,以支持循证决策。改良德尔菲法克服了德尔菲法中专家不谋面,以致对有争议的问题难以取得共识的不足,以及名义组法参与者意见过于分散的缺点。

正式共识法在医疗卫生领域中得到广泛应用。虽然每种共识方法都有其独特的属性,但应结合以下 3 点择优选用:①讨论的主题;②参与的人数和类别;③可以调用的资源。特别是应该严格按照循证医学进行文献汇总与评价,这样共识结果才能更好地指导临床实践。

第三节 ｜ 临床实践指南的评价与报告

一、临床实践指南的评价原则

首先,评价一个临床实践指南的好坏,应强调以证据为基础,即真实性。对指南的质量评价实际上主要集中在证据的收集、评价和合成,以及如何将推荐意见与相关证据进行综合的过程。

其次,当指南的质量真实性得到肯定后,就应对其重要性进行评价。该指南是否回答了临床需要解决的重要问题? 这些问题必须是临床医生在工作中面对的问题。当然,由于临床所面临的问题相当复杂,一个指南不可能囊括所有的临床问题。该指南是否包含了成本效果等患者关心的指标? 除了疗效、安全性以外,经济学也是非常重要的结局指标。

最后,应用指南前还要评估其适用性。一个指南的成功实施依赖于四个因素(4B):①疾病负担(burden of disease)。如该病在本地区发病率很低、疾病负担轻,因而无需使用参考指南? 我的患者是否不可能出现指南中所描述的结果? 倘若如此,应用指南不仅浪费时间金钱,还可能造成不必要的伤害。反之,则应积极使用指南。具体到个体患者时,还应综合考虑:我的患者与研究证据中的对象情况差别大吗? 在现有环境条件下这种治疗方案可以实施吗? 指南中推荐的治疗方案有哪些潜在的利弊? ②患者价值观(beliefs),对治疗方案的利弊评价是否有别于指南中推荐的内容? ③执行该指南所推荐的措施所需成本(bargain)有多大,机会成本如何? 其他干预措施能否有更大获益? ④对患者实施该指南是否存在不可克服的障碍(barriers)? 这些困难包括地域性的(如该地区根本不能实施此治疗方法)、传统性的(如长期惯用另一种治疗方法)、权威性的(教授怎么说就得怎么做)、法律性的(医生惧怕因为舍弃了常用但效果不明显的疗法会遭到起诉)、行为性的(医生无能为力或患者不依从)。若这些障碍明显,则无法实施指南。

总之,指南的推荐意见是原则性的,应在一般原则指导下,结合患者(或其家属)的需求及价值取向,进行个体化诊治。

对同一种疾病,不同国家或学术组织可能制定出不同的指南,指南的质量也参差不齐,甚至某些建议互相矛盾,这些都将给临床决策带来极大困扰。因此,在使用指南之前,临床医生应具有评价和鉴别指南质量高低的能力,进而判断该指南是否值得推荐,或从众多指南中挑出最佳者用于指导临床实践。

二、临床实践指南的评价和报告工具

临床实践指南的评价工具用于评估和检查循证临床实践指南质量,旨在帮助医疗专家、决策者和研究人员评价指南的可信度、适用性和可行性,从而确定是否值得在临床实践中应用。目前常用评价工具为 AGREE 量表(Appraisal of Guidelines Research and Evaluation,AGREE),由 13 个欧洲国家研究者制定并于 2003 年首次发布,2009 年修改后称为 AGREE Ⅱ。由 6 个领域(指南的范围和目的、参与人员的组成、指南开发的严谨性、指南的清晰性、指南的适用性和制定的独立性)、23 个条目以及 2 个总体评价条目组成(表 15-4)。

表 15-4　AGREE Ⅱ评价工具

领域(维度)	条目	评分或意见等级*
领域 1. 范围和目的	1. 明确描述指南的总目的	1~7
	2. 明确描述指南涵盖的卫生问题	1~7
	3. 明确描述指南适用人群(患者、公众等)	1~7
领域 2. 参与人员	4. 指南开发小组包括了所有相关专业的人员	1~7
	5. 收集目标人群(患者、公众等)的观点和选择意愿	1~7
	6. 明确规定指南的使用者	1~7
领域 3. 严谨性	7. 应用系统方法检索证据	1~7
	8. 清楚描述选择证据的标准	1~7
	9. 清楚描述证据的强度和局限性	1~7
	10. 清楚描述形成推荐建议的方法	1~7
	11. 形成推荐建议时综合考虑了利弊	1~7
	12. 推荐建议和支持证据之间有明确的联系	1~7
	13. 指南在发布前经过外部专家评审	1~7
	14. 提供指南更新的步骤	1~7
领域 4. 清晰性	15. 推荐建议明确,不含糊	1~7
	16. 明确列出不同的选择或卫生问题	1~7
	17. 容易识别重要的推荐建议	1~7
领域 5. 应用性	18. 指南描述了应用时的有利和不利因素	1~7
	19. 指南为如何将推荐意见应用于临床实践提供了建议和/或配套工具	1~7
	20. 指南考虑了应用推荐意见时潜在资源消耗	1~7
	21. 指南提供了监督和/或审计标准	1~7
领域 6. 独立性	22. 赞助单位的观点不影响指南的内容	1~7
	23. 指南开发小组成员利益冲突要记载并公布	1~7
指南全面评价	1. 指南总体质量的评分	1~7
	2. 我愿意推荐使用该指南	是 是(修订后使用) 否

每部指南应有至少 2~4 位评价者独立评价,人数最好是 4 人,便于进行重复性和可靠性评价。以上 23 个条目均采用 1~7 分的记分法,1 分表示非常不同意,逐步递增到 7 分为非常同意。每个

条目下都有相应的解释、信息查找及如何评价等说明。各领域的记分采用标准化百分法。计算方法如下：

（1）该领域实际得分分值＝该领域所有评价者每个条目记分之和。

（2）该领域最高可能分值＝评价者人数×该领域条目数×7。

（3）该领域最低可能分值＝评价者人数×该领域条目数×1。

（4）该领域标准化分值＝100%×（实际得分分值－最小可能分值）/（最大可能分值－最小可能分值）。

最后，AGREE Ⅱ还有2个条目用于对指南进行总体评价，包括对指南质量的总体评估，以及是否推荐在实践中使用该指南。应注意6个领域（维度）得分是独立的，不宜合并成一个质量评价的总分值。

RIGHT是国际实践指南报告规范（Reporting Items for Practice Guidelines in healthcare，RIGHT），用于检查指南报告是否完整和准确的评价工具。旨在提高指南报告的透明度，确保读者能够了解指南的开发过程和方法。RIGHT清单包含了22个条目：基本信息（条目1-4），背景（条目5-9），证据（条目10-12），推荐意见（条目13-15），评审和质量保证（条目16-17），资助和利益冲突声明及管理（条目18-19），其他（条目20-22）。同时RIGHT工作组也制定了更为详细且包含实例的解释性文件，可在内科学年鉴网站上获取。目前RIGHT也正在研制针对中医药、针灸、指南修订对应报告工具。具体RIGHT清单，可参阅本书数字资源。

第四节 | 临床实践指南应用的原则和方法

一、临床实践指南的应用原则

临床实践指南是为临床医生处理临床问题制定的参考性文件，是推荐应用而非强制执行，应具体情况具体分析，避免生搬硬套。应用时应考虑以下原则。

（一）个体化原则

面对个体患者，医生应充分考虑该患者临床特征是否与指南中目标人群一致，综合具体病情和多方面因素形成循证个体化方案。临床医生应具备以下能力：第一，快速判断患者病情和及时诊断的能力；第二，对患者接受干预措施可能获得的利弊综合分析能力。例如冠心病伴糖尿病患者根据指南强烈推荐阿司匹林，但若合并有严重的消化道溃疡病，阿司匹林需慎用甚至不用。

（二）适用性原则

自己患者的情况与指南的目标人群相似吗？如果相似，再结合本地区或医院目前的医疗条件，患者经济状况，评估其经济承受能力，以及当地医保覆盖范围等因素，评估该干预措施的可行性和费用效益比。例如各国指南都推荐急性心肌梗死早期（3～12小时内）行经皮冠状动脉介入（PCI）治疗，但在我国绝大多数基层医院无法开展此项技术，多数心肌梗死患者也不能承受高昂费用，此时就只能先采取指南建议的药物治疗方案，待病情稳定后转诊上级医院。

（三）患者价值取向原则

患者或其亲属的价值取向和意愿在临床决策中具有重要的作用。医生应事先与患者或家属沟通，了解他们期望的结局指标以及与指南中的结局指标是否一致，差距有多大。应充分尊重患者或家属的选择。例如一例晚期肺癌患者，体能状况（performance status，PS）评分为3分（一般要求不大于2分才能抗肿瘤治疗），指南不支持细胞毒类药物，因为与姑息治疗相比，其生存期没有改善，甚至严重副作用会影响患者的生存质量。但患者及家属坚持认为不积极治疗就等于放弃，最后还是尊重患者及家属意愿，进行放化疗并严密监测患者病情变化。

（四）时效性原则

随着医学科学的快速发展，过去认为有效的治疗手段可能被新的证据证明无效，而过去认为无效甚至禁忌的治疗手段可能被新的证据证明有效。例如既往认为慢性充血性心力衰竭是使用β受体阻滞剂的禁忌证,但目前大型随机对照试验一致证实β受体阻滞剂可显著改善慢性心力衰竭患者的预后。因此,现有指南(Ⅰ类推荐,A级证据)β受体阻滞剂治疗慢性充血性心力衰竭。

(五)后效评价原则

后效评价是指在患者接受根据CPG制定的诊治方案后,继续临床随访以评价患者病情的变化。后效评价在整个循证临床实践中具有重要作用,也可为指南修订和更新提供临床资料。

二、临床实践指南的应用技巧

在实际临床工作中,临床医生应用CPG应注意以下技巧。

(1)明确该指南制定的方法。一项循证CPG较非循证CPG的可靠性更强。循证指南是针对具体明确的临床问题系统全面地收集证据,对证据质量进行评价和分级,并结合临床实际、医疗资源、成本效益、患者价值观等全面权衡利弊后提出指南的推荐意见及其强度。

(2)了解并分析指南中的证据水平与推荐建议强度,并明确它们之间的关系,以便判断推荐意见的可靠程度。不同指南的证据分级系统可能不同,例如一部免疫性血小板减少症(ITP)英国指南,采用的是牛津循证医学中心的分级方法,用"A级推荐,Ⅰ类证据"(强推荐,最高级别证据)来表达"如果儿童有广泛皮肤黏膜出血症状,应给予大剂量泼尼松治疗,剂量为4mg/(kg·d)"这条推荐意见。而美国ITP指南采用的是GRADE证据分级系统,用"1B(强推荐,证据等级为B)"来表达"如果儿童ITP需要治疗,可以采用静脉用丙种球蛋白(0.8~1g/kg)或短疗程糖皮质激素作为一线治疗"这条推荐意见。

(3)依据推荐意见强度确定是否应用于临床。如果患者的病情符合指南推荐,应该尽量采用指南的建议,特别是强推荐的意见,证据等级为A级的指南意见更要优先考虑和应用,若无特殊理由不应该拒绝应用。如果是弱推荐或证据等级很低,可酌情考虑不用。

(4)当有多个指南的推荐意见不同时,要进一步结合本国国情、患者意愿、医疗条件等综合考虑。

(5)如何应用国外指南?国外许多指南制定严谨、质量可靠,深受广大医生青睐,但应用时要注意国内适用性。由于不同国家或地区间社会、文化、经济差异,即使是基于相同的证据也可能会形成不同推荐意见,需要结合国情、地情、人情改编后应用。例如,美国输血指南提出对于慢性贫血成人患者的输血指征是血红蛋白<70~80g/L,但国内由于血源紧张和患者对长期输血有恐惧心理,一般都是<60g/L才输血,多数患者可以耐受,无明显不良反应。

(6)注意消除指南的实施障碍,避免指南使用不足。指南在实施过程中总会遇到一些障碍,如:①社会因素障碍,像某些新的治疗措施医保不予赔付;②个人因素障碍,如医生过度自信,盲目使用指南;③环境因素障碍,被医药宣传信息误导,脱离指南、习惯性给予"常规治疗"等。

在应用指南过程中,应充分重视个人沟通能力的重要性,加强与患者及家属的沟通交流,既可增加患者及家属对指南应用的理解,也是临床医生正确使用指南、进行个体化临床决策的基础。应用指南时应充分体现循证医学的理念,即根据患者的具体临床情况,将当前所获最佳证据与临床技能和经验相结合,考虑成本-效益比及当地卫生资源的实际情况,并在充分尊重患者及其亲属的价值取向和意愿的基础上,作出最佳的、综合性临床决策。

第五节 ｜ 循证临床实践指南应用案例

一、提出问题

一女性患者,28岁,首次妊娠7个月,常规体检时发现血小板为$34×10^9$/L,多次复查血小板均在$(28~36)×10^9$/L,皮肤黏膜无出血点,偶有刷牙后牙龈少量出血,胎儿发育正常。既往体健,无血小板减少病史,无其他疾病。经仔细检查,排除其他疾病引起的血小板减少,诊断为免疫性血小板减少症(immune thrombocytopenia,ITP)。妇产科医生请血液科医生会诊,协助治疗,血液科医生的意见不统一,有医生倾向于用泼尼松治疗,或大剂量静脉丙种球蛋白(IVIG)治疗,也有医生倾向于不给予任何治疗,只是观察血小板变化。

临床问题的提出:对于妊娠 7 个月,合并 ITP,无明显出血倾向患者(P)。

1. 不治疗(I)或采用泼尼松(C)或 IVIG(C)治疗,哪种可使患者受益更多?

2. 分娩时血小板计数如何在麻醉阈值(I)和生产阈值(C)中平衡才能减少分娩时母亲和胎儿的出血并发症(O)?

3. 分娩时采取经阴道产(I)还是剖宫产(C)可更好保证母婴平安(O)?

4. 新生儿需要哪些监护和治疗?(背景问题,不具备 PICO 结构)

二、检索临床指南

1. **检索 PubMed**　用检索式 "purpura,thrombocytopenic,idiopathic" [MeSH Terms] OR immune thrombocytopenia [Text Word],限定在 guideline,检索 PubMed 数据库,共检索到 8 个指南,阅读题目,排除非英文文献以及儿童 ITP 指南,发现相关最新指南为 2011 年发表在 Blood 杂志的美国血液学会循证指南 "The American Society of Hematology 2011 evidence based practice guideline for immune thrombocytopenia"。

2. **检索国外各种指南网站**　包括国际指南网络(GIN)、英国国家医疗保健研究所(NICE)、苏格兰指南网络(SIGN)、美国国立指南文库(National Guideline Clearinghouse,NGC),从中找到相关指南。例如 NGC 中可检索到与免疫性血小板减少症(ITP)相关的指南 8 个,阅读题目发现相关性均不如上述美国血液学会制定的指南。由于 NGC 只收录近 5 年指南,所以 2011 年发表的这个美国指南并未被收录。

3. **在中文数据库中检索**　在中文常用数据库进行检索,找到一篇 2016 年发表的专家共识 "中国成人原发性免疫性血小板减少诊断和治疗专家共识(2016 年版)",不属于循证指南,内容比较简单,其中也未涉及妊娠 ITP 的治疗,所以不采用。

三、阅读和评价临床指南

对较新、最相关的美国血液学会指南进行阅读和评价。

1. **指南的制定方法**　该指南采用严格的系统综述方法制定指南。指南小组检索了 EMBASE 和 MEDLINE 数据库,检索了 1996—2009 年间的相关临床问题。1996 年美国血液学会首次发表了有关 ITP 的指南,主要以 RAND 积分法和专家共识为主而制定指南。本次指南在 1996 年的基础上,主要检索 1996 年后有哪些新证据和推荐有哪些新变化。

检索时若未找到相关问题的系统综述,则检索 RCT。若无 RCT,则检索队列研究和病例-对照研究、病例分析。为了保证证据质量,剔除病例数小于 50 例成人 ITP 的病例分析,剔除病例数小于 25 例的儿童 ITP 和继发性 ITP 的病例分析。该文献检索的方法是依据苏格兰指南网络小组(SIGN)的建议。

指南推荐意见经过多次指南小组会议投票和审查后决定。最后由外部同行评议小组来评价其外部真实性。所以该 ITP 指南属于循证指南,推荐意见可靠。

2. **评价指南**　评价该指南可从两个方面进行评价:真实性和适(实)用性。真实性主要包括该指南是否包括近 12 个月以来最新、最全面的文献证据,并采用科学的方法如系统综述方法对这些证据进行分析、评价和分级;每一条推荐证据均有推荐分级、文献出处。该指南采用科学的方法对证据进行检索、合成,提出推荐等级。适(实)用性主要指是否包含了当前临床问题所关切的人群-妊娠的无明显出血倾向的 ITP 患者;是否包含了生存质量、成本费用等各种患者关心的结局指标。该指南包含了我们关切的人群,结局指标中也包括了生存质量等多种结局,但未进行成本-效益分析。

同时也采用 AGREE Ⅱ对该指南进行评价,包括 6 个方面 23 个条目:指南范围和目的、参与人员、严谨性、清晰性、应用性、独立性。总体评价该指南质量较高,制定方法严谨,结论可信,适(实)用性强,可以采纳。

3. 指南推荐意见和等级　指南专门提到妊娠 ITP 治疗意见(表 15-5)。

(1)案例的第一个临床问题为妊娠的无明显出血倾向的 ITP 患者,不治疗或者采用泼尼松或 IVIG 治疗哪种能够使患者更多获益? 指南中指出目前尚无 RCT 研究比较治疗和不治疗的后果有何不同,所有的推荐意见都是基于观察性研究。糖皮质激素如泼尼松和 IVIG 都没有致畸性,对孕妇是安全的,需要时可以应用。糖皮质激素有可能增加妊娠糖尿病和产后精神障碍的发生。关于 CD20 单抗应用于这类患者尚无报道,只有少数关于 AntiD 的个案报道。如果糖皮质激素和 IVIG 均无效,血小板持续减少有致命出血倾向,可以考虑脾切除,一般在妊娠 3 个月之后行手术安全性较高,但增大胎儿流产风险。指南推荐:如果需要治疗则首选 IVIG 和糖皮质激素(推荐等级 1C),IVIG 剂量为每次 1g/kg,泼尼松剂量为每天 1mg/kg。推荐等级为强推荐,但证据等级为 C(低质量证据)。

表 15-5　美国 ITP 循证指南中部分推荐意见

成人新诊断 ITP 的一线治疗方法
- 血小板<30×10⁹/L 时需要给予治疗(推荐等级 2C)
- 长期的糖皮质激素疗效优于短期激素治疗或 IVIG 治疗(推荐等级 2B)
- IVIG 和激素联合可以更快速提高血小板计数(推荐等级 2B)
- 若有激素禁忌证,IVIG 或 anti-D(合适患者)可以作为一线方案(推荐等级 2C)
- 若应用 IVIG,初始剂量为 1g/(kg·次),需要时可以重复应用(推荐等级 2B)

妊娠妇女合并 ITP 的治疗
- 妊娠妇女需要治疗时可以选择糖皮质激素或 IVIG(推荐等级 1C)
- 生产方式由产科情况而定(推荐等级 2C)

血小板计数下降到多少应进行治疗,目前尚无具体标准,一般根据临床出血倾向、治疗获益等综合判断。成人初发 ITP 的治疗阈值为血小板<30×10⁹/L(推荐等级 2C),孕妇可以参照执行。推荐等级为弱推荐,证据等级为 C。

(2)案例第二个问题是分娩时血小板计数如何在麻醉阈值(I)和生产阈值(C)中平衡才能减少分娩时母亲和胎儿的出血并发症(O)? 血小板多少才是安全的麻醉和生产阈值,指南中对这个问题未明确推荐,现在还缺乏确切证据支持。又在 NGC 网站检索到了一个荷兰血小板输注指南,该指南指出硬膜外麻醉时血小板安全阈值是血小板计数大于 50×10⁹/L(推荐等级 C),可以作为参考。

(3)案例第三个问题是分娩时应该采取经阴道产(I)还是剖宫产(C)可以更好保证母婴平安(O)? 妊娠妇女合并 ITP 患者,分娩方式主要由产科而定(推荐等级 2C),综合考虑产妇出血情况、麻醉、血小板计数等而决定,经阴道生产或剖宫产均可行。

(4)案例第四个问题是新生儿需要什么处理? 美国指南中认为 ITP 母亲生产的新生儿血小板计数与新生儿出血缺乏明确因果关系,发生新生儿出血的概率非常低,因而无明确推荐建议。荷兰血小板输注指南中提出对于这类新生儿需要至少检测 5 天血小板计数,若<50×10⁹/L 需要治疗,首选输注 IVIG(推荐等级 C)。

四、应用指南

根据上述证据,结合本例患者,制定治疗方案。

1. 因该患者血小板>30×10⁹/L,目前不需泼尼松治疗,应密切观察有无出血倾向,每周随访血小板计数,若持续<30×10⁹/L,可给予泼尼松或 IVIG 治疗。

2. 分娩前根据血小板计数,决定是否预防性输注浓缩血小板。若血小板<50×10⁹/L,则输注一个单位的浓缩血小板,使血小板计数>50×10⁹/L,减少麻醉和生产时的出血风险。

3. 分娩时根据血小板计数、产科情况和患者意愿选择分娩方式,经阴道分娩和剖宫产均可行。

4. 连续一周每天检测新生儿血小板计数,若<$50×10^9$/L 需给予 IVIG 治疗。

五、后效评价

此患者血小板计数维持在>$30×10^9$/L,根据患者及家属意愿,选择剖宫产,术后无明显大出血。新生儿健康,血小板计数正常,未予治疗。

(费宇彤)

本章思维导图　　　　　　　本章目标测试

第十六章 | 循证医学的个体化实践

本章要点

1. 最新最佳证据是循证医学个体化实践的基础。
2. 准确把握患者的个体化特征是循证医学个体化实践的基本功。
3. 精准匹配个体化特征的最佳证据是循证医学个体化实践的关键。

循证医学实践的五步曲包括待循证临床问题的提出,检索证据,评价证据,应用证据和后效评价。循证医学的个体化实践就是应用证据,强调将最新最佳证据用于个体患者的诊治,力求取得最好的临床诊治效果。

由于临床研究证据和成果是从基于个体特征的感性认识升华为对群体的共性规律认识,证据或研究结果就群体而言是真实的,其推广和应用对改善和提高患者群体的疾病防治效果会有积极的作用。然而就个体患者而言,可能与证据来源群体存在特征上的差异,比如所处地域、种族、年龄分布、疾病状态、社会经济和环境背景等方面不同,导致临床效果难以重现。因此,能否将从群体获得的最佳证据或研究结果用于解决个体患者的诊治,还应结合患者个体化特征、意愿/价值观等,这是临床医生在实践循证医学时需要重视的问题,也是将最佳证据能否成功转化为最佳临床诊治效果的关键。

第一节 | 循证个体化实践的基础

最新最佳证据是循证医学个体化实践的基础。循证实践涉及病因、诊断、治疗、预后等问题,当找到证据后,按照病因、诊断、治疗和预后证据的原则科学评价。实践循证医学的临床证据,应是最新最佳证据(current best evidence)。按照临床流行病学和循证医学的标准和原则,最新最佳证据应具备以下特征。

一、真实性

证据的真实性(validity)指研究结果与实际真实值的符合程度。由于研究设计、实施和评价过程有诸多影响因素,导致研究结果或多或少与实际真实值之间存在偏差,这就是为什么同样的研究设计会得出不同结论的原因。为避免伪证据或夸大效果的研究结论对临床诊治方案的影响,对拟采用的证据首先要评价其真实性。应从以下几方面进行:①设计方案是否科学合理,对照组的设立是否恰当;②研究对象的诊断标准及其纳入和排除标准是否明确;③组间基线是否可比、干预措施和方法是否科学有效和安全;④终点指标是否确切、恰当;⑤干预措施实施及结果测量、分析和报告是否采用盲法;⑥研究有无偏倚存在及是否采取了防控措施;⑦患者的依从性如何,随访是否充分;⑧资料收集、整理、统计分析方法是否合理等。

实际上证据真实程度是无法直接度量的,只能间接推断。任何一个临床研究都会受到选择偏倚、测量偏倚、实施偏倚、随访偏倚以及报告偏倚的影响,致使结果失真。因此评价证据的真实性,实际上是评价临床研究发生偏倚的风险大小,如果偏倚发生风险低,则可判定证据的可信度高,相反,如果偏倚发生风险高,则证据可信度大打折扣。

二、重要性

证据的重要性（importance）指其临床价值和实际意义。重要性评价应建立在证据真实的基础上，否则不真实的证据就没有重要性可言。不同类型的研究证据，重要性有着不同的表达形式。采用定性和量化的指标将有助于判断证据的重要程度。如按照 GRADE 系统分级系统的评级方法，围绕证据指标本身的重要性及其临床实际价值等，采用三类 9 级法判断证据对患者的重要程度。第一类（7～9 级）为影响决策的关键且重要证据指标；第二类（4～6 级）为影响决策的重要但非关键证据指标；第三类（1～3 级）为对决策者和患者影响不大的证据指标（表 16-1）。

表 16-1　证据指标重要性分级

分级	重要性	临床决策价值及意义
9	关键且重要结局指标（7～9 级）	影响决策的关键结果
8		
7		
6	重要但非关键结局指标（4～6 级）	影响决策的重要但非关键结果
5		
4		
3	不重要结局指标（1～3 级）	对决策影响不大的结果
2		
1		

不同类别证据，所选用指标和临床重要性的判定标准各有所侧重。

三、适用性

获得真实、重要的证据后，还需要进一步评价其适用性如何。如在干预性研究中，有效性证据回答了干预措施在群体中的平均效应，而不是回答干预措施能否用于临床上的具体患者。

证据能直接用于我诊治的患者吗？提出问题后，应考虑临床所有重要结果，并作出利弊分析。首先考虑与具体诊治的患者具有在人种、文化宗教、经济发展和医疗条件等相近的研究结果，并结合来源研究提供信息，评判该研究结果对于所诊治患者个体的适用性。比如所诊治的患者是否符合来源研究中的入组标准，亚组分析是否也展示对特殊人群的治疗效果：①来源于不同国家和地区的临床研究证据，由于人种及生物学上的差异，可能导致不同反应的出现；②社会文化背景的差异可能影响证据的接受和推广；③经济发展水平对新技术和新药物的应用有着明显的促进或制约；④医务人员的知识水平和医疗条件在不同国家和地区的差异也会影响证据的使用。对来源于不同国家和地区的临床研究结果，其引用要充分考虑上述的差异，一定要结合个体患者的特点，具体分析相关证据的应用价值及可行性，不能盲目照搬。

四、时效性

不论是对病因的探索、对疾病诊断准确性的渴求，还是对疾病良好结局的期许都会促进临床研究者们不断地围绕临床需要解决的、新的热点难点问题展开深入研究，以进一步完善和拓展现有证据，甚至否定已有证据。因此，证据要与时俱进，考核其时效性，指导循证个体化实践的证据应是最新最佳的证据。

第二节 ｜ 循证医学个体化实践的基本功

准确把握患者的个体化特征是循证医学个体化实践的基本功。个体化特征涉及生物学、病理生理、人文、心理、社会特征等。

一、生物学特征及相关依据

任何临床研究的设计和实施都应有生物学依据（biologic evidence）。在证据应用中也要考虑临床诊治的生物学依据。从基于人群的流行病学研究或基于临床患者的观察总结，常常会发现不同性别、年龄、人种或个体之间存在生物学上的差异。例如Ⅰ型自身免疫性胰腺炎（IgG4 相关性疾病的胰腺病变）发病情况在黄种人和白人类似，而白种人中较为常见自身免疫性胰腺炎Ⅱ型，在黄种人却非常罕见。又如黑人的高血压发病率较其他人种高且危害重，临床证明有效的 β 受体阻滞剂、血管紧张素转换酶抑制药，对黑人高血压患者的治疗效果不如利尿剂；同时血管紧张素转换酶抑制药引起的血管性水肿显著，较其他人种的发生率高。家族遗传性也体现在疾病的发病率和对药物的反应性上的差异。比如乳腺癌、胰腺癌和结肠癌有家族聚集的倾向，发病的风险高于普通人群。因此在疾病防治中要注意人种、民族和遗传因素的生物学特点。

此外，抗生素治疗感染性疾病过程中还发现，同一种致病菌存在对同一种抗生素的敏感菌株和耐药菌株，或在抗生素不断使用中渐渐产生对抗生素耐药现象。肿瘤化疗中，同一种组织来源的肿瘤，也观察到化疗敏感型或耐药型的差异。这些差异的存在，应从细胞甚至分子水平上去探索其发生的生物学机制，以期为患者制定个体化的精准诊疗方案。随着人类基因计划研究的深入，对于个体基因遗传特征与疾病的临床表型关系探讨，尤其是单核苷酸多态性与疾病发生及临床用药敏感性的预测，可能为今后临床研究和诊治提供更多生物学依据。比如携带 MSI-H（微卫星不稳定）基因的胰腺癌患者，可能会从靶向免疫治疗中获益。

二、病理生理学特征及相关依据

临床实践中，疾病的发生发展、病情轻重、并发症、结局以及临床干预措施对疾病的影响都有相应的病理生理变化特征。临床研究中若纳入不同病理生理状态的研究对象，不仅临床表现千差万别，对诊疗措施的反应也大相径庭。在证据的应用中要考虑患者的病理生理状态以及治疗过程中的病理生理反应。例如，曾在我国流行的急性严重急性呼吸综合征（severe acute respiratory syndrome，SARS），部分中毒症状及肺部炎变明显、呼吸功能明显障碍者，适时适量的肾上腺皮质激素治疗，取得了较好的临床效果，挽救了不少患者的生命。但对于中毒症状以及肺部损害不严重、呼吸功能影响较轻的患者，应审慎应用激素，避免因给药带来不良后果（如股骨头坏死）。

任何最佳证据的应用，一定要仔细考虑患者由于病理生理损害不同而导致临床病情的复杂性。在评估疾病预后和对有关危险因素的干预，进而改善患者预后、提高患者的生存质量，这就要求将多种相关因素的研究证据，结合患者疾病的病理生理特点进行具体分析和评价，以便估计可能发生某一事件的概率并提出针对性干预方案，从而防止或降低不良事件的发生，以达到最终改善患者预后的目的。

三、人文、心理、社会特征及其相关依据

鉴于不同国家和地区的社会制度、人文和自然环境、经济发展水平和人群的受教育程度存在极大的差异，不仅体现在临床研究的设计和实施不同，也会在证据推广应用中存在差异。例如，宫颈癌是发展中国家妇女常见的恶性肿瘤之一，严重危害女性健康。宫颈脱落细胞学检查已经成为经典的宫颈癌筛查手段，并被全世界广泛接受和采纳。但在一些贫困国家和地区，由于资源匮乏和技术人员缺

乏,醋酸试验或碘着色通过肉眼观察被用来取代细胞学筛查。同时宫颈癌筛查的宣传力度、人们对其重要性的认识以及传统观念影响等,该方法的接受程度与发达国家相比也大大落后。若在这样的地区,强制推行 HPV 检测联合宫颈脱落细胞学筛查宫颈癌及癌前病变,就显得勉为其难了。相反,发展中国家根据当地的经济发展水平和文化现状,针对一些对当地人群健康危害大的疾病如急性传染病、呼吸道感染、腹泻、营养不良、地方病等展开研究,或者推广诸如上述宫颈癌肉眼筛查法等行之有效的证据,这些在发达国家推广价值不大。

第三节 | 循证医学个体化实践的成功关键

精准匹配个体化特征的最佳证据、医患合作是循证个体化实践的成功关键。

一、个体化特征与证据的精准对接

证据应用时要精准对接患者的个体化特征,倘若生物学、病理学和社会经济学特征的差异不足以影响推广应用的效果,应进一步利弊综合分析,客观评估临床诊治措施对个体患者的利与弊,选择利大于弊的证据。可用一些量化指标反映临床意义或实际价值。如利弊比(likelihood of being helped vs harmed,*LHH*)来衡量证据应用可能为患者带来的治疗获益和不良反应。

例如某防治措施的 NNT 为 10,NNH 为 30,即该措施的利弊比值比(*LHH*)=1/10:1/30,约为 3:1。意为该治疗可以给患者带来的获益 3 倍于危害,但这一结果(利大于弊)并不是决策的最终依据,还要进一步结合专业及临床实际,考虑患者意愿及价值取向来校正 LHH,并最后决定是否采用该措施。表 16-2 可通过获得的 NNT 及 NNH 查得利弊比。

表 16-2 干预效果的利弊比(*LHH*)

比值		1/NNT									
1/NNH		1/10	1/20	1/30	1/40	1/50	1/60	1/70	1/80	1/90	1/100
	1/10	1.0	0.5	0.3	0.3	0.2	0.2	0.1	0.1	0.1	0.1
	1/20	2.0	1.0	0.66	0.5	0.4	0.34	0.3	0.3	0.2	0.2
	1/30	3.0	1.5	1.0	0.75	0.6	0.5	0.4	0.4	0.3	0.3
	1/40	4.0	2.0	1.3	1.0	0.8	0.7	0.6	0.5	0.4	0.4
	1/50	5.0	2.5	1.7	1.3	1.0	0.9	0.7	0.7	0.6	0.5
	1/60	6.0	3.0	2.0	1.5	1.2	1.0	0.8	0.8	0.8	0.6
	1/70	7.0	3.5	2.3	1.8	1.4	1.2	1.0	0.9	0.8	0.7
	1/80	8.0	4.0	2.6	2.0	1.6	1.4	1.1	1.0	0.9	0.8
	1/90	9.0	4.5	3.0	2.3	1.8	1.5	1.3	1.2	1.0	0.9
	1/100	10	5.0	3.3	2.5	2.0	1.7	1.4	1.3	1.1	1.0

二、医患依从性

临床试验招募的研究对象通常是依从性非常高的患者,往往与"试验外"患者人群存在明显差异。依从性可能源自文化、经济等背景,也可能与心理因素或常常不被医生感知的人生态度有关。在具体诊治的患者个体,其依从性是循证医学个体化实践中绕不开的一个问题。倘若患者不依从或依从性不佳,应积极分析原因并找到提高依从性的方法,确保来自证据的治疗手段得以实施。

医生依从性主要体现在对大量的检验数据分析、诊断性影像的识别、监测设备的掌控、用药的精准把握和介入技术与手术技术等能力上面。医生的技术能力和水平是影响治疗的效果的重要因素,也是其能否参与临床试验的重要标准。特别是在治疗效果严重依赖医生个人技术水平的外科领域，基层外科医生可能达不到临床研究要求的技术水平，盲目开展证据所推荐的手术并不适宜。比如胰腺癌根治性切除的临床研究证据来自高通量胰腺疾病中心，基层医院的外科医生因技术条件限制就不适合开展胰腺切除手术。即医生依从性不够，会影响原本有效的临床试验结果推广应用。

医生的知识水平是循证医学实践不可或缺的要素，在充分运用临床基本知识和积累经验基础上，再结合具体患者的实际问题，搜寻和查找新近最佳证据为个体患者诊治服务，这是一个优秀临床医生的职责所在。医生是否具备循证医学实践的知识，能否在众多的研究结果中筛选到最佳证据，是否具有对先进研究成果的敏锐观察力，都关系着循证医学实践的最终效果。

临床研究的宗旨，就是要获得对防病治病有价值的成果。然后又将其应用于防病治病的具体实践，在实践中进一步评估临床效果，并从具体的患者个体应用中发现新问题，以此不断提高临床诊治的水平，达到保障人民健康的最终目的。循证临床实践应遵循个体化的原则，以最终解决患者个体的重要临床问题。

（刘续宝 康德英）

本章思维导图　　　本章目标测试

第十七章 临床决策分析

本章要点

1. 临床决策分析是医务人员通过查阅文献、充分掌握证据，结合以往临床经验和患者实际情况，分析比较两个或两个以上可能备选方案，从中选择最优者来进行临床实践的决策过程。

2. 决策分析可采用 Bayes 决策法、决策树、Markov 模型等方法。

3. Markov 模型是将疾病对患者健康的影响程度划分为几个不同的健康状态，并结合各个状态在一定时间内相互转换概率，以及每种状态下的资源消耗以及健康结果，通过循环运算，估计出疾病的结局以及医疗成本。

正确决策的前提是充分、准确掌握有价值的信息和正确的预后预测。决策类型一般分为确定型决策、风险型决策和不确定型决策。决策分析是通过决策模型再现问题、利用概率和结局估计值等，帮助确定最佳行动方案的一个过程。目前常用决策分析方法包括 Bayes 决策法、决策树、Markov 模型等。尽管临床决策分析方法有待改进，但其理念及思维方式，对临床医生仍至关重要。

第一节 | 概 述

一、基本概念

决策分析（making decision analysis）是通过决策模型再现问题、利用概率和结局估计值等，帮助确定最佳行动方案的一个过程。

临床决策分析（clinical decision analysis, CDA）是指由医务人员参与实施的、针对疾病诊治过程中风险与获益的不确定性，通过查阅文献资料，充分掌握证据，特别是在掌握最新最佳证据的基础上，结合以往临床经验和患者的实际情况，分析比较两个或两个以上可能的备选方案，从中选择最优者来进行临床实践的决策过程。

在临床实践中，决策正确与否取决于 3 个前提条件：备选方案是否齐全、各事件的概率估计是否准确、结局的定量是否合情合理。无论是对概率还是对结局的定量估计，都应来自证据充分的临床研究或文献资料。因此，决策前，应开展相应的循证医学研究，通过广泛调查、文献复习、科学分析，以充分掌握基础信息，进而选用论证强度高的结果评价备择方案，或应用准确的概率来描述事件的不确定性，以及使用合理的效用值来定量描述结局，然后计算各备择方案的期望值，从中选择收益最大者，应用于临床实践。

进行临床决策的难点在于缺乏各种决策证据，如干预后出现的各种结局事件常不确定，临床事件发生与否不以人的意志为转移，虽可预测，但发生概率难以确定；同时鉴于各种备选方案都有优缺点，需要权衡利弊后加以取舍，也往往令决策者左右为难。

二、临床决策分析的基本原则

临床决策分析过程中应该遵循以下六原则：①真实性。用于制定及评价临床决策方案的证据必须是真实且经过科学实验验证的。②先进性。临床决策全过程必须充分利用现代信息手段，在尽可能全面收集并严格评价当前国内外最佳证据的基础上进行决策，使决策摆脱个体经验的局限性。③可行性。临床决策目标和拟采取措施合理可行。④最优性。临床决策过程中应遵循择优原则。⑤互动性。临床决策过程中,医生无疑是重要决策者,但疗效须取得患者认同,让患者参与决策。⑥动态性。临床决策分析和方案实施过程中,若情况发生变化,或出现新证据,或需修正目标时,应重新分析,必要时要调整决策。

三、临床决策的模式

1. **患者作主模式**也称单纯知照模式(pure informed model)　是指由患者自己作出选择。即医生只提供各种方案的利弊信息,患者根据自身经验及理解独立作出选择。患者是唯一的决策者,医生只提供客观信息而不参与决策。

2. **医生作主模式**也称家长作风模式(paternalistic model)　是由医生为主导作出决策。即医生单独或和其他医生一同考虑方案利弊后而作出选择。在此情况下,患者不参与决策的前提是:假定医生能肯定某种方案对患者最佳。

3. **共同决策模式**(shared decision model)　是指在决策过程中医生与患者保持互动、共同作出决策。这种模式的前提是信息充分对称,即医生向患者提供病情相关的信息,包括各种检查和可能的治疗方案以及各方案的利弊等情况,患者则如实提供自身的病情、生活方式以及意愿和价值取向等信息。然后医患双方再对相关的诊治方案进行讨论,并结合实际情况(如社会、家庭、医院技术条件等因素)以寻求一个最优的诊治方案。这也是循证医学所倡导的最佳临床实践模式。在这种模式下,医患关系融洽,患者意见得到充分的尊重。医患双方都是决策者,缺少任何一方,都不是完整决策。

四、临床决策的具体分型

1. **确定型决策**(decision making under certainty)　是指事件的结局已经完全确定的情况下,只需通过分析各种方案的最后得失,作出选择。决策方法有增量分析法,即通过计算方案之间的增量收益与增量成本进行决策的方法。

2. **风险型决策**(decision making under risk)　是指事件发生何种结局不能肯定,但其概率可以估计,决策带有一定的风险性。风险型决策有3个前提条件:即两种以上的结局、自然状态下事件的概率能够估计、不同结局的利弊可以估算。方法包括期望值决策法、Bayes决策法。

3. **不确定型决策**(decision making under uncertainty)　是指事件的结局及其事件发生概率均不确定的情况下进行的决策。决策时可参考一些准则,如乐观准则、悲观准则、后悔值准则等进行定性判断。

五、临床决策过程

1. 明确需决策的问题。首先要考虑面临的是什么决策问题? 要达到什么目标? 有哪些备择方案? 存在哪些影响因素? 需要收集哪方面信息等。总之,对涉及该问题的方方面面要全面把握,为最终正确决策打下良好的基础。

2. 临床决策问题的组织和构建。在选题基础上,分析问题的组成要素,理清要素之间的关联,预测事态发展的趋势,通过一些直观方法把各种方案实施的进程、路径、结局等加以呈现,如常用的决策树法。

3. 系统全面搜集信息。临床决策的前提是掌握足够的决策信息,这是临床决策中最为核心的一步。应系统全面搜集包括各种可能事件的概率、结局的量化指标(生存率、生存质量、成本等)等在内的决策信息。

4. 临床决策分析。利用一些公式或模型进行分析和运算,得到各种方案的期望值供临床决策者参考。

5. 敏感性分析。鉴于各种事件的发生概率或结局效用值,有时难以确定,可选用不同概率或效用值重新分析和运算,分析当前临床决策结果的稳健性。

6. 临床决策实施与反馈。拟定实施步骤并予以实施,并根据实施效果对临床决策进行反馈调整。

第二节 | 临床决策分析的实施

临床决策分析的基本思想就是将问题系统地分成几部分,确认每个部分之中的不确定因素,然后检索医学文献或者咨询专家意见得到各不确定因素的估计值,进而得到采取不同决策选项后,估计各种可能结局出现的概率。临床决策分析先要确认临床决策的问题并界定问题的范围,进而用决策树(decision tree)方法将问题结构化,随后系统搜集相关信息,明确各种事件出现概率,同时合理赋值最终结局,最后进行决策树分析,计算每种备选方案的期望值。鉴于临床实践中的复杂多变性,有时需要进行敏感性分析。

一、临床决策问题的确认

决策分析第一步是精确定义待决策问题,并将其分解为三个组成部分:①是不同的临床决策备选方案,②是不同临床决策方案实施后所有可能发生的事件,③是临床决策所关心的结局。

例 17-1　一名 60 岁男性患者,职业是卡车司机,吸烟、肥胖、有心脏病风险因素(包括高血压和高胆固醇)。因患有严重颈部疼痛,他希望医生给他开 COX-2 NSAID(非甾体抗炎药)治疗颈部疼痛(他听说这种药物适用于颈肩部疼痛),但被拒绝,这是因为最新的证据表明 COX-2 NSAID 能够引发严重心脏不良事件。医生建议采用颈部按摩疗法,而患者又不接受,因为他最近读到一个关于颈部按摩后脑卒中瘫痪的报道,非常担心按摩后的脑卒中瘫痪风险,认为药物治疗更方便。医生指出,颈部按摩导致脑卒中的可能性非常小,心脏病发作的危害同样严重。医患双方陷入决策僵局:到底是颈部按摩治疗(治疗中可能发生脑卒中瘫痪),还是 COX-2 NSAID 治疗(服药中可能发生心脏病)。

二、临床决策问题的结构化

采用决策树方法对问题进行结构化处理。决策树按逻辑、时序把决策问题中的备择方案以及相应结局有机组织起来并用图形展示,如同一棵从左至右不断分枝的树,包括一些节点与分枝:决策节点(decision node),用小方框"□"表示,由此节点发出的方案要求决策者从中作出选择,由决策节点发出的分支叫决策枝;机遇节点(chance node),用小圆圈"○"表示,由此节点发出的事件是随机的、不受人为控制,但可估计其概率,由它引出的分支叫机遇枝或概率枝。机遇节点的期望值为此节点下各分枝概率(P)与结局值乘积之和。在决策树末梢,为各方案的最后结局(outcome),各种结局必须定量描述。在每一个机会节点,其后相应事件的概率之和必须为 1,即每个机会节点之后的事件必须涵盖所有可能的情况,只有这样才能保证分析的有效性。对于结局而言,结局可以是生存或者死亡,也可以是其他治疗可能带来的任何收益或风险。

基于上述原则,可先绘制颈部按摩决策树(图 17-1)。

若选择 COX-2 NSAID,该药物虽有益于消除颈部疼痛,但服药期间却有发生心肌梗死的风险,选择 COX-2 NSAID 决策树(图 17-2)。合并上述两种选择的决策树(图 17-3)。至此,决策树已清楚展示待决策问题,下一步就是收集信息并进行分析。

三、相关证据及信息的检索与收集

决策分析中最重要的证据或信息是每一种可能的事件在相应条件下出现的概率。主要来自以下几个方面:

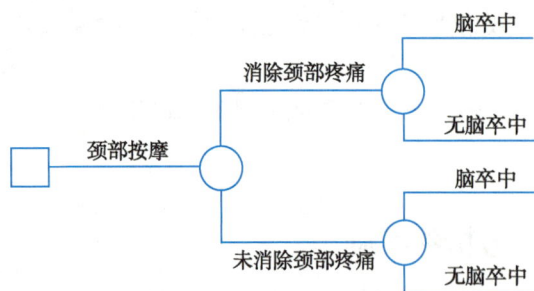

图 17-1 颈部按摩决策树

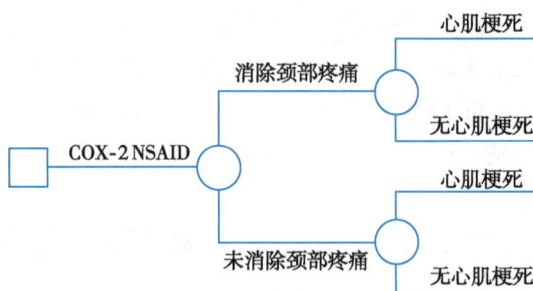

图 17-2 COX-2 NSAID 治疗决策树

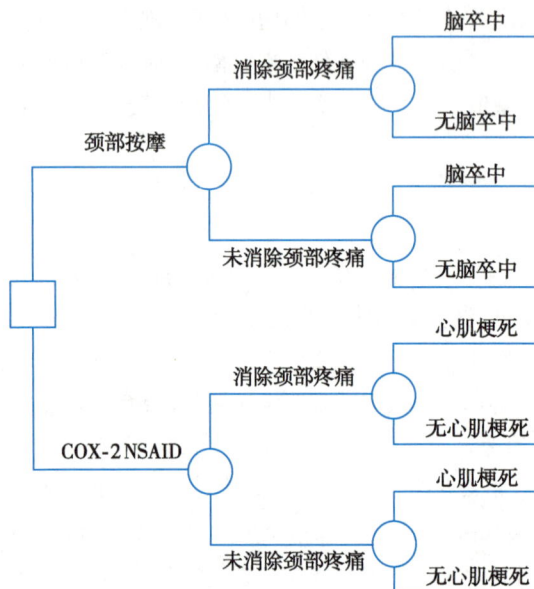

图 17-3 颈部按摩与 COX-2 NSAID 治疗的决策树

1. 借助文献估计概率 首先应评估所引用文献的有效性,来自大样本临床试验或前瞻性队列研究的概率最为可靠,但即使是大样本研究也会存在抽样误差,因此应根据情况确定概率的置信区间,绘制一个包括最佳概率估计值、概率的上限和下限以及资料来源的表格。信息来源情况可能不尽相同,可从一篇文献获取,也可根据多篇文献的结果综合得到。

信息单一来源大致有以下几种情况:所使用文献是唯一可获得的数据资料;该文献是权威性的研究结果;研究质量较高或大样本或来源人群即为本次临床决策应用人群。因此,基于单一文献估计概率用于决策分析时,应考虑:①研究人群是否同质:如性别、年龄构成以及人种等是否特殊? ②干预手段是否相同或相近。若与我们决策问题的场景不同,或者患者情况有差异等,要尽量引用亚组分析结果,然后根据经验、知识或专家意见,参考其他研究资料,调整概率使之更符合临床实际情况。

倘若某个临床决策问题有多篇文献数据,可根据情况对文献结果进行综合。推荐使用 meta 分析,前提是纳入综合分析的文献必须真实可靠。

2. 咨询专家意见以获取所需的信息 临床决策分析也可通过专家和专家小组讨论获取所需信息。但这种方法只能在其他获取信息方法不可行的前提下使用,同时借助该方法的决策分析结果必须进行敏感性分析。

咨询专家小组意见可以通过德尔菲法进行,由专家们先提出对所需数据的估计值,然后再通过讨论和反馈对该值进行修订。

例 17-1 中决策所需的基线估计值如下:颈部按摩可有 80% 机会消除颈部疼痛,但有 $1/10^6$ 患者可能发生脑卒中,其效用值为 0.45,未发生脑卒中者效应值为 1.00;而颈部按摩无效患者,有 $1/10^6$ 可能发生脑卒中,效用值为 0.30,未发生脑卒中的效用值为 0.80。将这些估计值在决策树中标出(图 17-4)。

四、确定最终结局的效用值

对结局的量化处理是决策分析的难点之一。因为备选方案有很多,每种方案对应的临床结局又不相同,可以是二分类结局,如生存与死亡;也可以是等级结局,如完全缓解、部分缓解、稳定、恶化等;还可能是复杂的多种属性结局,如一方面是生存时间的不同,另一方面生存质量也各异。因此,为达到比较目的,需要预先将各种结局转换成同一度量衡单位的效用(utility)。而效用值是一种表述结局相对优劣的量化指标,通过对患者或公众调查,获得人们对不同健康状态的喜好程度。这种对某种健康状态的倾向和偏好,反映了个体的主观感受,并受年龄、经济收入、教育程度等多种因素的影响。效用值通常用0~1的数值来表示,1代表完全健康,0代表死亡,也可以为负数,表示比死亡更糟糕的疾病状态,如无意识或长期卧床伴严重疼痛等。效用值有直接、间接测量方法,具体如下:

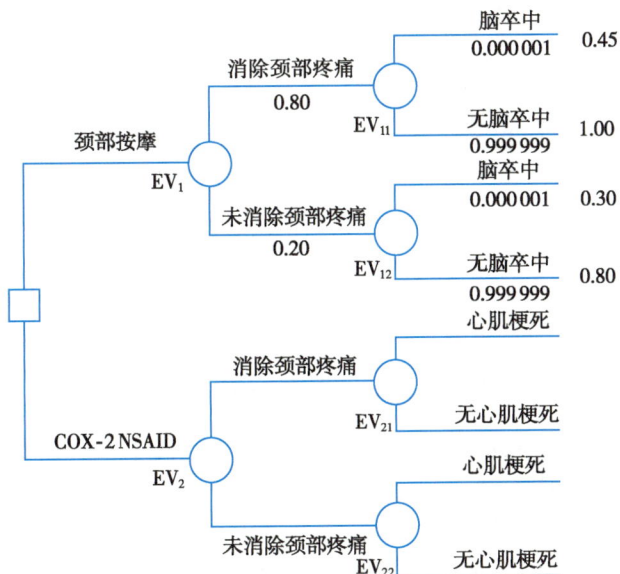

图 17-4 颈部按摩与 COX-2 NSAID 治疗的决策树

(一)直接测量方法

效用值的直接测量方法有:划线法、标准博弈法和时间权衡法。假如有一男性患者,68 岁,有多年糖尿病史,现意外左脚刺伤,出现严重感染并可能出现坏疽。该患者面临两种选择,一是截肢,以保全性命,但失去左脚;二是保守治疗,但存在感染和坏疽扩散危险,从而有两种可能结局:痊愈或死亡。

1. **划线法**(visual analog scale) 如定义死亡的效用值为 0,健康生存(痊愈)为 1,0 与 1 之间则代表各种不同状态的效用值,划一条直线如图 17-5,让患者在其认可的地方标记,表示可以接受某结局所对应的效用值。假如截肢,在直线上画出相应的效应值(相当于正常生活能力的质量)为 0.8,倘若能以此状态生存 10 年,其质量调整寿命年为 10×0.8=8QALYs。

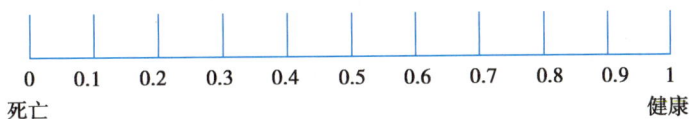

图 17-5 划线法量尺

2. **标准博弈法**(standard gamble) 还可借用决策树表示(图 17-6)。若告诉患者,保守治疗的痊愈可能性 P=0.9 时,患者可能会毫不犹豫地选择保守治疗,此时若改变 P=0.6 时,患者可能要选择截肢。不断改变 P 值询问患者,当达到某一数值如 P=0.8 时,患者认为两种方案差不多,此时的 P 值称为均衡概率(breakeven probability),其大小就是结局 A 效用值,即 U_A=0.8,即把痊愈视为 1,死亡为 0,患者认为截肢相当于 0.8。若最差的状态不是死亡,而是一种较 A 更差的结局 B。用上述方法可确定A 效用值 U_A=P+(1-P)×B。同理,绘制保守治疗决策树(图 17-7)。

3. **时间权衡法**(time trade-off) 某种结局(A)被认为好过死亡,患者面临两种选择:①结局 A 生存 t 年后死亡;②健康状态生存 X(<t)年后死亡。如下图 17-8 中,横轴表示时间,纵轴表示健康状态;不断变化 X,直到患者认为两种选择无差异时,此时结局 A 的效用值 U_A=X/t。

倘若患者最后不是死亡,而是两种结局维持一段时间后恢复健康,那么,两种选择是:①暂时结局A 延续 t 年后恢复健康;②暂时结局 B 延续 X 年后恢复健康。如下图 17-9 中,同样不断变化 X,直到患者认为两种选择无差异时,此时结局 A 的效用值 U_A=1-(1-B)X/t。

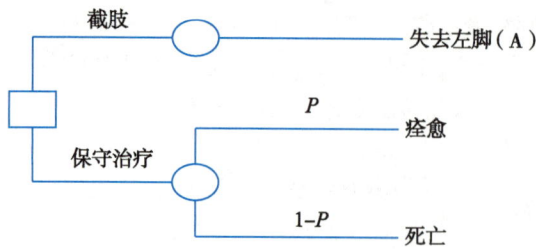

图 17-6　截肢决策树

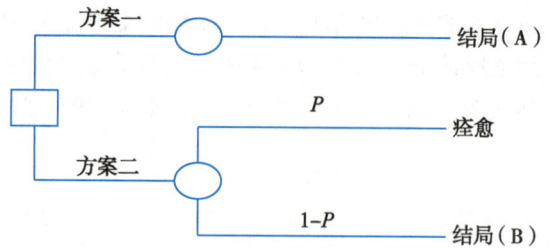

图 17-7　保守治疗决策树

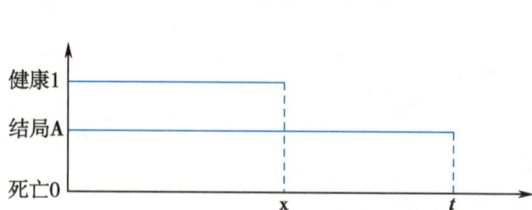

图 17-8　终点为死亡时的权衡

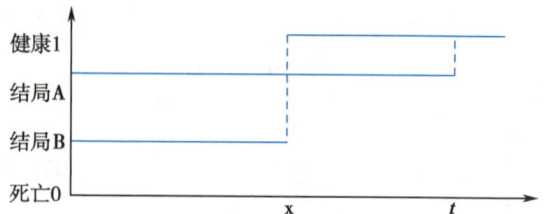

图 17-9　终点为健康时的权衡

（二）间接测量方法

除了上述直接测量效用值外,还可以用间接法进行测量。所谓间接法是通过间接方式测得某种疾病状态的效用值,如利用生存质量 SF36 量表等,计算量表得分,再将量表得分转换为效用值,即效用值 =(量表实际得分 – 量表的最低得分值)/量表的得分范围。此外,还可计算质量调整寿命年(quality adjusted life years,QALYs),用 QALYs 来测量各种结局,使之有通约性,简化复杂临床决策问题。

例 17-1 中应用 QALYs 来衡量结果,设定患者无论是 "颈部疼痛状态" 下生存(无脑卒中)还是有病生存(伴脑卒中状态),期望寿命都是 15 年。上述四种状态的 QALYs 分别为 6.75 年、15 年、4.5 年和 12 年。获得这些资料之后就可进行决策树分析。

五、决策树分析

决策树分析也称决策树的折叠与平均,即指通过上述步骤所形成的决策树,计算每一种决策选项所对应的不同结局出现的情况。

例 17-1 根据上面决策树可计算颈部按摩治疗的期望值(EV_1)如下:

$$EV_{11}=0.45\times1/10^6+1.0\times0.999\ 999=0.999\ 999\ 45$$
$$EV_{12}=0.30\times1/10^6+0.80\times0.999\ 999=0.799\ 999\ 5$$

$EV_1=EV_{11}\times0.80+EV_{12}\times0.20=0.96$。则颈部按摩治疗 QALYs=$[(0.45\times1/10^6)\times6.75+(1.0\times0.999\ 999)\times15]\times0.80+[(0.30\times1/10^6)\times4.5+(0.80\times0.999\ 999)\times12]\times0.20=25.92$QALYS

同样可计算 COX-2 NSAID 治疗的期望值 EV_2 和期望 QALYs。如果 COX-2 NSAID 药物治疗期望值＞0.96 或质量调整寿命年＞25.92QALYS,说明药物治疗优于颈部按摩。倘若两个方案期望值或质量调整寿命年相近,医生恐难下定论。解决方法是敏感性分析以及选择合理的决策模式。

决策树模型一般用于近期效果的决策分析。如上例就仅分析了颈部按摩以及 COX-2 NSAID 治疗期间的短期效果。若要探讨各种干预措施的远期效果,又将如何进行决策分析呢?如本例中即使药物短期治愈的患者将来仍会有一部分人再次发生心肌梗死、死亡,颈部按摩治疗方案同样如此,评价这两种方案的远期效果,可选用 Markov 模型。

第三节 | Markov 模型

传统决策树方法需要固定分析期限,以便计算在此期间内各事件概率和效用的平均值。事实上疾病发展是一个动态过程,不同阶段的各事件发生概率和结局的效用值随时间变化而变化。如慢性疾病的发展通常可分无症状阶段、轻度不适阶段、中度不适阶段、重症阶段。若能从疾病发展阶段入手并结合各阶段转换的概率进行风险和效益评估,其结果则更接近临床实际,也更有说服力。首推 Markov 模型。

一、Markov 模型的基本概念

Markov 模型多用于临床干预措施的评价,临床试验结果的外推,药物经济学评价和疾病筛查措施的评价等。其原理是将疾病对患者健康的影响程度划分为几个不同的健康状态(Markov State),并结合各个状态在一定时间内相互转换的概率,以及每种状态下的资源消耗以及健康结果,通过循环运算,估计出疾病的结局以及医疗成本。

根据研究目的和疾病转归,将疾病整个自然过程划分为不同的健康状态,即 Markov 状态,各 Markov 状态通常按临床规律"互动"转移,在一次转移后至下一次转移的时间间隔相同,称为 Markov 周期(Markov cycle),亦称转移周期,常根据不同疾病情况和临床意义而具体设定。如脑卒中、花粉症等发生的频率多以年为单位计算,以 1 年为循环周期;如果文献提供的是每年发病率、死亡率或致残率等,则循环周期设置为 1 年。

现以肾病综合征为例,可分为以下五种状态:正常状态、微量蛋白尿期、大量蛋白尿期、终末期肾病、死亡(图 17-10)。

对疾病进程风险描述通常是按单位时间(一般是一个 Markov 周期)进行。如:微量蛋白尿期患者每年有 5% 进展到大量蛋白尿阶段,循环周期为 1 年。

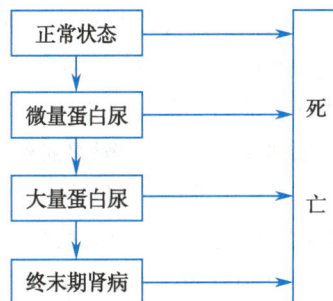

图 17-10 肾病综合征的 Markov 状态转移模型

二、Markov 模型的分析步骤

与决策树模型类似,Markov 模型也可以分为以下几步:

1. **Markov 状态的设定** 根据研究目的确定疾病各种状态,作为 Markov 状态。各种疾病状态的呈现可借助 Markov 树(Markov tree)。各种状态之间的转换必须符合逻辑和临床实际。

2. **基础信息的搜集** 即各种状态之间转换概率以及循环周期的确定,主要来自文献,常用矩阵按照事件发生的逻辑顺序列出,如上述肾病综合征 5 个状态依次为:正常状态(状态 1),微量蛋白尿阶段(状态 2),大量蛋白尿阶段(状态 3),终末期肾病(状态 4),死亡(状态 5),见表 17-1。

表 17-1 各种疾病状态 1 年的转移概率

疾病状态	正常状态	微量蛋白尿	大量蛋白尿	终末期肾病	死亡
正常状态	0.97	0.02			0.01
微量蛋白尿阶段		0.94	0.04		0.02
大量蛋白尿阶段			0.90	0.05	0.05
终末期肾病				0.80	0.20

假设肾病综合征自然状态从第 1 年开始,一个健康人群中(状态 1),每年有 2% 进入状态 2,1% 进入状态 5;而状态 2 每年有 4% 进入状态 3,2% 进入状态 5;状态 3 人群有 5% 进入状态 4,5% 进入状态 5;状态 4 每年有 20% 进入状态 5(死亡)。

3. 各种状态效用值的确定。如下例。

4. Markov 模型的综合分析。如下例。

5. 敏感性分析。同决策树模型一样,Markov 模型也应进行敏感性分析,以判断分析结果的稳健性。

例 17-2　假设某种疾病只有 3 个状态:健康(状态 1)、患病(状态 2)、死亡(状态 3),其转移概率列于表 17-2。

表 17-2　3 种状态 1 年的转移概率

疾病状态	健康	患病	死亡
健康	0.75	0.20	0.05
患病	0	0.70	0.30
死亡	0	0	1

其意义亦可用图 17-11 呈现。

设定 3 种状态的效用值:健康为 1,患病状态为 0.5,死亡为 0。构建 Markov 树(图 17-12)。

假设有 1 000 名符合条件人群,从某一时点开始依次进入这 3 种状态,据此计算出这一人群此后每周期(年)在这 3 个状态中的分布,进而计算每一循环周期或者至研究结束时所有周期累计资源耗费或各种结局的具体情况。

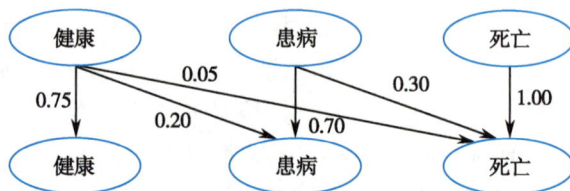

图 17-11　三种状态的转移关系及概率

首先假设 t 为周期(年),a_t 表示第 t 年(周期)时的"健康"人数,b_t 表示第 t 年时的处于患病状态的人数,c_t 表示第 t 年时总的死亡人数。计算如下:$a_0=1\,000$,$b_0=0$,$c_0=0$;$a_1=0.75\times a_0$,$b_1=0.20\times a_0+0.70\times b_0$,$c_1=c_0+0.30\times b_0+0.05\times a_0$;依次类推:$a_t=0.75\times a_0$,$b_t=0.20\times a_{(t-1)}+0.70\times b_{(t-1)}$,$c_t=c_{(t-1)}+0.30\times b_{(t-1)}+0.05\times a_{(t-1)}$,如表 17-3 所示:

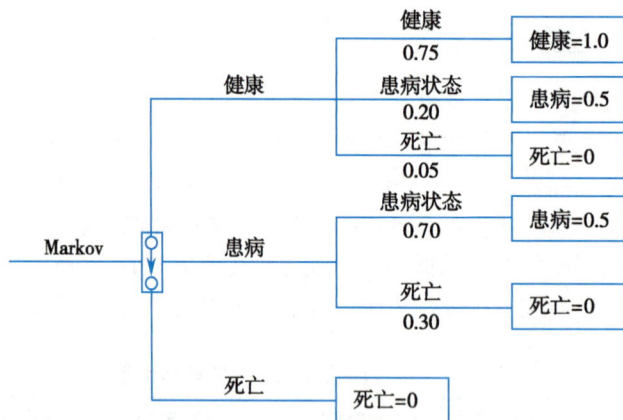

图 17-12　三种状态的 Markov 树

进一步计算每一个循环末的结局,如第 1 个周期末的总 QALY 为:$750\times1+200\times0.5+50\times0=850$(QALYs),依次可获得该模型模拟 28 年的总质量调整寿命年为 5 332.7QALYs,而人均为 5.33QALYs。这是自然状态下未干预结果,若对该人群施加一定临床干预,则必然影响人群在不同状态下的分布,可计算在该干预措施下人均 QALYs,倘若有多个干预措施,同样可计算各自 QALYs,进而比较不同干预措施的效果。

临床干预既可影响患者在不同疾病状态的分布,也可影响各状态间的转换概率,此时可用 Markov 模型评价不同干预措施下的期望值,同时结合资源消耗估计,进行成本-效益分析,据此选择适当的干预手段。

表 17-3 Markov 模型模拟的计算结果

周期(t)	健康(a_t)	患病状态(b_t)	死亡(c_t)
0	1 000	0	0
1	750	200	50
2	560	290	150
3	420	315	265
4	316	305	379
5	237	277	486
6	178	241	581
7	133	205	662
8	100	170	530
9	75	139	786
10	56	113	831
20	3	9	988
25	1	3	996
28	0	0	1 000

例 17-3 某 50 岁男性患者,体检发现左颈动脉硬化,但目前没有任何临床症状。对该患者,若不处理则有较高脑卒中发生风险,鉴于目前无任何症状,临床上有两种选择,一是暂时临床观察,二是行颈动脉内膜切除术。若只进行临床观察,虽可避免手术相关的短期危险因素(围手术期死亡,手术中发生脑卒中),维持无症状性颈动脉硬化状态(在一段特定时间内不发生脑卒中),但面临将来发生脑卒中的高风险。假设本例基础估计值:选择临床观察的患者有 11% 可能发生脑卒中,而选择做手术者有 1% 围手术期死亡,以及有 2% 发生围手术期脑卒中,术后"不发生脑卒中"者将可能有 5% 再次发生脑卒中。

如图 17-13 所示,术后患者有三种结局:维持无症状性颈动脉硬化状态、发生脑卒中和死亡。同时随着时间推移,无症状性颈动脉硬化状态的患者将会有一部分人死亡,一部分发生脑卒中,其余维持无症状性颈动脉硬化状态。对于带病生存(伴有脑卒中)者,也会随着时间推移,部分人会死亡,而生存者继续这种循环,直至所有人都死亡。

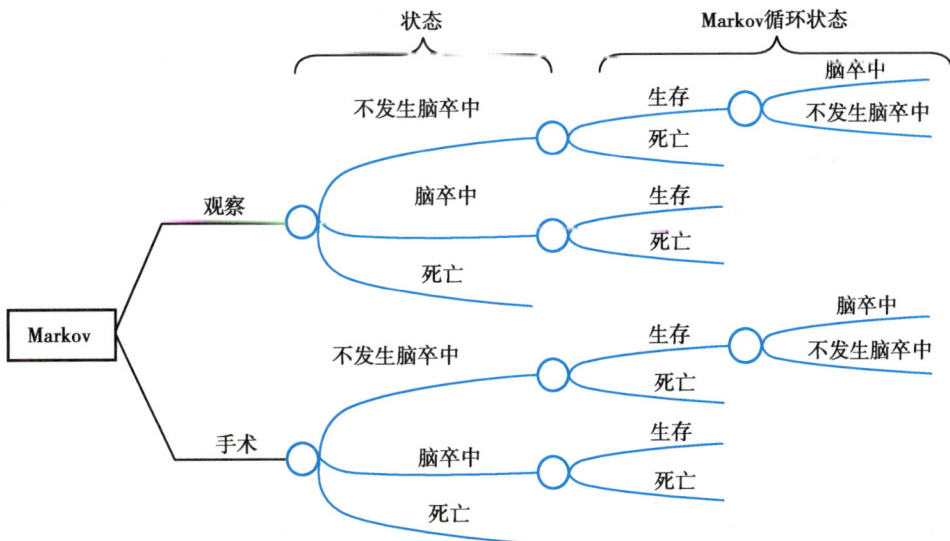

图 17-13 颈动脉硬化患者的 Markov 模型示意图(Markov 树)

利用 Markov 模型模拟结局,并同其他方案进行比较后作出选择。本例有三个 Markov 状态:无症状性颈动脉硬化(状态 1),伴有脑卒中生存(状态 2),死亡(状态 3)。其中状态 1 到状态 3 的死亡率为 5%,并不完全归结于颈动脉硬化这一疾病所致(尽量模拟实际情况,考虑有其他死因)。状态间转换及转移概率见表 17-4 和图 17-14。

表 17-4　3 种自然状态每年的转移概率

疾病状态	无症状性颈动脉硬化	生存(伴脑卒中)	死亡
无症状性颈动脉硬化	0.940 5	0.009 5	0.05
生存(伴脑卒中)	0	0.95	0.05

Markov 循环周期设为 1 年,每个周期的"无症状性颈动脉硬化状态"为 1 个 QALY,伴脑卒中生存则为 0.5 个 QALY,死亡则为 0。假设从手术当年起,97% 维持无症状性颈动脉硬化状态,2% 伴脑卒中生存,1% 死亡。此后人群在这 3 个状态的转移概率如下表(表 17-4)。

计算原理同上,鉴于这一过程计算烦琐,可借助相关软件如 decision maker,treeage 等,简单计算也可用 Excel,如本例计算结果见表 17-5,对该人群而言,选择手术治疗,其最终结果是人均获得 16 个 QALYs。同理计算"临床观察"方案人均 QALY,数值较大者为优选方案。

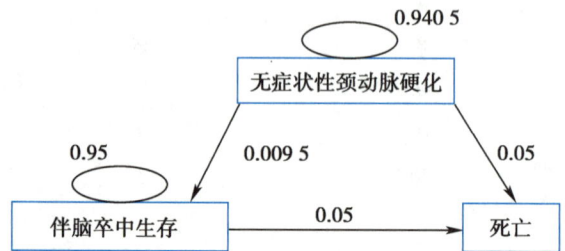

图 17-14　颈动脉硬化患者各状态间的转移关系

表 17-5　手术决策枝的 Markov 模型计算结果

周期数	无症状性颈动脉硬化		生存(伴脑卒中)		死亡			
	例数	QALY	例数	QALY	例数	QALY	总 QALY	累计 QALY
1	97 000		2 000		1 000			
2	91 228	91 228	2 822	1 411	5 950	0	92 639	92 639
3	85 800	85 800	3 548	1 774	10 652	0	87 574	180 213
4	80 695	80 695	4 786	2 093	15 119	0	82 788	263 001
5	75 893	75 893	4 744	2 372	19 363	0	78 265	341 266
6	71 377	71 377	5 228	2 614	23 395	0	73 991	415 257
7	67 130	67 130	5 645	2 822.5	27 225	0	69 953	485 210
8	63 136	63 136	6 001	3 000.5	30 863	0	99 137	551 347
9	59 379	59 397	6 301	3 150.5	34 320	0	62 530	613 887
10	55 846	55 846	6 550	3 275	37 604	0	59 121	672 998
11	55 523	52 523	6 754	3 377	40 723	0	55 900	728 898
50	0	0	0	0	10 000	0	0	1 599 600
总计:								1 599 600
人均:								16.00

注:①无症状性颈动脉硬化状态效用值 =1,生存(伴脑卒中)效用值 =0.5,死亡效用值 =0;QALY:质量调整寿命年。②本例数据引自文献:*Decision analysis models:Opening the black box*[J]. *Surgery. 2003,133 (1):1-4.*

当然,如果对来源基础数据的可靠性存在疑问,同样可以敏感性分析,了解当前决策结果的稳健性。

第四节 | 敏感性分析

在上节中提到,如果认为选择做手术的死亡率(1%)过高或是过低,或者1%概率估计不准确,抑或是一个区间值,手术死亡率不同,将影响到最终的决策。此时可考虑进行敏感性分析。

当相关数值变化时,敏感性分析可用来判断决策结果的稳健性。现以例17-3为示范进行敏感性分析,当取不同的手术死亡率时,分别计算出不同的手术治疗方案的期望值,图17-15展示了当手术死亡率在一定范围内变动时、期望值相应变化情况。当手术死亡率为2.1%时,两方案期望值相当,此时2.1%称为阈值,代表两种方案选择的分界点。当手术死亡率在<2.1%区间变化内,首选手术方案。

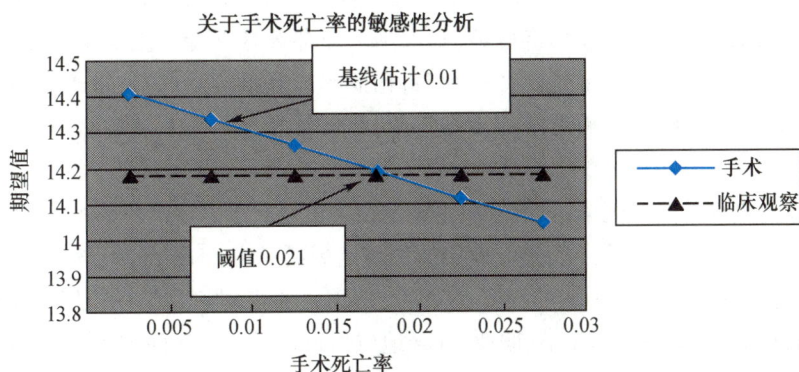

图 17-15 对手术死亡率的敏感性分析

再如,对伴有脑卒中生存状态的效用值也存在争议,同样可以进行阈值分析和敏感性分析(图17-16)。

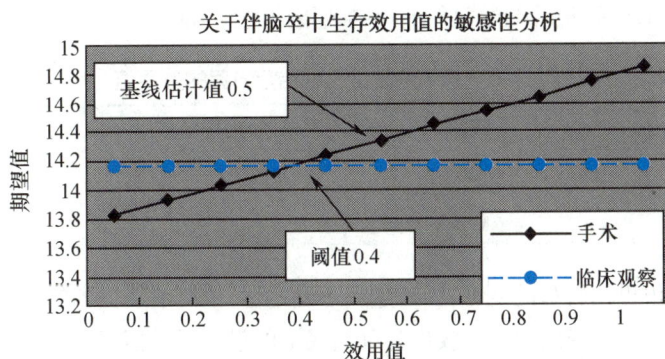

图 17-16 对伴脑卒中生存效用值的敏感性分析

实际上对事件结局及其发生概率都可以进行敏感性分析。决策树模型如此,Markov模型也同样可以计算相关阈值,方法同上。

第五节 | 不确定型决策

假如临床事件结局及其发生概率明确并可量化,可选择决策树模型或Markov模型进行决策分析。但倘若有些临床事件结局及其概率不清楚且缺乏最佳证据时,只能进行不确定型决策,即决策依赖于决策者的临床经验和主观判断。以下准则可供参考:①乐观准则,也称大中取大法,即找出每种方案自然状态下的最大收益者。②悲观准则,也称小中取大法,即先找出每种方案自然状态下的最小收益者,从中再取最大者。③后悔值准则,计算各方案在各种自然状态下的后悔值并列出后悔值表,找出每一方案在各种自然状态下后悔值的最大者,从中再取最小者所对应的方案,即为合理方案。后悔值法利用后悔值的计算作为最优方案选择标准。先将在不同自然状态下的最大收益值作为理想目标、再把各方案的收益值与这个最大收益值的差值,作为未达到理想目标的后悔值,然后从各方案最大后悔值中取最小者,由此确定选择方案。

例 17-4　鼻咽癌以放射治疗为主,对于颈部有淋巴结转移的患者,颈部应给予根治量照射,而颈部没有淋巴结转移者,常规给予预防剂量照射,但有人也提出如鼻咽肿瘤不大,可不对颈部进行放射治疗。因此,对于颈部未发现有淋巴结转移的患者,是否给予放射治疗或给予多大剂量,目前仍有争论。假如有一鼻咽癌患者,经临床检查未发现颈部淋巴结转移和远处转移,MR 显示颈部有两个最大径小于 10mm 的淋巴结,临床分期仍为 $T_2N_0M_0$。但不清楚患者颈部是否存在微小转移灶,对该患者颈部是实施根治量照射还是预防量照射,或不必进行放射治疗,需要临床决策。倘若颈部检查虽未发现淋巴结转移、但实际已有转移,如果不对颈部放疗或者只是给予预防剂量,显然不恰当,但这种情况发生的概率并不清楚。另一方面,倘若都采取根治量照射,由于颈部放射后的纤维化等后遗症比较严重,将极大影响患者的生存质量,特别是对颈部并无淋巴结转移的患者,弊远大于利。

由于缺乏以上事件的确切概率,只能采取不确定型决策。对于癌症治疗的评价,主要是使患者的损失最小,其结局可用“效用损失”衡量。效用值的确定需要考虑:①颈部淋巴结复发或远处转移的影响;②放疗后遗症对生存质量影响的程度;③治疗费用;④患者对治疗的期望值以及放射治疗的了解等情况。同时也应考虑到:不同年龄、职业、社会地位的患者,其效用值损失的估计也不尽相同。此时的决策应尽量做到个体化。

表 17-6 为几种结局的效用损失的定量估计:无淋巴结转移也不对颈部进行放疗的效用损失为 0,有颈部转移而未行放射治疗的效用损失为 –100,有颈部转移而只行预防剂量放射治疗的效用损失为 –30,无颈部转移而行预防剂量放射治疗的效用损失为 –50,有颈部转移而行根治剂量放射治疗的效用损失为 –20,无转移而行根治剂量放射治疗的效用损失为 –80。

表 17-6　鼻咽癌患者三种治疗方案的效用值

颈部转移	不放疗	预防剂量放疗	根治剂量放疗
有转移	–100	–30	–20
无转移	0	–50	–80

由于不知道颈部淋巴结转移的概率,面对这一不确定性,依照前面提到的几种准则进行决策。

(1)乐观准则:在每一备择方案中,找出各种结局下的最大受益值,从中选择收益值最大的方案,也就是从最大收益中取最大。本例中不放疗的最大收益为 0,预防剂量放疗为 –30,根治剂量放疗为 –20。按照这一原则,应该选择不放疗,这是一种相对乐观的准则。

(2)悲观准则:与乐观者相反,找出各种结局下最小益值,再从中选择收益值最大方案,也就是从最小益值中取最大。本例不放疗最小收益为 –100,预防放疗为 –50,根治放疗为 –80。最大者为 –50,应选择预防剂量放疗。

(3)后悔值准则:按这一准则,两种自然状态下理想值在有颈部转移时为 –20,无颈部转移为 0,计算各状态下后悔值,具体见表 17-7 后悔值矩阵。

可见在这一准则下应该选择预防剂量的放射治疗这一方案。

但要注意:由于缺乏准确信息,利用上述决策准则时,往往带有很大的主观性。因此,决策准则及决策者不同,所得到的结果也不完全相同。当然,最好还是收集资料信息,尽量获得各种结局的概率,以改进不确定型决策,从而使选择的方案更趋合理。

表 17-7 后悔值矩阵

治疗方案	自然状态		
	有淋巴结转移	无淋巴结转移	最大后悔值(各方案)
不放疗	80[(−20)−(−100)]	0(0,理想值)	80
预防剂量放疗	10[(−20)−(−30)]	50[0−(−50)]	50
根治剂量放疗	0(−20,理想值)	80[0−(−80)]	80

第六节 │ 临床决策分析的评价

临床决策分析作为一种以证据为基础的临床应用技术,已逐步应用于临床实践中。但应注意,在应用临床决策分析证据指导决策时仍需对其真实性、重要性和适用性进行评价。

一、临床决策分析的真实性

1. 临床决策分析是否科学？ 临床决策方法是否科学;是否包括了所有重要的决策方案和可能的结局;是否考虑到患者可能承受的所有风险及获益;结局指标的选择是否得当;决策方案是否符合实际。

2. 数据来源是否真实可靠？ 临床决策正确与否在很大程度上取决于数据是否充分、准确。对于决策分析所必需的基线数据,如事件概率和效用值,目前往往缺乏高质量临床试验的结果,内部和外部偏倚会影响数据的准确性,可能造成临床决策失误。

3. 是否对临床决策方案的不确定性进行敏感性分析？ 应当对所引用资料(例如所有事件的概率值)的不确定性进行系统检查。在敏感性分析中应考虑要纳入哪些变量,每个变量波动范围,是否纳入所有重要变量,哪些变量能够改变决策等。概率值的变动范围取决于所引用原始文献研究质量的高低,质量高,则概率值变动范围小,反之变动范围较大。同理,对效用值也要敏感性分析,其值变动范围也取决于引用文献的质量。

二、临床决策分析的重要性

1. 临床决策方案的结果差异是否具有临床价值？ 临床决策分析在比较各备选方案之间的临床意义时应该结合临床实际、确定各个决策方案效用值差异的临床意义。

2. 是否考虑了决策者的心理、感受和意愿？ 临床决策分析应该考虑决策者的特征,只有尊重了决策者心理、感受和意愿,决策分析结果才可被接受和采纳。临床决策应充分考虑患者意愿。

3. 证据的不确定性能否改变分析结果？ 如果临床决策分析的结果随着重要变量赋值的改变而变化,则认为决策分析结果稳健性差。反之,可以认为决策分析结论可靠。

三、临床决策分析的适用性

1. 临床决策分析中事件概率的估计值是否符合自己患者的实际情况？ 若自己患者个体特征不同于决策分析中患者,可进一步参考其敏感性分析结果,是否部分符合自己患者的特点,否则应谨慎对待决策分析结论。

2. 临床决策分析中的效用值是否与自己患者对临床结局的评价一致？ 由于效用值与备选方案的选择有密切关系,必须考虑自己患者对临床结局的评价是否与临床决策分析中的一致。若出入较大,可用自己患者的估计值进行敏感性分析,观察是否会改变临床决策分析的结论。

总之,临床决策分析是一种有效辅助临床诊疗决策的科学方法,但在临床实践中会受到了一些因素的制约,如临床决策分析的科学性和可靠性不足、生物学反应的不确定性和决策的复杂性、大样本数据用于个体效应的偏差性、统计学意义与临床意义的不一致性等等。尽管如此,临床决策分析仍不失为一种有价值的临床实践工具,能更好地推动临床诊疗的科学化、规范化、客观化。

(李晓枫)

本章思维导图　　　本章目标测试

第十八章 | 循证医学自我评价

本章要点

1. 后效评价是实践循证医学的第五步,及时总结成功经验与失败教训,对提升循证实践能力、改善循证实践效果至关重要。

2. 后效评价包括自我评价和同行评价,对实践能力和实践效果的自我评价因方便易行成为首选。

循证医学实践主要包括五个步骤:①提出临床问题;②检索相关证据;③严格评价证据;④应用最佳证据,指导临床实践;⑤后效评价。后效评价是实践循证医学的第五步。通过前四个步骤的循证实践,临床医生应用循证医学的理论和方法进行循证决策,若成功,则可及时总结经验、用于指导实践;若不理想,则应分析原因、汲取教训,并提出改进意见以指导新的循证研究和实践。后效评价包括自我评价和同行评价。前者是临床医生或其他卫生工作者在循证实践中对单个患者的结果进行评价,后者是通过相关专家根据统一的评价标准对群体患者的后效评价。因评估单病例或病例系列的证据应用结果往往需要随访较长时间,影响因素多、难度大,通常难以实现。因此,对循证个体化实践过程的自我评价成为首选。本章重点介绍循证实践能力评价及循证实践效果评价。

第一节 | 能力评价

一、评价"提出临床问题"的能力

提出"临床问题"是循证医学实践的第一步,若问题提出得不恰当,循证医学的后续实施步骤均会受到影响。表 18-1 列出了 5 个有关"提出临床问题"能力的自我评价问题。首先是否真正提出了待循证问题? 若不能提出问题,循证实践则无从谈起。其次,提出的临床问题其陈述是否简洁明了、符合 PICO 格式? 是否运用科研思维、跟踪专业领域研究进展并论证了临床问题的可回答性。进而在积累了一定的经验后,可否进一步明确主要问题所在,明确自己还需要哪些知识,并对最初提出的问题进行修改? 同时在提出问题的过程中若遇到障碍,能否想办法加以克服? 鉴于医疗实践过程中随时可能有新问题产生,是否养成随时记录问题以待日后解决的习惯? 是否将提出问题融入日常临床实践中?

表 18-1 对"提出临床问题"的自我评价

条目	具体问题
1	是否提出待循证临床问题
2	问题的陈述是否简洁明了,符合 PICO 格式
3	有无进一步明确自己还需要哪些知识,并对最初提出的问题进行修改
4	提出问题的过程中若遇见障碍,能否想办法克服
5	有无养成随时记录问题以待日后解决的习惯

另外,随着循证医学实践活动的增加,可查看"提出临床问题"的成功率是否在提高,据此,可分析判断提出问题的能力是否在提升。倘若"提出问题"的成功率高,可以再接再厉;若成功率较低,可通过咨询同行专家或参加继续教育培训来提升自己的能力。

二、评价"寻找最佳外部证据"的能力

可根据表 18-2 中所列条目对"寻找最佳外部证据"的能力进行自我评价。首先是否尝试寻找证据？其次，是否了解本领域内现有的最佳临床证据来源？若不知道最佳证据源，则很难找到最佳证据。同时是否以找到最高级别证据为检索目的，并力求找到"证据金字塔"顶端的证据。第三点是能否迅速寻找到临床实践所需的硬件、软件及最佳证据？从事循证实践人员、医院和相关其他机构是否合理配置硬件、软件资源？最重要证据源的标记是否醒目？按确定资源、启动资源、键入问题、获取答案等步骤进行时间分配时，哪些环节优化有助于提升整体效率？能否独立完成从庞杂信息来源中找到最佳外部证据？能否更高效？检索 MEDLINE 数据库时是否使用了医学主题词表（MeSH）、限制词以及智能检索（intelligent free text）等检索技巧？是否设置了有效的检索过滤器？

表 18-2　对"寻找最佳外部证据"的自我评价

条目	具体问题
1	是否尝试寻找证据
2	是否了解本领域内现有的最佳临床证据来源
3	能否迅速寻找到临床实践所需的硬件、软件及最佳证据
4	能否从庞杂的信息来源中寻找到有用的外部证据
5	寻找证据的实践过程中检索效率是否逐步提高
6	MEDLINE 数据库检索有无使用截断、布尔逻辑算符（or 等）、MeSH 主题词、限制词及智能检索等检索技巧
7	与专业人员和擅长提供最佳证据的同行检索结果相比，自己的检索结果如何

评价"寻找最佳外部证据"能力的另一个可行方法是请专业文献检索人员或其他专业人士对同一个问题进行重复检索，然后与自己检索结果对比，找出两次检索在检索策略、检索结果、文献相关性及可用性等方面的差异。优势有三：一能够完成自我评价，二能从中学到更好的检索技巧，三能够获得更多回答临床问题的外部证据。

倘若在检索效率和效力方面仍有困难，可就近与医学图书馆取得联系，参加培训课程（如医学文献检索）或索取有关指导手册自我学习，尽快提升文献检索能力。甚至还可邀请文献管理员加入循证实践团队，更好地提高检索水平和检索效率。与循证医学有关的专业检索培训也可有效提高文献的检索能力。

三、评价"严格评价证据质量"的能力

对"严格评价证据质量"能力的自我评价可参照表 18-3 中条目进行。首先是否对收集到的临床外部证据进行了质量评价？若回答否，具体原因是什么？能否找到并克服那些证据质量评价的障碍？目前在加拿大、美国等一些国家，临床医生可以加入某个小组（如各种杂志俱乐部）中，不但能有助于循证医学实践，同时还能及时获得关于循证实践的反馈意见。

表 18-3　对"严格评价证据质量"能力的自我评价

条目	具体问题
1	是否对外部证据进行了严格评估
2	严格评估证据的指南是否简便易行
3	能否逐渐做到准确熟练地使用某些严格评估指标，如似然比、NNTs 等
4	有无创建严格评价话题（CATs）并及时进行总结

一旦开始评价,应考虑这些评估证据的指南是否简便易行。随着时间的推移,许多临床医生发现大多数证据容易评价,但总有那么一两篇文献难以定论。这种情况在临床医生组成的专业小组中也常会出现,但对于专业小组,从问题提出到解决的速度都比较快。进一步需要考虑能否熟练而准确运用某些效应指标(如似然比、NNTs 等)。严格评估能力的评价,既可以将自己评估结果与专业工作组的评估结果进行比较,也可以从 6S 类证据来源文献中提取原始数据,自己完成数据分析,再将计算结果与 6S 证据进行验证比较。

更高层面上则需考量:是否创建了严格评价话题(critically appraised topics,CATs)并加以总结。可用牛津循证医学中心提供的 CATMaker 软件来完成,帮助临床医生组织、创建、计算、保存和存储有关诊治、预后、病因/危害等方面 CATs。利用 CATMaker 可以比较自己估算结果是否与 CATMaker 软件汇总结果一致。尽管 CATMaker 很有用,但在实际临床工作中使用较为烦琐,也可进一步简化,包括研究引用、临床底线、研究方法的两行式描述以及结果总结简表等来简要记录评估结果。

四、评价"整合外部证据与临床经验"的能力

循证医学实践第四步为应用最佳证据,指导临床实践,即将检索到并经过严格评价的证据与医生的临床经验、患者的价值观相结合,作出临床决策。表 18-4 中列出了一些在自我评价"结合外部证据与临床经验"以及"将检索结果应用于临床实践"时需要考虑的因素。同样,首先是否将严格评价的证据与临床实践相结合。倘若未将经严格评估的证据应用到实践中,前面三个步骤努力将付之东流,需要认真反思。与同行专家进行讨论或参与专业小组工作将非常有助于克服这个"纸上谈兵"的问题。当工作步入正轨之后,则需反思和总结:循证个体化实践中能否做到更精准高效?能否找到或综合外部证据用于实践的验前概率?

表 18-4 对"外部证据与临床经验的结合"能力的自我评价

条目	具体问题
1	是否将严格评价的证据应用到了临床实践中
2	能否逐渐做到准确且熟练地调整严格评价的指标(如验前概率、NNT 等)以适应个体病例
3	能否解释(和解决)整合证据制定决策过程中出现的争议

能否根据患者的情况更为熟练地调整治疗措施?能否对存有的争议进行解释甚至是解决,是检验整合能力是否提高的方法之一,这一评价方法尤其适用于教学医院的住院医生培训。

第二节 | 效果评价

对循证医学实践的评价不应仅仅是对知识技能的评价,更重要的还应评价行为、态度改变以及临床实践能力、临床结局改善。

一、临床实践是否得以改善

在开展循证实践能力评价的基础上,进一步应评价是否将所具有的能力转化为开展循证实践的行动,进而改善临床实践效果。这方面可以借鉴在质量促进中,已被证实为有效的方法,即"计划—实施—检查—行动"循环法,帮助回答能力是否转化为行动的问题(表 18-5)。

表 18-5 对"行为改变"的自我评价

条目	具体问题
1	当有外部证据表明需要进行改变时,能否克服障碍进行相应的行为调整
2	有没有进行检查,如对诊断、治疗及其他临床实践方面的审计

其中"计划"（plan）以提出问题、寻找证据、严格评价及证据应用等4个部分作为开始。同样需要考虑：运用此方法时可能会遇到哪些障碍，以及是否需要额外的技能、设备、组织程序或实时提醒机制。拟订工作计划（plan）后，需要将计划付诸行动，亦就是实施（do）计划。计划试行一段时间后，可以看计划是否产生效果。然后检查（check）是否行动实施后有相应的效果变化。若试行后证明计划有效，则可推广，否则，需重新制定计划。检查包括对临床工作进行审计（临床审计定义为：一个质量改进的过程，旨在通过对卫生保健措施系统评价并精准实施变革，以改善患者卫生保健状况和疾病的结局）。开展审计是因为：①审计结果可以显示出临床医生的绩效如何；②更重要的是审计通常会以多种方式进行，特别是个体反馈，这对改善临床工作帮助极大。审计工作长期、持续、恰当地进行，会不断地改善临床实践。若审计结果显示临床工作有所改善，可以进一步考虑如何继续提高自身的水平。若审计显示临床工作停滞不前，除了自我反省之外，还须找到问题的根源并克服之，然后制定新的计划，进入下一循环。

二、临床实践是否有证可循

目前日常临床实践决策中究竟有多少是有证可循的？早在1989年英国著名学者Iain Chalmers发表的系统综述结果表明：当时在产科使用的226种方案中，只有20%是有效且利大于弊的，30%是有害或疗效可疑，超过50%缺乏随机试验证据。该研究结果公布后震惊整个医学界，继而引发了对循证医学的思考和关注。

1995年由David Sackett领衔的审计小组，对牛津某临床机构某月中的每一例死亡病例、出/入院病例的主要诊断（包括：疾病、症状、整体情况、存在多项诊断时导致患者就医的主诉症状）以及对患者实施的主要干预（包括：针对主要诊断所采取的治疗、操作及辅助治疗等）进行讨论，随后对干预进行追踪。审计小组基于当时的循证医学即时资源汇编及检索其他资源（如医学教科书、医学电子数据库、已发表的文献等），最后将干预措施分为三类：①已有一项或多项随机对照试验或系统综述支持其有效性（或证明其无效）的干预；②有效性已经得到公认，无必要再对其疗效进行随机对照试验，且安慰剂对照不符合伦理的干预；③已得到普遍使用，但不属于上述两种情况者。

纳入109例患者中，根据上述的分类，90例（82%）患者接受的干预是有证可循的，其中53%患者所接受的主要干预措施得到了一项或多项随机试验或系统评价的支持，29%患者所接受的干预措施有明确可信的、非试验性研究的证据支持。18%患者接受的对症治疗或支持疗法虽无有力的证据支持，但目前的干预优于其他干预或不干预。这次审计结果确认了住院患者所接受的干预应该是有证可循的。从此以后，全球范围内多个临床机构都进行了类似审计研究，涉及临床不同专业，如：普外科、血液科、儿科、基础保健、麻醉科及精神科。事实上，临床绝大多数患者都只患有一种或两种常见病，而为常见问题寻找证据将会比为罕见问题寻找证据更有效率。上述研究还为各种常见问题累积了丰富证据，从而保证开展循证医学实践的切实可行。

最后，需要强调：审计不仅是关注如何为某个临床问题寻找到高质量的证据，同时更是一个逐步学习的过程，帮助工作小组里的每一个成员进行知识更新。

第三节 ｜ 案例分析

一女性患者，75岁，因"诊断糖尿病10余年，血糖控制不佳2月余，晕厥1次"入院。10余年前患者被诊断为2型糖尿病后，口服降糖药物治疗。3年前因血糖水平控制不良在医师指导下使用"预混胰岛素诺和灵30R联合拜糖平"降糖治疗，血糖水平控制在空腹血糖6～7mmol/L，餐后血糖8～10mmol/L。2个月前，患者血糖出现波动，空腹血糖4～7mmol/L，餐后血糖10～12mmol/L，偶有餐前出冷汗及心慌发作。3小时前，患者于早餐前出现晕厥，测得指尖血糖3.5mmol/L，收治入院。此外，患者有高血压病史10余年，血压最高160/80mmHg，冠心病病史5余年。入院查体时主管医生发现患者行动迟缓,反应迟钝,遂行老年综合评估检查。结果显示,患者衰弱量表评分4分,简易智能量表(MMSE)评分17分,微营养量表(MNA)评分20分。生化检查显示糖化血红蛋白(HbA1c)6.0%。入院诊断:①2型糖尿病,低血糖;②原发性高血压,3级,极高危;③冠心病;④衰弱综合征,认知功能障碍。

医生应用循证实践的步骤,对这个合并衰弱综合征的老年糖尿病患者开展了循证治疗,确定疾病预后情况,制定血糖控制目标和降糖治疗方案,并对循证实践全过程进行了总结和评价。

一、"提出临床问题"能力的评价

医生根据PICO原则,结合自身专业知识将家属关注的问题转化为以下临床问题:与不伴有衰弱综合征的糖尿病患者相比,合并衰弱综合征的老年糖尿病患者:心血管事件的发生率、痴呆及死亡率及低血糖发生有何变化? HbA1c的控制目标多少适宜? 如何制定针对该患者的糖尿病管理方案?

评价:医生恰当地提出了临床问题,为后续循证实践奠定了基础。

二、"寻找最佳外部证据"能力的评价

医生利用计算机检索了MEDLINE(Ovid)、EMbase、The Cochrane Library和CNKI数据库,查找老年2型糖尿病合并衰弱患者如何进行血糖控制治疗和预后的文献。文种限中英文。英文检索词包括diabetes、frailty、cardiovascular disease、dementia、mortality、glycemic control / hemoglobin A1c、treatment/management、insulin glargine和sitagliptin。中文检索词包括:糖尿病、衰弱、心血管疾病、痴呆、死亡率、血糖控制/HbA1c、治疗、胰岛素和西格列汀。最终纳入1个临床指南、1个meta分析、3个RCT、7个队列研究和4个病例对照研究。

评价:医生有效地利用检索工具和检索技巧,寻找到了最佳外部证据,检索水平和检索效率较高。

三、"严格评价证据质量"能力的评价

(一) 衰弱综合征的定义、合并衰弱综合征对老年糖尿病患者的影响

(1)2011年Fried等将衰弱综合征定义为生理储备下降导致机体易损性增加、抗应激能力减退的非特异性状态。衰弱老年人多系统功能失调,应对刺激的反应能力降低,极易并发各种不良事件,如发生心血管事件、跌倒、失能等。

(2)一项意大利的前瞻性队列研究发现,随着衰弱综合征患病率的增加,非糖尿病老年人死亡率由57.9%增至79.0%,糖尿病老年人死亡率由75.9%增至87.0%。衰弱状态对老年女性糖尿病患者死亡率的影响较老年男性大。

(3)另一项荷兰研究发现,老年糖尿病患者的死亡与糖尿病病程和糖化血红蛋白(HbA1c)水平有关。糖尿病病程<5年的老年人,HbA1c每增加1%,全因死亡率及心血管事件所致死亡率分别增加51%和72%。但当老年糖尿病病程≥5年时,血糖控制水平与死亡率没有明显相关性。

(4)老年衰弱人群研究表明,衰弱综合征与认知功能减退及痴呆有明显相关性。2013年美国一项前瞻性队列研究结果显示,衰弱老年人痴呆发生率更高。

(二) 合并衰弱综合征对老年糖尿病患者HbA1c控制目标设立的影响

(1)糖尿病控制与并发症试验(DCCT)及英国前瞻性糖尿病研究(UKPDS)等结果显示,血糖控制的最佳范围为HbA1c小于7.0%。然而这些试验的研究对象为新诊断的患者,不适用于老年糖尿病患者。

(2)糖尿病患者心血管风险干预研究(ACCORD)、退伍军人糖尿病研究(VADT)显示,与标准组比,强化降糖不降低心血管事件发生率及全因死亡率。

(3)一项回顾性病例对照研究分析合并衰弱综合征对老年糖尿病患者的血糖控制的影响,发现对于合并衰弱综合征的老年糖尿病患者,强化降糖方案增加了跌倒风险。但由于样本量较小、证据质量不高,结论需要谨慎对待。

（4）越来越多的证据提示，合并老年综合征的老年糖尿病患者需要进行个体化治疗，而非单一的强化降糖治疗。

（5）国际糖尿病联盟（IDF）指南建议老年糖尿病患者降糖方案的选择需综合考虑患者的功能状态、共病情况（尤其是合并有心血管疾病的情况）、低血糖发作史及低血糖危险因素以及小血管并发症等，对于功能独立的老年人 HbA1c 控制在 7.0%～7.5% 为宜，功能依赖者在 7.0%～8.0% 之间，合并衰弱的老年患者建议可适当放宽至 8.5%。

（三）合并衰弱综合征的老年糖尿病患者，如何制定合理的管理方案

1. 生活方式干预

（1）对于糖尿病患者而言，饮食及运动是最基本的管理方案。对于老年 2 型糖尿病患者，不推荐特殊的糖尿病饮食及管理。而对于合并衰弱综合征的老年糖尿病患者，饮食中需增加蛋白质及能量摄入量，以避免营养不良及体重下降。

（2）一项针对老年衰弱研究发现，每天的能量摄入低于 21kcal/kg 与衰弱的发生明显相关。也有研究表明，高蛋白饮食与衰弱的发生呈负相关。

（3）既往研究表明，亮氨酸可以促进必需氨基酸的摄入，有刺激老年人肌肉组织蛋白质合成的作用。一项研究发现，富含亮氨酸的必需氨基酸摄入可以延长老年人骨骼肌代谢反应、促进肌肉组织对氨基酸的敏感性，因而有可能减少衰弱综合征发生。

（4）一项随机对照试验（RCT）结果显示，多样化饮食可以改善衰弱老年人的营养状况。

（5）一项队列研究显示，久坐的老年人较积极参与活动者衰弱患病率更高，自行选择的运动方式可延缓衰弱的发生与发展。

（6）IDF 老年糖尿病全球指南建议，所有老年糖尿病患者确诊时，需进行营养评估，并根据个人喜好、宗教信仰、文化程度及认知功能制定个体化营养方案；餐食需包含各种营养成分。

（7）国际糖尿病联盟建议，制定个体化的生活方式或锻炼流程，可通过轻阻力和平衡训练改善身体表现和下肢力量，阻止机体功能的恶化。

2. 药物治疗

（1）老年糖尿病患者药物治疗的研究证据不足。而合并衰弱综合征的老年糖尿病的高质量研究更少。

（2）二甲双胍被全球多个指南推荐为一线用药。一项印度尼西亚病例对照研究发现，二甲双胍能避免或延缓老年 2 型糖尿病患者衰弱综合征的发生发展。

（3）低血糖是老年糖尿病患者的重要健康风险。一项 meta 分析结果显示，DPP-4 与磺脲类药物相比，更有利于体重管理及减少低血糖发作。在胰岛素应用方面，一项病例对照研究发现，长效胰岛素与预混胰岛素相比，低血糖事件发生率更低。一项多中心 RCT 结果显示，胰岛素组 HbA1c 下降较西格列汀组更为明显，并且胰岛素组低血糖症状较西格列汀组更为严重。

（4）IDF 指南建议，老年糖尿病患者应首选二甲双胍作为一线用药，并逐渐加量以减轻胃肠道副作用，且用药过程中密切监测肾功能；对于二甲双胍不耐受的老年糖尿病患者可使用低血糖风险较小的磺脲类药物，也可选择 DPP-4 抑制剂；在单用二甲双胍血糖控制不佳的情况下，推荐加用磺脲类药物或者 DPP-4 抑制剂。口服降糖药物不能使用时，可选择长效基础胰岛素。对血糖的控制需综合考虑患者的功能状态、合并症、低血糖发作史及发作风险以及小血管并发症等情况，制定个体化控制目标及降糖方案。

评价：医生对检索到的证据质量进行了严格评价，并根据具体的临床问题，选择了适当的方案。

四、"整合外部证据与临床经验"能力的评价

最后，医生针对患者具体病情并结合临床证据，认为患者为老年女性，患有衰弱综合征，合并高血压、冠心病，伴有认知功能减退，此次因低血糖晕厥入院，考虑患者近期血糖控制过于严格，予以调整。

将目前关于合并衰弱综合征的老年糖尿病患者预后、血糖控制目标及管理方案告知患者及家属。与家属沟通后,根据患者及家属意愿为患者制定当前最佳治疗方案:给予富含蛋白质(亮氨酸)的饮食;指导患者进行合适的运动锻炼,包括抗阻力训练;停用胰岛素,改为口服药物降糖治疗,并监测肝肾功能变化。将 HbA1c 水平控制在 7.5% 左右。加强血糖检测,警惕低血糖出现。

　　评价:医生有能力整合外部证据与临床经验,结合患者的意愿,制定针对个体患者的当前最佳治疗方案。

(田文静)

本章思维导图　　　　本章目标测试

附表　随机数字表

编号	1~10					11~20					21~30					31~40					41~50				
1	22	17	68	65	84	68	95	23	92	35	87	02	22	57	51	61	09	43	95	06	58	34	82	03	47
2	19	36	27	59	46	13	79	93	37	55	39	77	32	77	09	85	52	05	30	62	47	83	51	62	74
3	16	77	23	02	77	09	61	87	25	21	28	06	24	25	93	16	71	13	59	78	23	05	47	47	25
4	78	43	76	71	61	20	44	90	32	64	97	67	63	99	61	46	38	03	93	22	69	81	21	99	21
5	03	28	28	26	08	73	37	32	04	05	69	30	16	09	05	88	69	58	28	99	35	07	44	75	47
6	93	22	53	64	39	07	10	63	76	35	87	03	04	79	88	08	13	13	85	51	55	34	57	72	69
7	78	76	58	54	74	92	38	70	96	92	52	06	79	79	45	82	63	18	27	44	69	66	92	19	09
8	23	68	35	26	00	99	53	93	61	28	52	70	05	48	34	56	65	05	61	86	90	92	10	70	80
9	15	39	25	70	99	93	86	52	77	65	15	33	59	05	28	22	87	26	07	47	86	96	98	29	06
10	58	71	96	30	24	18	46	23	34	27	85	13	99	24	44	49	18	09	79	49	74	16	32	23	02
11	57	35	27	33	72	24	53	63	94	09	41	10	76	47	91	44	04	95	49	66	39	60	04	59	81
12	48	50	86	54	48	22	06	34	72	52	82	21	15	65	20	33	29	94	71	11	15	91	29	12	03
13	61	96	48	95	03	07	16	39	33	66	98	56	10	56	79	77	21	30	27	12	90	49	22	23	62
14	36	93	89	41	26	29	70	83	63	51	99	74	20	52	36	87	09	41	15	09	98	60	16	03	03
15	18	87	00	42	31	57	90	12	02	07	23	47	37	17	31	54	08	01	88	63	39	41	88	92	10
16	88	56	53	27	59	33	35	72	67	47	77	34	55	45	70	08	18	27	38	90	16	95	86	70	75
17	09	72	95	84	29	49	41	31	06	70	42	38	06	45	18	64	84	73	31	65	52	53	37	97	15
18	12	96	88	17	31	65	19	69	02	83	60	75	86	90	68	24	64	19	35	51	56	61	87	39	12
19	85	94	57	24	16	92	09	84	38	76	22	00	27	69	85	29	81	94	78	70	21	94	47	90	12
20	38	64	43	59	98	98	77	87	68	07	91	51	67	62	44	40	98	05	93	78	23	32	65	41	18
21	53	44	09	42	72	00	41	86	79	79	68	47	22	00	20	35	55	31	51	51	00	83	63	22	55
22	40	76	66	26	84	57	99	99	90	37	36	63	32	08	58	37	40	13	68	97	87	64	81	07	83
23	02	17	79	18	05	12	59	52	57	02	22	07	09	47	03	28	14	11	30	79	20	69	22	40	98
24	95	17	82	06	53	31	51	10	96	46	92	06	88	07	77	56	11	50	81	69	40	23	72	51	39
25	35	76	22	42	92	96	11	83	44	80	34	68	35	48	77	33	42	40	90	60	73	96	53	97	86

续表

编号	1~10					11~20					21~30					31~40					41~50				
26	26	29	13	56	41	85	47	04	66	08	34	72	57	59	13	82	43	80	46	15	38	26	61	70	04
27	77	80	20	75	82	72	82	32	99	90	63	95	73	76	63	89	73	44	99	05	48	67	26	43	18
28	46	40	66	44	52	91	36	74	43	53	30	82	13	54	00	78	45	63	98	35	55	03	36	67	68
29	37	56	08	18	09	77	53	84	46	47	31	91	18	95	58	24	16	74	11	53	44	10	13	85	57
30	61	65	61	68	66	37	27	47	39	19	84	83	70	07	48	53	21	40	06	71	95	06	79	88	54
31	93	43	69	64	07	34	18	04	52	35	56	27	09	24	86	61	85	53	83	45	19	90	70	99	00
32	21	96	60	12	99	11	20	99	45	18	48	13	93	55	34	18	37	79	49	90	65	97	38	20	46
33	95	20	47	97	97	27	37	83	28	71	00	06	41	41	74	45	89	09	39	84	51	67	11	52	49
34	97	86	21	78	73	10	65	81	92	59	58	76	17	14	97	04	76	62	16	17	17	95	70	45	80
35	69	92	06	34	13	59	71	74	17	32	27	55	10	24	19	23	71	82	13	74	63	52	52	01	41
36	04	31	17	21	56	38	73	99	19	87	26	72	39	27	67	53	77	57	68	93	60	61	97	22	61
37	61	06	98	03	91	87	14	77	43	96	43	00	65	98	50	45	60	33	01	07	98	99	46	50	47
38	85	93	85	86	88	72	87	08	62	40	16	06	10	89	20	23	21	34	74	97	76	38	03	29	63
39	21	74	32	47	45	73	96	07	64	52	09	65	90	77	47	25	76	16	19	33	53	05	70	53	30
40	15	69	53	82	80	79	96	23	53	10	65	39	07	16	29	45	33	02	43	70	02	87	40	41	45
41	02	89	08	04	49	20	21	14	68	86	87	63	93	95	17	11	29	01	95	80	35	14	97	35	33
42	87	18	15	89	79	85	43	01	72	73	08	61	74	51	69	89	74	39	82	15	94	51	33	41	67
43	98	83	71	94	22	59	97	50	99	52	08	52	85	08	40	87	80	61	65	31	91	51	80	32	44
44	10	08	58	21	66	72	68	49	29	31	89	85	84	46	06	59	73	19	85	23	65	09	29	75	63
45	47	90	56	10	08	88	02	84	27	83	42	29	72	23	19	66	56	45	65	79	20	71	53	20	25
46	22	85	61	68	90	49	64	92	85	44	16	40	12	89	88	50	14	49	81	06	01	82	77	45	12
47	67	80	43	79	33	12	83	11	41	16	25	58	19	68	70	77	02	54	00	52	53	43	37	15	26
48	27	62	50	96	72	79	44	61	40	15	14	53	40	65	39	27	31	58	50	28	11	39	03	34	25
49	33	78	80	87	15	38	30	06	38	21	14	47	47	07	26	54	96	87	53	32	40	36	40	96	76
50	13	13	12	66	99	47	24	49	57	74	32	25	43	62	17	10	97	11	69	84	99	63	22	32	98

摘自 FISHER RA，YATES F. Statistical Tables for Biological，Agricultural and Medical Research Oliver and Boyd，1957：128.

推荐阅读

［1］刘续宝,孙业桓.临床流行病学与循证医学.5 版.北京:人民卫生出版社,2018.

［2］王家良.临床流行病学:临床科研设计、测量与评价.5 版.上海:上海科学技术出版社,2021.

［3］刘续宝,王素萍.临床流行病学和循证医学.4 版.北京:人民卫生出版社,2013.

［4］詹思延.流行病学.8 版.北京:人民卫生出版社,2017.

［5］李立明.临床流行病学.北京:人民卫生出版社,2011.

［6］王家良.临床流行病学.3 版.北京:人民卫生出版社,2008.

［7］王家良.循证医学.2 版.北京:人民卫生出版社,2011.

［8］谭红专.现代流行病学.3 版.北京:人民卫生出版社,2018.

［9］李晓松.卫生统计学.8 版.北京:人民卫生出版社,2017.

［10］康德英,许能峰.循证医学.3 版.北京:人民卫生出版社,2015.

［11］孙凤.医学研究报告规范解读.北京:北京大学医学出版社,2015.

［12］刘爱忠.临床流行病学.3 版.北京:高等教育出版社,2018.

［13］王吉耀.循证医学与临床实践.4 版.北京:科学出版社,2019.

［14］曾宪涛,任学群.应用 STATA 做 Meta 分析.2 版.北京:中国协和医科大学出版社,2017.

［15］王金桃.流行病学.北京:人民卫生出版社,2020.

［16］陈文.卫生经济学.4 版.北京:人民卫生出版社,2017.

［17］李幼平.循证医学.4 版.北京:高等教育出版社,2020.

［18］王小钦,陈世耀.现代临床流行病学.4 版.上海:复旦大学出版社.2022.

［19］LEE YG,KIM I,YOON SS,et al;Korean Society of Haematology AML/MDS working party. Comparative analysis between azacitidine and decitabine for the treatment of myelodysplastic syndromes. Br J Haematol. 2013;161（3）:339-347.

［20］MADURASINGHE VW. Guidelines for reporting embedded recruitment trials. Trials 2016,17:27.

［21］HUSKINS WC,FOWLER VG,EVANS S. Adaptive Designs for Clinical Trials:Application to Healthcare Epidemiology Research. Clin Infect Dis 2018,66（7）:1140-1146.

［22］LOUDON K,TREWEEK S,SULLIVAN F,et al. The PRECIS-2 tool:designing trials that are fit for purpose. BMJ,2015, 350;h2147. DOI:10.1136/bmj.h2147.

［23］WEDAM S,FASHOYIN-AJE L,BLOOMQUIST E,et al. FDA Approval Summary:Palbociclib for Male Patients with Metastatic Breast Cancer. Clin Cancer Res. 2020;26（6）:1208-1212.

［24］MAJOR EXTREMITY TRAUMA RESEARCH CONSORTIUM（METRC）,O'TOOLE R V,STEIN D M,et al. Aspirin or Low-Molecular-Weight Heparin for Thromboprophylaxis after a Fracture. N Engl J Med.,2023,388（3）:203-213.

中英文名词对照索引